Martin Schuster, geboren 1946, Studium der Psychologie in Bonn, seit 1972 Assistent und Akademischer Rat an der Universität Köln, seit 1989 Professor. Ab 1980 Ausbildung zum Verhaltenstherapeuten und seit 1984 als Lehrtherapeut Mitarbeit an der Kölner Schule für Kunsttherapie. Verschiedene Arbeiten zur Psychologie der Kunst (z. B. »Das ästhetische Motiv«, Frankfurt/M. 1985) und zu bildhaften Lern- und Denkprozessen (z. B. zusammen mit Metzig: »Lernen zu lernen«, Berlin/Heidelberg 1982). In der Reihe DuMont Taschenbücher erschien von Martin Schuster zusammen mit Manfred Koch-Hillebrecht: »Wodurch Bilder wirken – Psychologie der Kunst« (Köln 1992).

Martin Schuster

Kunsttherapie

Die heilende Kraft des Gestaltens

Mit einem Beitrag von Peter Rech

DUMONT

Gestaltung der Umschlagvorderseite unter Verwendung eines Motivs
von Bernd P. Woschek, Alfter

5. Auflage 2003

Erstveröffentlichung

Satz und Druck: Rasch, Bramsche
Buchbinderische Verarbeitung: Bramscher Buchbinder Betriebe

Printed in Germany ISBN 3-8321-1743-1

Inhalt

Einleitung

Hindernisse und Widerstände wecken den menschlichen Forschergeist, und so ist wenig verwunderlich, daß er sich zunächst der physikalischen Umwelt zuwendet. Die Prozesse des Denkens und des Fühlens sind zu selbstverständlich, um problematisiert zu werden. Erst spät in der Geschichte der Wissenschaften beginnt eine systematische Erforschung der menschlichen Seele. So weist die Landkarte des seelischen Geschehens heute noch mehr weiße Flekken als gesicherte Eintragungen auf. Beim Unbewußten ist immer noch umstritten, ob es sich um einen realen, aber noch unentdeckten Bereich oder um eine Fabelinsel handelt. Mittlerweile wird aber aus der Gehirnforschung deutlich, daß bildhafte und verbale Denkvorgänge (die in manchem der Unterscheidung »bewußte vs. unbewußte Denkprozesse« analog sind) nach unterschiedlichen Gesetzen verlaufen und in unterschiedlicher Weise an der Determination des Verhaltens und der Gefühle beteiligt sind. Dies bietet die solide Grundlage für eine Therapie mit bildnerischer Gestaltung, aber z. B. auch für Therapien, die sich der Kunstform des Theaters bedienen.

Ein Ziel von Kunstwerken war und ist es, die seelischen Prozesse der Menschen zu beeinflussen. Nur weil dieses durch Kunstwerke auch gelingt, kontrollierten und kontrollieren die Mächtigen die Kunst, z. B. im sozialistischen Realismus oder auch in der Kirchenkunst der Jahrhunderte. Solche Kräfte zusammen mit der heilenden Wirkung des kreativen Tuns für die Therapie nutzbar zu machen ist das Anliegen dieses Buches. Dabei werden Erkenntnisse aus der Kunstwissenschaft, der Kunstpsychologie und Einsichten der Psychotherapieforschung zusammengeführt. Das Buch soll den Apparat an Unterscheidungen, Begriffen und Ansätzen liefern, der es dem Leser ermöglicht, sich weiterhin über die Entwicklungen der Kunsttherapie zu informieren.

Der Hobbymaler, der »Nichtprofi« wird hier ausdrücklich ermutigt, seine Kreativität zur Förderung seiner persönlichen Entwicklung zu entdecken, was wiederum die Entfaltung neuer Kreativität begünstigt.

1 Kunsttherapie – Luxus oder Werkzeug?

Der Begriff »Kunsttherapie« weckt Hoffnungen und provoziert aber auch Ablehnung. Für einige ist alles, was mit Kunst zu tun hat, im Freizeit- und Luxusbereich angesiedelt. Manche Menschen haben nach frustrierenden Museumsbesuchen das Gefühl, von Kunst nichts zu verstehen. Sie interessieren sich nicht mehr für Dinge, die mit Kunst zu tun haben, also auch nicht für die Kunsttherapie.

Auf der anderen Seite schwingt im Wort »Kunsttherapie« das ganze Charisma der Kunst. Die »magische« Wirkung der Kunstwerke wird in den Dienst der Therapie gestellt, wenn der Künstler-Klient im Verlauf der Behandlung Kunstwerke hervorbringt.

Beide Einstellungen bzw. Erwartungen basieren auf Mißverständnissen, die allein durch den Namen »Kunsttherapie« hervorgerufen werden.

Also wäre vielleicht eine andere Bezeichnung förderlicher, auch weil sich einige Künstler gegen die »Inflation« und Inanspruchnahme des Begriffes »Kunst« wehren. Es gibt durchaus alternative Therapienamen; z. B. schlägt FRANZKE (1983) den Begriff »Gestaltungstherapie« vor. Der Klient soll in der Therapie nicht unbedingt Kunst produzieren (die durch den Begriff ausgedrückte Forderung könnte hemmend auf ihn wirken). Es soll auch keineswegs die Kunst therapiert werden (wie z. B. bei der Sprachtherapie die Sprache oder bei der Verhaltenstherapie das Verhalten therapiert wird). Nun klingt aber Gestaltungstherapie sehr ähnlich wie Gestalttherapie (die ja etwas ganz anderes beinhaltet), so daß Verwechslungen entstehen könnten. Vorgeschlagen wurde auch die Bezeichnung »kreative Therapien« oder »expressive Therapien«. WINNICOTT z. B. vertritt die Auffassung, daß die alltägliche Kreativität, der schöpferische Umgang mit den Problemen des Alltags, ein wesentliches Merkmal der seelischen Gesundheit ausmache; insofern scheint der Begriff »Kreativität« besonders geeignet, Therapien, die mit Kunstformen arbeiten, zu charakterisieren.

Dem steht gegenüber, daß der Begriff »Kunsttherapie« etwas von den Hoffnungen vermittelt, die diesen Therapieaufbruch begleiten. Hier geht es um die Entfaltung der »positiven«, gesunden Kreativität des Einzelnen zugunsten der Gesundheit der Gesamtperson, wenn auch in der Therapie nicht explizit Kunstwerke entstehen. Gerade auf die formale Qualität oder Schönheit einer bildnerischen Gestaltung kommt es am wenigsten an.

Für die Kunsttherapie interessiert sich eine neue Gruppe potentieller Therapeuten, nämlich Künstler, die aus ihrer Berufspraxis wertvolle Erfahrungen und Techniken in die Psychotherapie einbringen. Tatsächlich haben sich viele Kunstakademien der Kunsttherapie in der Forschung und Weiterbildung angenommen, ohne den Begriff »Kunsttherapie« zurückzuweisen.

Eine Kunsttherapie ist für den Klienten leichter aufzusuchen; er kann das positive Umfeld des Wortes »Kunst« gegen die Kränkung, »therapiebedürftig« zu sein, aufwiegen. Wenn also vielleicht in sprachlich/begrifflicher Hinsicht die Bezeichnung »Gestaltungstherapie« angemessener wäre, so scheint aus gewichtigen sachlichen Gründen das Etikett »Kunsttherapie« ebenfalls nützlich. Beide Begriffe könnten natürlich auch nebeneinander existieren.

Auch ist in manchen Fällen der Name »Kunsttherapie« vorzuziehen, weil diese Therapieform gesunden Menschen mit künstlerischen Ambitionen eine Möglichkeit der Selbsterfahrung bietet und so die Chancen der Reifung im Leben des Einzelnen mit einbezieht, also nicht nur Defizite auszugleichen versucht.

In Amerika ist der Begriff »art therapy« durchaus gängig. Allerdings ist eine direkte Übersetzung in »Kunsttherapie« wohl nicht zulässig. Dort ist die Kunsttherapie nicht so neu, wie es in manchen zeitgenössischen europäischen Publikationen dargestellt wird. NAUMBURG schreibt in ihrem sehr bekannten Buch zur Kunsttherapie bereits 1966, daß es sich um eine seit wenigstens 26 Jahren etablierte Therapieform handele.

Obwohl die Wurzeln der Kunsttherapie sicher in Europa liegen, weckten die bildnerischen Gestaltungen der Patienten hier eher das ästhetische Interesse der europäischen Psychiater, als daß sie eine »Kunsttherapie« angeregt hätten. In Amerika dagegen wurden bildnerische Gestaltungen viel zielstrebiger zu Zwecken der Therapie eingesetzt.

Nach diesen längeren Erörterungen des Begriffes »Kunsttherapie« möchte ich nun begründen, warum ich gerade diesem Heilverfahren eine besondere Wirksamkeit zutraue. Kann etwa die Verwendung graphischer Elemente (HOROWITZ 1971 schlägt z. B. diese Therapiedefinition vor) oder der Einsatz schauspielerischen Tuns in der Therapie etwas erreichen, was andere Therapieformen nicht können? Sind es die Kräfte des Magischen, die sich die zeitgenössische Kunst und die Kunsttherapie nutzbar machen können, wie es MC NIFF (1981, 1982) fordert? Werden die spirituellen Kräfte, über die der Medizinmann gebot, hier in die naturwissenschaftlichen Heilmethoden integriert? Wenn das vielleicht auch heute nicht so ist, so könnte die Kunsttherapie doch sehr wohl das Medium sein, an dem sich ein Teil dieser Integration vollzieht. Können die Kräfte, die es ermöglichen, daß ein einzelnes Kunstwerk dem Menschen so großen Eindruck macht, zu seiner Heilung eingesetzt werden (vgl. SALBER 1977 und RATCLIFFE 1977, die ihren Klienten zu Therapiezwekken bestimmte ausgewählte Kunstwerke zeigen)?

1.1 Generelle Therapiemerkmale

Um die Frage nach den Besonderheiten der Kunsttherapie beantworten zu können, wird versucht, die Merkmale einiger anderer bekannter Therapien und vergleichbarer Heilungsprozeduren im groben Aufriß darzustellen.

Die Therapieforschung hat sich mit der unerwarteten Tatsache zu beschäftigen, daß Therapien der verschiedensten Schulen ähnliche Erfolge erzielen (vgl. GARFIELD 1982). Es scheint also gar nicht so sehr darauf anzukommen, wie der Therapeut vorgeht; oder aber die tatsächlich wirksamen Elemente einer Behandlungsform kommen in allen wichtigen Therapierichtungen gleichermaßen vor. Beide Alternativen sind belegbar.

a Die Heilungssuggestion

Sicher spielt für den Klienten bereits die Tatsache eine Rolle, daß er eine Therapie beginnt und der Fachmann eine positive Veränderung in einigen Therapiestunden erwartet (auch sogenannte »Kurztherapien« zeigen erstaunliche Erfolge; möglicherweise verändert der Klient sich erst nach Jahren, wenn der Therapeut eine jahrelange Behandlung ins Auge faßt, wie bei der Psychoanalyse, oder er ändert sich in wenigen Stunden, wenn vom Therapeuten diese Begrenzung vorgegeben wird). Je wirksamer die Suggestion einer Veränderung ist, um so stärker werden diese unspezifischen Therapiefaktoren, die vom Handeln des Therapeuten unabhängig sind, zur Geltung kommen. Wenn der Therapeut berühmt ist und von weither Klienten angereist kommen, wird die Heilungsüberzeugung größer sein. Die Wirkung derartiger Situationen und Suggestionen ist ja auch in der religiösen Erfahrung dokumentiert (man denke etwa an Lourdes). Die religiösen Riten und Praktiken bergen Therapietechniken in sich, die in der Psychologie zwar schon Aufmerksamkeit gefunden haben (vgl. JUNG), aber noch nicht in dem möglichen Maße genutzt werden. Die Medizinmannkunst der Naturvölker (vgl. unten) setzt eben nicht die wirkungsvolle westliche Medizin ein, sondern arbeitet weitgehend mit der Heilungssuggestion. Die Krankheit wird symbolisch entfernt: Böse Geister werden vertrieben, oder negative Substanzen werden sichtbar entnommen. Das alles geschieht in einer Atmosphäre, in der die Teilnehmer durch Tanz, rhythmische Bewegung und Drogen in Trance versetzt und so für die Suggestion empfänglich sind. Die Heilungssuggestion entsteht dabei durch bildhaft-symbolische Aktionen, deren Erforschung und Anwendung sehr wohl in der »Kunsttherapie« angesiedelt sein könnten.

LÉVI-STRAUSS (1969) berichtete von Quesalid, dem Schamanen, der die Schamanenkunst nur erlernte, um deren Scharlatanerie zu entlarven. Dann macht Quesalid aber die Erfahrung, daß er tatsächlich Heilungseffekte erzielt, wenn er während der Heilungszeremonie eine blutbefleckte Feder als vermeintliche Krankheitsursache ausspuckt. Er verteidigt später diese »Technik der blutbefleckten Feder«, obwohl es sich doch um eine »Vortäuschung« handelt.

Im folgenden Exkurs wird ein Heilungsritual etwas ausführlicher beschrieben. Einige Dimensionen der rituellen »Ins-Bild-Setzung«, wie z.B. der Übergang einer negativen Substanz oder des »Erschreckens« von Geistern, sind hier zu beobachten. Insgesamt gehen Menschen in Ritualen mit höheren Mächten oft so um, wie man mit kleinen Kindern umgehen würde. Speisen werden angeboten, denen die Geister nicht widerstehen können, oder die Geister werden durch laute Geräusche erschreckt. Der Verdacht liegt nahe, die rituelle Kommunikation wende sich an eine bildhaft denkende, eher kindliche Instanz in den Teilnehmern des Rituals.

Exkurs: Beispiel eines Heilungsrituals

Ein Beispiel einer thailändischen »primitiven« Heilungsprozedur soll die dramatischen und symbolisch-metaphorischen Eigenschaften dieser Vorgehensweisen verdeutlichen. Das Beispiel folgt einer Darstellung von BOESCH (1983), der seinerseits das Quellenmaterial von SRIDAPHAI (1980) einer kundigen und umfassenden Interpretation unterzieht:

In einem thailändischen Dorf wird die bevorstehende Abreise eines befreundeten Ethnologen vom Orakel des Dorfgeistes überschattet, bei der Reise könne ein Unfall passieren, und der Forscher könne dabei sterben oder ein Bein verlieren. Es wird eine Zeremonie vorgeschlagen, die das drohende Unheil abwenden soll. Etwas widerstrebend läßt sich der Forscher auf die Vorbereitungen ein. Erst soll er ein vierbeiniges Tier freilassen. Diese gute Tat – in der thailändischen wie ja auch in der christlichen Kultur ein häufiger Bestandteil von Ritualen – stärkt die Zufriedenheit des Menschen mit sich selbst und ist so geeignet, Hoffnung und Optimismus zu wecken und Angst zu vermindern.

Am Abend beginnt die eigentliche Zeremonie. Der Dorfgeist wird um Hilfe angerufen und erscheint in einem Eingeborenen, der als Medium agiert. Das Medium wird durch »Unmengen« von Whisky und Zigaretten besänftigt und übernimmt die Durchführung des magischen Rituals.

Aus einer Bananenstaude ist ein Kasten mit verschiedenen Fächern angefertigt worden, die mit Reissorten und den Blättern einiger Pflanzen gefüllt sind. Ebenso befinden sich eine Haarlocke, ein Fingernagel und ein Zehennagel des Forschers in dem Kasten. Da hinein sollen die »bösen Geister« entweichen. Die Nahrungsmittel können als Lockmittel und auch als symbolisches Besänftigen der Geister betrachtet werden. Im Verlaufe der Zeremonie wird Reis über den Körper des Ethnologen geschüttet, der ebenfalls die üblen Einflüsse abzieht. Die Bedeutung der »Körperteile« ist unmittelbar einsichtig: Die üblen Geister sollen über den wahren Standort ihres Opfers einen Moment getäuscht und in den durch die Nahrungsmittel attraktiven Kasten gelockt werden. Der Betroffene muß mit den Füßen den Kontakt zu dem Kasten halten.

Damit keine anderen Geister in den Kasten eindringen, ist dieser mit einem magischen Faden umgrenzt, der einen »Eingang« in den Kasten markiert. Wenn die bösen Geister den Körper verlassen haben, wird der Faden verbrannt, um den »Eingang« bildhaft zu schließen. Die Geister werden im Laufe der Behandlung durch Aufstampfen und einen Schwerttanz, wie er auch bei der traditionellen Hinrichtung ausgeführt wird, erschreckt und »motiviert«, den Körper zu verlassen. SRIDAPHAI berichtet seine Besorgnis während dieses Schwerttanzes, in dessen Verlauf das scharfe Schwert hinter seinem Rücken niedersaust. Der Forscher sitzt in Richtung Sonnenuntergang und Tod. In diese ihre Richtung sollen die bösen Geister fliehen. Das Blasen vom Kopf des »Patienten« zum Kasten visualisiert die unsichtbare Reise der bösen Einflüsse.

Es werden unverständliche Beschwörungen gemurmelt, und eine Kerze, die nach den Körpermaßen des Forschers hergestellt ist, darf – wenn eine Wirkung erwartet werden kann – nicht erlöschen. So entsteht, ähnlich wie bei der Zeremonie der lateinischen Liturgie mit ihrem Beiwerk von Kerzen und Weihrauch, eine Stimmung von Trance und magischer Bedeutung, die Menschen für solche metaphorisch-symbolischen Kommunikationen besonders empfänglich macht.

Wenn die Schnur verbrannt ist, wird der Kasten, in dem nun die schlechten Einflüsse gebannt sind, im Wald abgelegt, wo die Geister wohnen. Kein Angehöriger der Dorfkultur würde auf den Gedanken kommen, diesen Kasten jemals wieder anzurühren.

Mit den Elementen der »Besänftigung« der positiven und der Vertreibung der negativen Einflüsse, mit Symbolen des Reinigens und des Abstoßens werden »Heilungskräfte« aktiviert, die in der nüchtern-medizinischen Atmosphäre des europäischen Krankenhauses nicht mehr zur Verfügung stehen.

FRANK (1985) analysiert die Aspekte verschiedener Heilungsrituale; er weist darauf hin, daß neben der Suggestionswirkung noch andere Komponenten des Heilungsrituals als wirksam angesehen werden können: Das Selbstwertgefühl des Kranken wird durch die Anwesenheit der Honoratioren des Dorfes und durch die Anerkennung, die der Patient z. B. für ein bereitgestelltes Gastmahl erhält, verbessert. Musik, Tanz, Erschöpfung oder auch das Ertragen von extremer Kälte führen beim Kranken zu einem Schockerlebnis und zu starken Affekten. Der Elektroschock oder die Insulinbehandlung in der heutigen Psychiatrie – deren Problematik hier nicht weiter diskutiert werden soll – können auch als solche Schockerlebnisse konzeptualisiert werden, die übrigens in der Historie der Psychiatrie ebenfalls ein vielfach verwendetes Mittel waren. Oft geht der Heilung ein Geständnis voraus, daß die »Heilungserwartung« weiter verstärkt. FRANK spricht von »Erwartungsvertrauen«.

Das psychoanalytische Ritual der Couch findet von hier aus eine neue Begründung, auch die ungewöhnliche liegende Stellung des Klienten, die zu einer tranceähnlichen Stimmung beitragen kann. Der weiße Kittel des Therapeuten bekommt als Element eines »Rituals« Gewicht, ebenso die Titel und Diplome des Therapeuten. Der überraschende Erfolg jeder »neuen Therapie« ist so zu begründen, von der für den Therapeuten und den Klienten eine besondere Heilungssuggestion ausgeht.

Über solche generellen Placebofaktoren oder vielleicht besser Suggestionswirkungen der therapeutischen Situation hinaus gibt es einige Therapieelemente, die – oft ohne explizit im Mittelpunkt theoretischer Begründungen zu stehen – von vielen der gegenwärtigen Therapieschulen verwirklicht werden:

b Bildhafte Vorstellungen

Grundlage der Arbeit ist bildhaftes Material, dessen Entstehung durch »Entspannung« oder »Agieren« begünstigt wird.

In der Psychoanalyse wird solches Material im Traum und in der freien Assoziation auf der Couch in relativ entspanntem Zustand produziert. Weiterentwicklungen der psychoanalytischen Therapie greifen bildhaft in die bildhaften Phantasien der tief entspannten Patienten ein (Katathymes Bilderleben, vgl. Kapitel 2).

In der Gesprächstherapie werden bildhafte Gedanken durch metaphorische Äußerungen des Therapeuten angeregt. Auch hier findet die Therapie in einer emotional warmen, eher entspannten Atmosphäre statt. In der Verhaltenstherapie findet man bildhafte Vorstellungen bei der systematischen Desensibilisierung: Unter tiefer Entspannung sollen angstbesetzte Situationen bildhaft vorgestellt werden. Die Bewältigung kritischer Situationen kann bildhaft imaginiert werden.

Im Psychodrama (das z.B. von FRANZKE 1983 zu den Gestaltungstherapien gezählt wird) werden nichtverbale, bildhaft kinästhetische Speicherungen im schauspielerischen Agieren zugänglich.

Das gleiche gilt für die Gestalttherapie, die nichtverbale kinästhetische Speicherungen im Rollenspiel abrufbar macht.

Andere Therapieformen arbeiten mit stimulierenden Mitteln (z.B. LSD: zu derartigen Bilderlebnissen findet sich ein ausführliches Beispiel in Kapitel 7 zum Thema bildhafte Denkprozesse und Hyperventilation, um zu den bildhaften Schichten des menschlichen Denkens vorzustoßen).

GRINDER und BANDLER (1984) berichten, wie sie die bildhaften negativen Erfahrungen ihrer Patienten mit positiven Erfahrungen verknüpfen und dramatische Veränderungen erzielen. Ebenso berichten sie, wie sie bildhaft dissoziierte Persönlichkeitsteile mischen usf. Die alten Erfahrungen kann man als unerledigte Aufgabe (LAMB 1982) oder aber auch als »traumatische Erfahrung« definieren.

In Entspannung, Trance oder Hypnose werden unangenehme bildhafte Erinnerungen oder auch bildhafte Umsetzungen von Gedankenprozessen wach, in die der Therapeut eingreift. Er schreibt sozusagen die persönliche Geschichte um.

c *Kindheitserinnerungen*

In den verschiedenen Therapieformen geht es um Kindheitserinnerungen (Psychoanalyse, Gesprächstherapie, in der Klienten oft derartige Themen anbieten, Verhaltenstherapie in einigen Unterformen, Psychodrama, Gestalttherapie).

Gerade die oft hilflose und machtlose Situation des Kindes kann traumatische Erlebnisse auslösen, die z. B. zu tiefverwurzelten Ängsten führen. In der Kindheit formen sich die »Muster« sozialer Interaktion und die Techniken der Problembewältigung. Das Kind lernt etwa, daß es ohnehin nichts bewirken kann, aber auch, daß für seine Bedürfnisse auf jeden Fall gesorgt werden wird. Das Kind kann lernen, daß z. B. Krankheit die einzige Möglichkeit ist, sich vor unangenehmen Tätigkeiten zu bewahren. Solche Erfahrungen beeinflussen das spätere Verhalten. Der Erwachsene muß lernen, daß die Ängste des Kindes nicht unbedingt die Ängste des Erwachsenen sein müssen, und der Erwachsene soll in seinem Leben die Erfahrung machen, wie andere Problembewältigungsstrategien erfolgreich sein können.

d *Emotionen*

In der Therapiesituation sollen alte und aktuelle Emotionen auftreten (in der Gesprächstherapie: Focussing, GENDLIN 1974; in der Verhaltenstherapie wieder: systematische Desensibilisierung; in der Psychoanalyse z. B. in der Übertragung). Der Umgang mit Emotionen scheint für die seelische Gesundheit besonders bedeutungsvoll zu sein: Gefühle können, weil sie für schlecht oder negativ gehalten werden, unterdrückt oder auch in nicht situationsangemessene Handlungen umgesetzt werden. In solchen Fällen können Störungen entstehen. Es ist aber auch möglich, daß die »wahren« Gefühle einer Person gar nicht bewußt werden und sie ihr Verhalten mit »herbeigeholten« Argumenten motiviert.

Gefühle können, z. B. aus den entsprechenden Erfahrungen der Vergangenheit heraus, in Momenten auftreten, wo sie für den Klienten sehr störend sind, ohne daß er sich gegen ihre Macht auflehnen kann. Ein Umlernen von »Gefühlen« ist vermutlich nur dann möglich, wenn sie in der Therapiesituation aktuell vorhanden sind und gleichzeitig neue Erfahrungen gemacht werden oder aber auch neue

Einsichten über die emotionale Einbettung des eigenen Verhaltens gewonnen werden.

e *Einsicht*

Die Ursachen des Fehlverhaltens müssen bewußtgemacht und durchgearbeitet werden:

Ein Lebensplan, ein Skript, eine Lebensleitlinie, ein typischer Konflikt wird bewußt-verbal erarbeitet (bei ADLER: Lebensleitlinie; in der Verhaltenstherapie: typische Selbstgespräche, Erkenntnis von belohnten Gewohnheiten; in der Psychoanalyse: Einsicht und Durcharbeiten).

Im Laufe der Therapie erkennt der Klient »typische Probleme« und gewinnt Vorstellungen davon, wie er sich eigentlich verhalten sollte. Aber der alte Konflikt ist so automatisiert, so zur Gewohnheit geworden, daß es sehr schwer wird, neue Verhaltensweisen zu verwirklichen, ja daß es sogar schwer zu erkennen ist, wann wieder eine Situation entsteht, in der es zu der unerwünschten Verhaltensweise kommen wird. Daher wird in vielen Therapien immer wieder an konkreten Beispielen des täglichen Lebens durchgesprochen, wie sich der alte Konflikt auswirkt und welche neuen Handlungsmöglichkeiten es gibt. Dem Klienten wird dabei die eigene Verhaltenstendenz immer bewußter, und er kann immer häufiger auf alternative Verhaltensweisen ausweichen.

Die häufige Wiederholung von ungünstigen Strategien ist z. B. Anlaß für das Durcharbeiten, sei es, daß der Klient in der für ihn ungünstigen Konfliktsituation so beheimatet ist, daß er mit den dann auftretenden Reaktionen und Emotionen gut umgehen kann, oder sei es, daß der ungünstige Ausgang der immer neue, aber immer scheiternde Versuch ist, den alten Konflikt zu lösen. Gerade die Wiederholung von »unerwünschtem« Verhalten bietet Ansatz und Anlaß für die therapeutische Bearbeitung.

Punkt d und e dieser Aufzählung könnten zusammengezogen werden: Es sollen in der Therapie Emotionen auftreten, die dann auf eine neue Weise bewußt verarbeitet werden müssen.

In Aufsätzen, die »Therapiegeneralisten« suchen (z. B. LANDFIELD 1980), wird die Relation von Emotion und Handlung im Mittelpunkt des therapeutischen Bemühens gesehen. Zwei Formen von

Störungen werden unterschieden: »Literalismus«, d. h., der Patient differenziert nicht zwischen Emotion und Verhalten, und »chaotischer Fragmentalismus«, d. h., der Patient stellt keine Beziehung zwischen Emotion und Verhalten her. Ein Beispiel für den Literalismus sind Schuldgefühle wegen verbotener Emotionen, während beim chaotischen Fragmentalismus Verhalten und Emotion auseinanderfallen. So quält z. B. eine Mutter ihr Kind, hält sich aber gleichzeitig für eine gute Mutter. Man kann die verschiedenen Therapieformen so interpretieren, daß sie diese Grundformen der Störung zu beheben versuchen, indem sie etwa in der Therapie in starkem Maße »verbotene« Emotionen produzieren und der Klient lernen muß, diese Emotion zu ertragen (z. B. Gestalttherapie). Es wird häufig beobachtet, daß im Verlaufe einer Therapie die Wut, die eigentlich auf die Umwelt gerichtet war, aber immer Schuldgefühle hervorrief und so zu Depressionen führte, wieder auf ihr ursprüngliches Ziel gelenkt werden kann, also eine »Konversion« der Emotionen stattfindet.

Eine solche Sichtweise des therapeutischen Bemühens verlangt nach einer Kombination verbaler und nonverbaler Ausdrucksformen bei vorhandener Emotion, wie sie von der Kunsttherapie in idealer Form geleistet werden kann.

Eventuell ließen sich noch einige andere Gemeinsamkeiten der verschiedenen Therapieformen finden, wie z. B. eine positive Beziehung von Klient und Therapeut (f), sowie akzeptierendes und nicht moralisierendes Aufnehmen von Verhaltensweisen und Gefühlen des Klienten.

Diese Therapiegeneralisten werden – einmal abgesehen von jeder Theorie – wichtige wirksame Elemente der Behandlung sein. Wie werden sie in der Kunsttherapie verwirklicht?

1.2 Die Verwirklichung der generellen Therapiemerkmale in der Kunsttherapie

Zu a: Die Suggestionswirkung

In welcher Form die Kunsttherapie Placeboeffekte nutzbar machen könnte, wurde oben schon besprochen. Gerade diese Therapieform erlaubt es, Elemente der Rituale, Masken und »magische« Handlungen zu verwerten. Allein die Bezeichnung Kunsttherapie setzt Heilungskräfte der Kunst frei.

Zu b: Bildhafte Vorstellungen

Im Gegensatz zu den meisten oben vorgestellten Therapien (Ausnahmen: Psychonalyse nach JUNG oder je nach Auffassung Psychodrama) können in der Kunsttherapie bildhafte Speicherungen direkt und in nonverbaler Form mitgeteilt werden. Oft sind Klienten selbst überrascht, was sie bildhaft zu Papier gebracht haben. Sie gewinnen den Eindruck, daß ihre Gestaltung wichtige Aussagen und Erkenntnisse über ihre Persönlichkeit zuläßt. Das Gestalten findet zumeist in einer entspannten Atmosphäre statt, die ihrerseits wieder das Entstehen von Bildvorstellungen begünstigt.

Hierzu ein Beispiel aus WELLENDORF (1980, S. 27): Die Autorin schildert, wie sich der Klient mit den Gestaltungen auseinandersetzt, die er – z. T. ohne Absicht – geschaffen hat: »Hans ... malte sehr lustlos Schnörkel und Schleifen auf seinem Papier mit schwarzer Kohle. Plötzlich wurde er stutzig und gestaltete etwas, was wie ein Uterus aussah. In ihn wollte er einen Embryo malen. Der ›Embryo‹ wurde aber kein Embryo, wozu Hans durchaus imstande gewesen wäre. Er sagte: ›Das sieht aus wie ein alter Indianer – manche Stämme begraben ihre Toten hockend ...‹ Bis dahin war Hans verwundert distanziert. Hätten wir es dabei belassen, wäre das Bild wie ein Geheimcode gewesen, bedeutungsträchtig, doch unentschlüsselt. Wir schauten es aber länger an, mit dem alten Embryo beschäftigt. Auf einmal wurde Hans unruhig und sagte: ›Mein Selbstmord damals, das war das Bedürfnis zurückzukriechen, noch einmal ganz umschlossen zu sein, aller Anforderungen enthoben – von einem Toten kann niemand etwas fordern. Ich wünschte, ich könnte noch einmal anfangen. Aber wenn ich mein Bild sehe, habe ich Angst, ich wäre selbst als Embryo alt. Das ist keine echte Chance!‹«

Zu c: Kindheitserinnerungen

Bei den Gestaltungen geht es oft um Kindheitserinnerungen. Das Besondere an der Kunsttherapie ist aber, daß sie – da das Zeichnen eine typische Tätigkeit der Kindheit ist – die Stimmung und die Ereignisse dieser Zeit wieder ins Bewußtsein ruft.

Zu d: Emotionen

Gerade bei der Produktion der bildhaften oder kinästhetischen Erinnerungen werden in hohem Maß vergangene Gefühle wach (z. B. im Psychodrama und auch in der Gestalttherapie). Es ist denkbar, daß insbesondere bildhafte Informationen stärker mit den Gefühlen assoziiert sind (vgl. z. B. SCHUSTER 1982). Auch mit Musik können Emotionen aufgerufen werden, wie es in der Musiktherapie geschieht (vgl. Kapitel 5.2).

Zu e: Einsicht

Anhand der Einfälle des Klienten zu seinen Gestaltungen wird dann der »Konflikt«, die typische Haltung usf., bewußt erarbeitet. Die Kunsttherapie besteht in den meisten Fällen in einem Wechsel von bildnerischer Gestaltung und verbaler bewußter Verarbeitung. Letzterer stehen dabei konkrete Produktionen als Ausgangspunkt zur Verfügung, auf die auch zu späterem Zeitpunkt zurückgegriffen werden kann, so daß der Therapiefortschritt deutlich sichtbar wird. JACOBI (1969, S. 44) schreibt für die Kunsttherapie: »Es ist vielfach erwiesen, daß allein schon das In-Fluß-Kommen der seelischen Energie und die Möglichkeit, ihr Form zu verleihen, lösende und heilende Effekte haben mag, aber eine dauerhafte und durchgreifende Wirkung ist meistens nur dann zu erwarten, wenn die emporgehobenen und gestalteten Inhalte auch mit dem verstehenden Bewußtsein aufgenommen werden.«

Zu f: Verhältnis von Therapeut und Klient

Darüber hinaus ist natürlich das Verhältnis von Klient und Therapeut in der Kunsttherapie besonders günstig. Der Klient ist nicht etwa passiver Rezipient von Ratschlägen oder Deutungen, sondern er produziert etwas, auf das er mitunter stolz ist. In vielen Berichten wird erwähnt, daß verschlossene Klienten zum erstenmal in der Kunsttherapie bereit waren, über ihre Probleme zu sprechen. Die Kunstproduktion spricht außerdem die gesunden Teile der Person an; es kann etwas geschaffen werden, das Schaffen allein wird schon zur Metapher für eine seelische Heilung.

Die wirksamen Elemente der Psychotherapien werden also von den Formen der Kunsttherapie ideal realisiert. Die vielen positiven Fallbeispiele in den Journalen lassen hoffen, daß kreative Gestaltungen in der Psychotherapie wichtige Vorteile haben und Verbesserungen der therapeutischen Interaktion bewirken.

Die Bearbeitung des bildnerischen Materials in der Kunsttherapie ist nicht konventionalisiert. Hier können Techniken der Gesprächstherapie, der Psychoanalyse oder einfach einer »metaphorischen« Deutung (diese letzte Interaktionsform scheint in vielen amerikanischen Kunsttherapiesitzungen gängig zu sein) Anwendung finden. Kunsttherapie macht sich also die Vorteile der bildhaften Materialproduktion zunutze und setzt gleichzeitig die bewährten Mechanismen der klassischen Therapieformen ein.

Wie die Prozesse der Kunsttherapie im Lichte der verschiedenen therapeutischen Schulen gedeutet werden und wie Kunsttherapie im Rahmen solcher Konzepte ausgeführt wird, berichtet das folgende Kapitel.

2 Der Umgang mit dem bildhaften Material

Ein Sammelbegriff wie Kunsttherapie oder Gestaltungstherapie darf nicht darüber hinwegtäuschen, daß hinter dem therapeutischen Handeln mit bildnerischen Gestaltungen keine einheitliche Theorie steht. Aus der Geschichte der Kunsttherapie heraus wird in den meisten Fällen ein psychoanalytisches Behandlungskonzept verfolgt (vgl. z. B. NAUMBURG 1966). Aber auch innerhalb der Psychoanalyse können sehr unterschiedliche therapeutische Interaktionen stattfinden (z. B. nach FREUD, JUNG, ADLER, RANK, usf.).

Neben der humanistischen Psychologie (vgl. BÜHLER u. ALLEN 1974), die in Abhandlungen über die Kunsttherapie immer häufiger erwähnt wird (vgl. WADESON 1980), bieten auch die Verhaltenstherapie, das Psychodrama oder die Gestalttherapie Möglichkeiten, mit den bildhaften Produktionen der Klienten therapeutisch umzugehen.

Schließlich scheint es sich durchzusetzen, die Produktionen der Klienten »metaphorisch«, als Bildsprache, aufzufassen, die wie in einem »Rebus«, einem Bilderrätsel, in die verbale Sprache übersetzt werden muß. Alle diese Umgangsformen werden im folgenden kurz charakterisiert und mit Beispielen illustriert.

2.1 Psychoanalytische Therapieformen in der Kunsttherapie

Für den psychoanalytisch orientierten Kunsttherapeuten transportiert die bildnerische Gestaltung wie der Traum oder Tagtraum unbewußtes psychisches Material und ist der Deutung zugänglich (z. B. VACCARO 1973, GARAI 1976, MEYERHOFF 1977, UDE-PRESTEL

1977). Träume, Phantasien, Tagträume, Ängste, Konflikte und auch Kindheitserinnerungen werden entsprechend in der psychoanalytisch orientierten Kunsttherapie zum Thema der bildnerischen Gestaltung.

WITTELS (1976) hebt am Beispiel der Behandlung eines Künstlers mit zwanghaften Symptomen hervor, daß die Kunsttherapie die »Abwehr« des Patienten weniger auf den Plan ruft und einen Therapieverlauf ermöglicht, der bei einer rein verbalen Interaktion nicht zu realisieren wäre. Auch viele andere Autoren betonen die Möglichkeit, durch bildhafte Kommunikationen die Abwehrmechanismen auszuschalten (z. B. WADESON 1980). Ebenfalls auf dieser Annahme basieren die Gestaltungstests (Sceno-Test, Welt-Test, BÜHLER u. MANSON 1956), die im folgenden noch ausführlich gewürdigt werden. Kinder, aber auch erwachsene Klienten sollen mit Puppen eine Szene aufbauen, die ihrer Lebenssituation entspricht. Neben den psychodiagnostischen Erkenntnissen zeigten sich dabei sehr bald therapeutische Auswirkungen der gestaltenden Tätigkeit. Das Testmaterial findet daraufhin auch in der Kinderspieltherapie (AXLINE 1972) Verwendung.

Während also der Traum die Via regia zum Unbewußten ist, scheint die bildnerische Gestaltung eine benutzbare Nebenstraße zu sein, die auch noch einige Vorzüge aufweist: Der Therapeut kann z. B. in die bildhaften Prozesse eingreifen (wie es im Katathymen Bilderleben praktiziert wird, vgl. unten), und die bildnerischen Produkte stehen dauerhaft zur Verfügung. NAUMBURG (1966) wundert sich darüber, warum in der Psychoanalyse nicht häufiger mit bildnerischen Gestaltungen gearbeitet wird, denn es ist ja vermutlich leichter, das bildhafte psychische Ausgangsmaterial auch bildhaft darzustellen.

Natürlich kann der Patient bei der analytischen Kunsttherapie nicht auf der Couch liegen. Patient und Therapeut betrachten gemeinsam die bildnerische Produktion und sprechen darüber.

Bildnerische Gestaltungen können in der klassischen psychoanalytischen Therapie auf unterschiedliche Weise genutzt werden:

a Katharsis

Strebungen oder Impulse, die verdrängt oder gehemmt sind, können sich, begünstigt durch die Umstände der Therapie, einer Entladung vergleichbar ausdrücken. Gerade Kinder, die viele – oft auch unreife – Wünsche unterdrücken müssen und unter der Übermacht der Erwachsenen leiden, profitieren von einer kathartischen Therapie, weil sich so ihre psychische Funktion und dadurch ihre Lernfähigkeit verbessert, was eine Weiterarbeit erst ermöglicht. Hier wird ein Ausschnitt aus einer Therapie von AXLINE (1972, S. 172) wiedergegeben: »Therapeut (Th.): Der Ton-Mann weint, weil er verwundet ist. Waltraud (W.): Ich will ihn verwunden. Th.: Du kannst ihn nicht leiden. W.: Ich kann ihn nicht leiden, ich hasse ihn. Guck mal, dieses Loch geht von vorn ganz nach hinten durch. Th.: Er wird ganz durchlöchert, du gibst es ihm tüchtig. W.: Ja ich werde ihm den Kopf abreißen. ... Ich weiß was, ich weiß was! Ich werde ihn ganz nach unten auf den Boden vom Topf drücken, und dann tu ich den Ton obendrauf, damit er erstickt...« Die Klientin W. reagiert aggressive Impulse an der Tonfigur ab.

FREUD (1905) hielt nicht allzuviel von kathartischem Abreagieren in der Therapie mit erwachsenen Klienten, weil nach einer vorübergehenden Besserung keine kausale Bearbeitung der Symptome erreicht werde. In diesem Zusammenhang ist das »Dampfkessel-Modell« populär geworden: In der Katharsis wird Dampfdruck abgelassen, der aber durch die Situation (im Modell: Hitze am Kesselboden) wiederhergestellt wird.

Dennoch wird die kathartische Reaktion in Kunsttherapien häufig eingesetzt. Sie kann dazu dienen, den Leidensdruck zu senken, was eine Bearbeitung der Konflikte erst ermöglicht. Unter den vielen veröffentlichten Fallberichten finden sich auch solche, bei denen eine »Katharsis« die weitere Auseinandersetzung mit unterdrückten Erinnerungen erst erlaubte: Ein 12jähriges Mädchen, das auf dem Schulweg Zeuge eines Selbstmordes wurde, entwickelte eine Schulphobie und weigerte sich, weiterhin in die Schule zu gehen. JAKAB und HOWARD (1969) ermöglichten in der Kunsttherapie eine »Katharsis« der aggressiven Gefühle und der Trennungsängste. Daraufhin war das Mädchen in der Gestaltung fähig, mit den traumatischen Erinnerungen umzugehen und sie zu verarbeiten.

Ganz im Sinne FREUDS, der in der Kunst eine »milde Narkose« gegenüber der Realität erkennt, führt in einem anderen Fall (KÖPTAGEL 1972) die zeichnerische Gestaltung eines vom Über-Ich verdrängten Wunsches, nämlich das weibliche Geschlecht anzunehmen, zu einer momentanen Erleichterung bzw. Katharsis.

b Einsichtsvermittlung

Die psychoanalytische Kur hat das Ziel, dem Patienten Einsicht in seine psychodynamische Struktur zu vermitteln und diese Einsicht an verschiedenen Lebenssituationen durchzuarbeiten. Der Therapeut stößt den Prozeß der Bewußtmachung an, indem er – vor dem Hintergrund der psychoanalytischen Theorie, die hier natürlich nicht vollständig dargestellt werden kann (vgl. aber z. B. BRENNER 1972) – vorsichtige Deutungen des vom Patienten entwickelten Materials anbietet.

Während in der klassischen psychoanalytischen Therapie die freie Assoziation zu den seelischen »Komplexen« führt, dient in der analytischen Kunsttherapie das Bild als Ausgangsmaterial, zu dem der Klient seine freien Einfälle produziert und den Therapeuten so zu seinen verdrängten Konflikten führt. Die freie Assoziation kann aber auch selbst bildnerisch verwirklicht werden:

Um den spontanen Ausdruck zu fördern oder Blockierungen im Fortschritt zu vermeiden, setzt NAUMBURG (1966) die »Skribbletechnik« ein. Der Patient erhält dabei ein großes Blatt Papier und z. B. Pastellfarben und wird aufgefordert, fließende Linien zu zeichnen. Später wird der Patient gefragt, woran ihn die fertige – eigentlich bedeutungslose – Zeichnung erinnere. Insofern wird die Zeichnung, in die eigene unbewußte Strebungen eingeflossen sind, zum projektiven Test für den Patienten, der beim Entdecken von Bedeutungen wieder von seiner psychodynamischen Situation ausgeht.

Mitunter begleiten starke Affekte den Prozeß der Einsicht. Häufig werden Angst und Überraschung erlebt. Die Deutung kann auch – selbst, wenn sie zutreffend ist – mit Abscheu zurückgewiesen werden. Bei der Deutung ist also nicht nur die Einsicht in die seelischen Konstellationen des Klienten gefragt, sondern der Therapeut muß auch einschätzen können, zu welchem Zeitpunkt der Therapie eine Deutung akzeptiert und verarbeitet werden kann.

Das nun folgende Beispiel aus FRANZKE (1983, S. 41), der als psychoanalytisch orientierter Gestaltungstherapeut gelten kann, illustriert die vorsichtige Hilfestellung des Therapeuten und die beginnende Einsicht des Klienten (vgl. Abb. 1): »Patientin (Pt.): Ich gehe in finsterer Nacht durch einen ausgebrannten Wald ... und finde nicht heraus. Th.: Sie gehen ... Pt.: (Schaut auf die [von ihr gezeichnete] Figur) Die steht ja! Th.: Und wenn *sie* ginge? Pt.: Die schaut auch nicht. Die würde stolpern oder sich an einem Baum schlagen. Th.: Wie würden Sie denn durch einen finsteren Wald gehen? Pt.: Ich würde schauen und die Hände tastend und schützend (zeigt es) vorstrecken... (schaut auf die Zeichnung) ... da sind sie (die Hände) ja zusammen, wie gegenseitig in den Pullover gesteckt, wenn einem kalt ist... so kommt *die* da *nie* heraus!«

Im folgenden berichtet die Patientin über Erlebnisse, die die eigene Passivität und den Wunsch, herauszukommen, illustrieren.

Deutungen, die dem Klienten auf dem Weg zur Einsicht weiterhelfen, erfordern die Kenntnis der psychoanalytischen Theorie und auch einige praktische Erfahrung. Ein Teil des Mißtrauens, das der psychoanalytischen Theorie und Therapie entgegengebracht wird, resultiert aus vorschnellen Deutungen nach relativ starren Mustern.

c Traumarbeit, Symboldeutung und symbolische Interaktion

Dem Sachverhalt »Symbol« und »Traumarbeit« ist hier Platz gewidmet, weil bildnerische Gestaltungen aus der Sicht der Psychoanalyse mit den Traumbildern vergleichbar sind.

In der Kunstwissenschaft hat der Symbolbegriff eine lange Tradition und wird z. B. von WINKLER (1949, S. 91) so definiert: »In der Kunstgeschichte spricht man von symbolischen Darstellungen dann, wenn etwas im übertragenen Sinn zum Ausdruck gebracht wird, wenn also hinter der gebotenen Fassade noch ein tieferer Sinn steckt, den nur der Eingeweihte ganz verstehen kann und der auch nur dem Eingeweihten etwas bedeutet.« Diese Symboldefinition erfährt in der Psychoanalyse folgende Spezifizierung: Im Traum können Inhalte, die dem Träumer nicht bewußt werden sollen, durch andere Inhalte ersetzt werden, welche ihm selbst nicht zugänglich sind. FREUD (1900) spricht dann von »symbolisieren«.

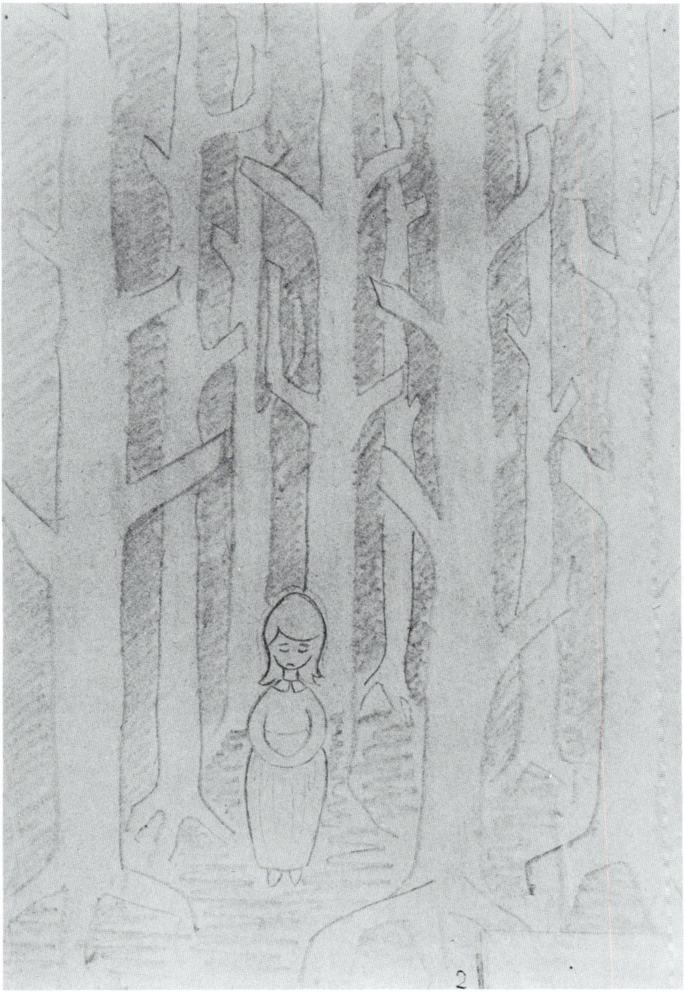

1 Die Klientin sieht sich völlig unbeweglich in einem unbelebten Wald

Im Zuge der Traumdeutung und der Einsichtsvermittlung (siehe Punkt b) wird dem Träumer das Symbol gedeutet. Weil das Wort »symbolisieren« in der Kunstwissenschaft andere Bedeutungen trägt als in der psychoanalytischen Theorie, sei hier auf die Merkmale »echter« psychoanalytischer Symbolik verwiesen, wie sie JONES (1972) aufzählt:

1. Es wird unbewußtes Material dargestellt.
2. Das Symbol hat eine relativ konstante Bedeutung.
3. Es gibt eine linguistische (oder bildliche) Verbindung zwischen Symbol und symbolisiertem Gegenstand.
4. Das Symbol hat eine entwicklungsgeschichtliche Grundlage, die das Individuum und die Rasse betrifft.
5. Die Zahl der Vorstellungen, die symbolisiert werden können, ist erstaunlich klein im Vergleich zur unendlichen Zahl der Symbole.
6. Die symbolisierten Inhalte beziehen sich meist auf das psychische Selbst, Mitglieder der engsten Familie oder auf die Phänomene von Geburt, Liebe und Tod.
7. Sobald ein Symbol enthüllt ist, ist die bewußte Reaktion charakteristischerweise eine der Überraschung und des Unglaubens.

Die Deutung von bildnerischen Gestaltungen setzt das Wissen darüber voraus, welche Symbole für welche symbolisierten Inhalte stehen. FREUD gibt in der »Traumdeutung« (1900) eine Symbolliste, die er aber für unvollständig hält. Über die dort beschriebenen Sinnbilder hinaus kann es auch individuelle Symbole geben, die jeweils nur für eine einzige Person gelten. Eine neue Zeit kann wiederum ihre eigenen neuen Symbole entwickeln. Weder beim Traum noch bei der bildhaften Gestaltung kann daher die Symboldeutung auf die Assoziationen des Gestalters der bildhaften Phantasie verzichten.

Die Symbolik lebt auch in Mythen und Märchen, und die Erforschung der Traumsymbolik greift daher als Beleg oft auf eine analoge Verwendung in Redensarten oder aber auch in Mythen und in den Werken der Dichtkunst zurück.

Das gleiche Symbol wird nicht in jeder Kultur oder in jedem Ritus immer im gleichen Sinne gebraucht: NEUMANN (1980) folgert aus den Beiträgen zur Speersymbolik, daß eine Gleichsetzung von Speer und

Penis nicht immer gegeben sei. Aber auch FREUD verwies ja auf den kulturellen Kontext der Symbolisierung und war keineswegs sicher, ob die erwähnte Symbolliste über den europäischen Kulturraum und seine Zeit hinaus Gültigkeit habe. Ein mögliches Symbolbild muß natürlich nicht immer Symbol sein und auf etwas anderes verweisen, sondern ist sicher viel häufiger auch in seiner offensichtlichen Bedeutung eingesetzt.

Hier folgt nun also die Liste der von FREUD beschriebenen Symbolbeziehungen:

Prinz: der Träumer selbst
Kaiser oder Kaiserin: die Eltern des Träumers
Längliche Objekte, Waffen (die in den Körper eindringen), Pflug, Hammer, Luftschiff (das sich gegen die Schwerkraft erheben kann), Hand oder Fuß, Gegenstände, aus denen Wasser strömt, Spritze, Gegenstände, die in der Lage sind, sich zu verändern, Schlüssel: Penis
Dosen, Schachteln, Kästen, Schränke, Öfen, Höhlen, Schiffe und alle Arten von Gefäßen, Mund, Ohr, Schmuckkästchen, Schmuck: Frauenleib, weibliches Genital (Redensart: alte Schachtel)
Blüten, Blumen: Jungfräulichkeit
Zimmer: Frauenzimmer (offen vs. geschlossen)
Türen, Tore: Genitalöffnungen (Wissenschaftssprache: Leibespforten)
Stiegen, Leitern, Treppen (Redensart: einer Frau nachsteigen), fliegen (vgl. Penis), reiten, tanzen: Geschlechtsakt
Wilde Tiere: sinnlich erregte Menschen, böse Triebe
Spielen, Klavierspielen, Abreißen eines Astes: Selbstbefriedigung
Äpfel, Pfirsiche, Früchte: Brüste
Wald, Gebüsch: Genitalbehaarung
Häuser: Personen, Eltern oder Pflegepersonen (glatt: männlich, mit Balkon: weiblich)
Landschaften mit bewaldeten Bergen: Genitalbeschreibungen
Kinder (mein »Kleines«): Genital
Kahlheit, Haarschneiden, Zahnausfall: Kastration
Fisch, Katze, Maus, Schlange: männliches und weibliches Genital
Kleine Tiere, Ungeziefer: kleine Kinder, unerwünschte Geschwister (Redensart: armes Wurm)

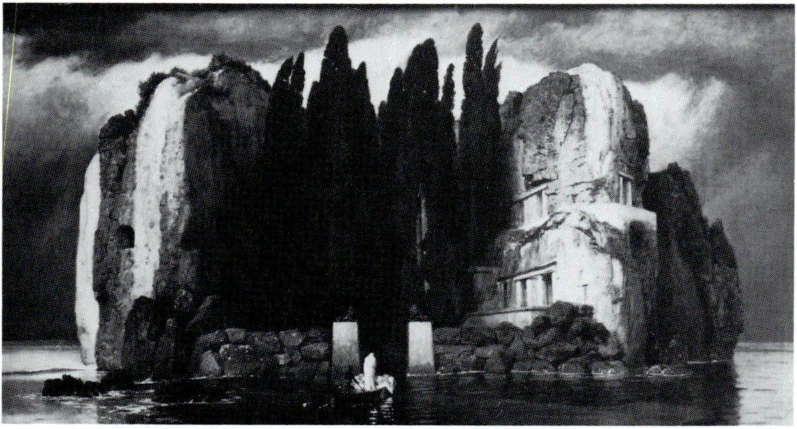
2 Die Toteninsel von Arnold Böcklin erlaubt eine Symboldeutung

Reisen, die Brücke überqueren: Tod (Vgl. hierzu »Die Toteninsel« von Böcklin, Abb. 2. Das Bild gewinnt seine geheimnisvolle und starke Wirkung aus der Auffassung eines bedeutungsentsprechenden Symbols, des Symbols des »Übersetzens«, des Reisens. Die dichtbewaldete Landungsstelle in einer Bucht der Insel läßt sich ebenfalls symbolisch auffassen.)
Ins Wasser stürzen, aus dem Wasser steigen: Geburt (Märchen: der Storch holt die Kinder aus dem Teich)
Kleider, Uniformen: Nacktheit

In den vielen veröffentlichten Fallstudien zur Kunsttherapie findet sich reiches Beispielmaterial für echte Symbolik (damit ist hier gemeint: Symbolik im Sinne der Traumarbeit). Natürlich sind der Traum und das Bild eine visuelle Kommunikation, die Gedankeninhalte neben der Symbolisierung auch in – möglichst verständliche – Bildmetaphern umsetzen muß.

An die Stelle der Symboldeutung kann auch eine symbolische Interaktion treten. SECHEHAYE (1951, S. 50f.) berichtet von einem jungen schizophrenen Mädchen, dessen Konflikt aus der Zeit stamme, bevor sie die Sprache erwarb. Sie erlebte es als Trauma, daß die Mutter sie nicht mit der Brust ernähren konnte: Das Mädchen kann sich selbst grüne Äpfel pflücken (die nach der Autorin symbolisch für die Mutter stehen), die Mutter gibt sie aber nicht. »Zu meiner Bemerkung, daß ich ihr so viele Äpfel, wie sie wolle, geben könne, rief Renée: ›Ja aber das sind gestohlene Äpfel, Äpfel für große Leute, aber ich möchte Äpfel von Mutter wie diese (zeigt auf die Brust der Therapeutin). Diese Äpfel dort, die gibt Mutter einem, wenn man hungrig ist.‹ Zuletzt habe ich dann verstanden, was gemacht werden müßte. Weil die Äpfel die mütterliche Milch repräsentieren, muß ich sie oft geben, wie eine Mutter, die ihr Baby füttert ... Um meine Hypothese zu verifizieren, habe ich es dann eines Tages ausgeführt. Ich nehme einen Apfel, schneide ihn in zwei Stücke und biete Renée ein Stück mit den Worten an: ›Es ist Zeit, die gute Milch von Mutters Äpfeln zu trinken‹ ... Renee lehnte sich dann gegen meine Schulter, preßte den Apfel gegen meine Brust und aß ihn langsam und vollständig glücklich.«

Weil der ursprüngliche Konflikt vor dem Erwerb der Sprache lag, muß die Therapie nach Ansicht der Autorin auch in einem präverbalen Modus durchgeführt werden. Die Patientin war in eine präverbale Stufe regrediert. Andere Aufgaben legen von vorneherein eine symbolische Bedeutung nahe. Der kleine Klient und der Therapeut können zusammen Spielzeug reparieren (ROY-KREMBERG 1982). So wird dem Klienten das pflegende Interesse des Doktors und die Intention der Behandlung bildhaft nähergebracht. Nach dem Abschluß der Therapie kann das Kind die Aufgabe des Reparierens der Spielzeuge – und seiner seelischen Prozesse – selbst übernehmen.

Verdichtung und Verschiebung

Die anderen Mechanismen der Traumarbeit – Verschiebung und Verdichtung – treten im Traum und auch im Tagtraum, aber nur gelegentlich in der bildnerischen Verarbeitung auf. Bei der bewußten Kontrolle der Zeichnung oder der jeweiligen Malerei würden diese Entstellungen des zu kommunizierenden Inhaltes nicht ohne weiteres zur Ausführung kommen. Allerdings stehen Forschungsberichte zu dem Thema, wie weit Verschiebung und Verdichtung bei der bildnerischen Gestaltung zu berücksichtigen sind, noch aus.

Bei der *Verdichtung* werden mehrere Inhalte zu einem einzigen zusammengezogen. FREUD vergleicht diesen Vorgang mit einer

Fotografie, die mehrmals belichtet wurde, wobei solche Inhalte übereinander zu liegen kommen, die eine Gemeinsamkeit haben.

Bei der *Verschiebung* treten Inhalt und Affekt auseinander. Eine Hauptsache des »Traumgedankens« kann im manifesten Traum zur Nebensache werden. FREUD (1917) erwähnt zur Illustration einen Witz, bei dem der Affekt vom Täter auf eine Nebenperson verschoben wird: Ein Schmied hat sich etwas zuschulden kommen lassen und wird zum Tode verurteilt. Weil es in dem betreffenden Dorf aber nur einen Schmied gibt, der dringend gebraucht wird, hingegen drei Schneider, hängt man einen Schneider.

Auf der anderen Seite muß man in der Kunsttherapie die Einflüsse des Bewußtseins auf die bildnerische Gestaltung in Rechnung stellen. Bei der Darstellung bedient sich der Zeichner einer Menge Konventionen und Formschemata (deren jeweilige Anordnung noch Raum für unzensierte Inhalte läßt). Die Auffassung ganzer Szenen unterliegt der kulturellen Konvention. Die eigene Erinnerung wird vom Wissen um den typischen Fall ergänzt, und das persönliche Material des Patienten ist nicht von Erinnerungen und Malschemata zu unterscheiden. In einem solchen Fall muß durch geeignete Maßnahmen (Tiefenentspannung, Meditation) versucht werden, »traumnäheres« Material zu aktivieren.

d Sublimierung

Sublimierung ist ein Abwehrmechanismus des Ich, der nach Anna FREUD (o.J., S. 42) »die Verschiebung des Triebziels im Sinne der höheren sozialen Wertung« bewirkt. Die Richtung dieser Verschiebung wird vom Über-Ich gesteuert und setzt eine entsprechende Entwicklung dieser Instanz voraus. Die Sublimierung kann eine dauerhafte Möglichkeit sein, sexuelle und aggressive Strebungen zu verarbeiten. Sie ist nach FREUD die eigentliche Ursache des kulturellen Schaffens der Menschheit.

KRAMER schildert eine Episode aus der Kunsttherapie, die sie als Sublimierung interpretiert (1974, S. 76): »Eine Gruppe von vernachlässigten, nicht allzu gestörten Jungen und Mädchen arbeitet mit Ton. Einer der Jungen verfertigt eine große Tonwurst und hält sie gegen seinen Körper, als wäre sie ein Penis. Dann machen alle in der Gruppe einen Penis aus Ton. Die Stunde endet, wie nicht anders zu erwarten war, in wilder Heiterkeit, Zoten und Schlägereien... Einige Zeit später fragte mich Danny, einer der Penismodellierer, scheu, ob es wohl für ihn möglich wäre, das Empire State Building aus Ton zu modellieren ... Danny war riesig stolz auf seine Arbeit.«

Das ursprüngliche Interesse für die Größe des Penis wird auf Objekte verschoben, die allgemeiner die Idee von Männlichkeit repräsentieren bzw. symbolisieren. Aufgabe des Therapeuten kann es sein, die Klienten beim Versuch der Sublimierung zu bekräftigen und eventuell mögliche Ziele, auf die der ursprüngliche Triebwunsch umgelenkt werden kann, vorzuschlagen.

e *Kompensation*

NIEDERLAND (1978) spricht von der reparativen oder kompensatorischen Funktion der ästhetischen Produktion. An vielen Beispielen demonstriert der Analytiker, wie »schöne« Gestaltungen eine tiefempfundene narzißtische Kränkung überwinden helfen.

Die kompensatorische Funktion besteht nicht nur in der Anerkennung, die durch das Kunstwerk bzw. die Gestaltung erlangt werden kann. Durch die Gestaltung können darüber hinaus eigene Mängel des Körperbildes oder andere empfundene Minderwertigkeiten in der Phantasie ausgeglichen werden. Insofern gewinnt die bildnerische Gestaltung eine reparative Funktion, ohne daß dabei die Anerkennung durch ein Publikum notwendig wird. Die rauschenden Ballszenen von Menzel gewinnen eine ganz neue Dimension, wenn man weiß, daß der Künstler selbst zwergenwüchsig war und an dem gemalten Hofleben nie teilhaben konnte.

KOHUTS Beitrag bezieht sich speziell auf Kränkungen des »Bedürfnisses, uns selbst in jeder möglichen Art und Weise darzustellen und unbegrenzte Bewunderung zu empfangen« (LACHMAN-CHAPIN 1979). Gerade im Kunstwerk, im gestalteten Objekt, kann dieses narzißtische Bedürfnis ohne Scham vorgetragen werden. LACHMAN-CHAPIN lenkt die Aufmerksamkeit des Lesers besonders auf die narzißtischen Kränkungen der frühen Kindheit, die mit den Mitteln der Kunsttherapie in ihrer individuellen Genese rekonstruiert werden können.

Natürlich steht die Möglichkeit, Gestaltungen zur Kompensation empfundener Minderwertigkeiten einzusetzen, nicht nur dem

Künstler offen. Körperbehinderte, geistig behinderte oder verhaltensauffällige Kinder, aber auch Senioren können von der Anerkennung profitieren, die sie durch ihre Gestaltungen gewinnen, oder sie können in ihren Gestaltungen eine neue, weniger einschränkende Wirklichkeit erschaffen.

Gerade im Bereich der kreativen Leistung bestehen für Lernbehinderte Entwicklungsmöglichkeiten. LIMBERG (1978) stellt Belege zusammen, wie die Kreativität von Lernbehinderten durch Trainingsprogramme gefördert werden kann. Ebenso kann ROGERS (1968) auf Erfolge bei einem Gestaltungstraining mit geistig behinderten Kindern verweisen, die in ihrer Kreativität eine nicht behinderte Vergleichsgruppe sogar übertrafen.

Diese Ausführungen stehen im Widerspruch zu dem oft gegebenen Hinweis, die Schönheit der Gestaltung des Klienten sei weniger wichtig; die Gestaltung solle vielmehr psychisches Material transportieren. Im Verlauf der Therapie seelischer Konflikte, oder um mit der Kunsttherapie das seelische Wachstum zu fördern, ist das im allgemeinen richtig. Wenn aber eine Person unter starken Minderwertigkeitsempfindungen oder objektiven Beeinträchtigungen leidet, könnte der Therapeut die ästhetische Seite der Gestaltungen zur Reparation solcher Probleme einsetzen. Künstler konnten durch die Anerkennung Konflikte und auch seelische Spannungen besser ertragen (vgl. das Kapital »Kunst und Kunsttherapie«). Diese Form des Umgangs mit der bildnerischen Produktion ist allerdings kaum Bestandteil der heutigen Therapiepraxis.

Verschiedene Schulen oder Variationen des analytischen Ansatzes sind in den folgenden Absätzen 2.1.1 bis 2.1.3 dargestellt.

2.1.1 Jung: ein Pionier der Kunsttherapie

In JUNGS Psychotherapie spielt die zeichnerische Gestaltung von Anfang an eine große Rolle. In seinem Aufsatz »Die transzendente Funktion« (geschrieben 1916, Gesammelte Werke Bd. 8, 1967) begründet JUNG eine psychoanalytisch orientierte Kunsttherapie. Er meint, der Traum sei als Ausgangsmaterial zum Verständnis unbewußter Prozesse weniger geeignet, weil er, mit geringerer Energie im Schlaf produziert, die Prozesse des Unbewußten nur bruchstückhaft wiedergebe. Besser sei es, auf spontane Phantasien zu achten, z. B. auf ungewollte Imaginationen und Tagträume. Mit diesem Material soll nach zwei Prinzipien umgegangen werden: dem Prinzip des Gestaltens und dem des Verstehens. Unter Gestalten versteht JUNG die bildnerische Ausarbeitung, die allerdings nicht in formal-ästhetischen Zielen erstarren darf. Das verstehende Deuten kann auf der anderen Seite erst bei einem gewissen Grad von Ausgestaltung sinnvoll werden. Beim vorschnellen intellektuellen Verstehen geht der »essentiell symbolische« (S. 97) Charakter des Objektes verloren. Wenn der Patient oder jeder Mensch verstünde, die Prozesse des Bewußtseins und des Unbewußten auf diese Weise zu vereinigen, könnte er störende Einflüsse des abgespaltenen Unbewußten oder einseitige Ausrichtungen des Bewußtseins vermeiden und zur Erhaltung und Verbesserung seiner seelischen Gesundheit beitragen.

Allerdings gibt es bei der Integration der unbewußten Vorgänge auch Gefahren: Das Unbewußte kann das Bewußtsein zur Seite schieben und die Handlungskontrolle übernehmen. Dies passiert in der Neurose, in der die Grenzen zwischen Unbewußtem und Bewußtem durchlässig werden. In der Geisteskrankheit, z. B. in der Schizophrenie, hat (nach JUNG) das Unbewußte die Kontrolle übernommen.

JUNG fordert z. B. den Patienten auf, einen Traum oder eine Serie von Träumen zu zeichnen. In Träumen kommt nach JUNG individuelles unbewußtes Material zum Ausdruck, aber auch das archetypische kollektive Unbewußte, in welchem sich die Erfahrungen der Menschheitsgeschichte finden.

Die Gestaltungen der Patienten werden mit den kulturellen Überlieferungen verschiedener Kulturen verglichen. Der individuelle Traum wird dann mit dem archetypischen Material der Kulturüberlieferung angereichert bzw. amplifiziert. JUNG stellt der analytischen Deutung nach FREUD den konstruktiven Umgang mit den Gestaltungen entgegen. Ein im Traum auftauchender keltischer Degen wird z.B. nicht phallisch, sondern als Waffe aufgefaßt, die die Patientin benötigt. Sie ist ein Teil ihres Wesens, den sie bis jetzt nicht gewürdigt hatte (JUNG 1967). Insofern können Träume auch richtungweisende, prophetische Bedeutung haben. Der Patient kann solche Anreicherungen durch die kulturelle Erfahrung in seine Gestaltungen aufnehmen. JUNG fordert eine Einbeziehung der archetypischen Schicht des menschlichen Denkens, damit die Individuation und eine gesunde seelische Entwicklung stattfinden.

Vom Therapeuten wird eine umfassende Kenntnis der Kunst- und Kulturgeschichte (z. B. der Alchimisten, Mystiker, östlichen und westlichen Religionen, Märchen, Sagen usf.) und auch der Theorie der Archetypen verlangt, so daß diese Interaktionsform ein längeres Studium der Kulturgeschichte erfordert.

JUNG und auch andere Autoren (DREIFUSS 1978) betonen, daß die konstruktive, mit dem kulturellen Material der Archetypen amplifizierende Form der Psychotherapie Kreativität freisetze. Viele Patienten beginnen nach der JUNGschen Therapie mit einem Mal- oder Gestaltungshobby. Wenn bei der herkömmlichen analytischen Therapie hier und da die Furcht geäußert wird, durch ein Aufheben der Konflikte würden die Quellen der Kreativität verschüttet, so scheint die Therapiemethode nach JUNG gerade für schöpferische Menschen besonders geeignet, weil sie den Gestaltungswillen fördert (KREINHEDER 1973).

KELLOG u. a. (1977) berichten über einen Therapieverlauf, in dem die Verwendung des Mandalasymbols eine Rolle spielte. Das Mandalasymbol wird als integrierendes Symbol des Selbst aufgefaßt und erlaubt nach der Darstellung der Autoren einen sehr frühen Einblick in den Ursprung der Störung. Ähnlich wie das Mandalamotiv kann das Bild des Turmes zu Babel verwendet werden, um eine Integration der innerseelischen Kräfte zu erreichen (SHMUELI 1978).

Wie JUNG in der Therapie vorgeht, wird im Aufsatz »Zur Empirie des Individuationsprozesses« (1934/1976) deutlich. Eine 55jährige Klientin hat in den letzten Monaten das Malhobby entdeckt. Plötzlich hat sie ein »Phantasiebild« (Abb. 3): »Sie sah sich mit der unteren Körperhälfte in der Erde, das heißt in einem Felsblock, stekken.« Jung schreibt zu dem Bild (S. 312): »... bei Anfängern und Nichtkönnern ... hat es dann das Unbewußte leicht, seine ... Bilder in das Gemälde sozusagen hineinzuschmuggeln ... Sie [die Felsbrocken] sahen nämlich zum Teil aus wie durchschnittene, hartgesottene Eier ...« Er gibt die Interpretation (S. 313): »... daß sie

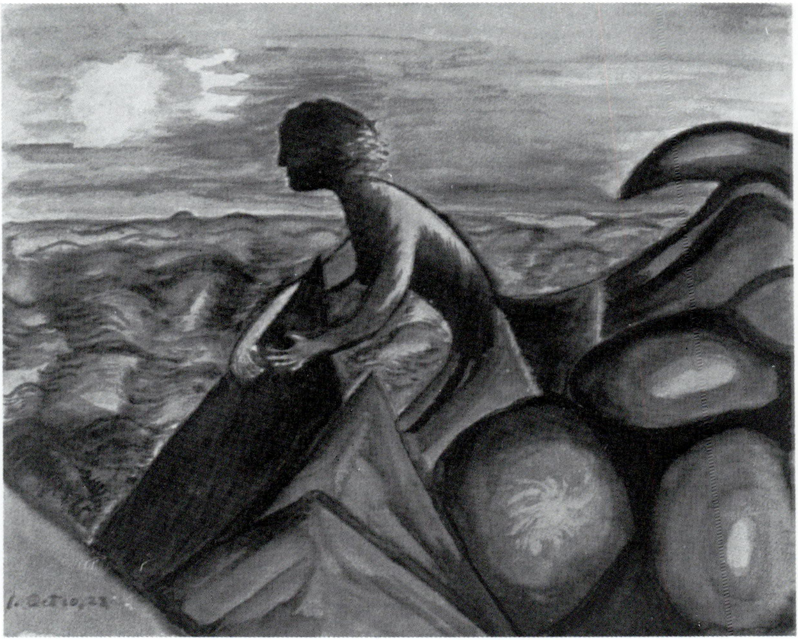

3 In einer von Jungs Therapien entstand dieses Bild, das dann mit einer Reihe von Mandalamotiven angereichert, d. h. amplifiziert wurde

noch zum halben Leibe in der Mutter Erde drinsteckt, ... und zwar mit jener Körperregion, die eben das Geheimnis der Mutter enthält, das sie nie gelüftet hatte.«

JUNG riet der Patientin, eine bildliche Darstellung der durch den »Zauberstab« imaginierten Befreiung zu malen. Im Laufe der Therapie nehmen die Bilder der Klientin das Mandalasymbol, das Symbol des seelischen Wandels auf, und JUNG amplifiziert die Darstellungen in seinem Text mit alchimistischen Symbolen (S. 341; Abb. 4): »In diesem Mandala wird der Versuch gemacht, eine Vereinigung der Gegensätze von Rot und Blau und von Außen und Innen herbeizuführen. Zugleich soll die Rechtsläufigkeit einen Aufstieg in die Bewußtseinshelle bewirken, vermutlich darum, weil sich der Hintergrund merklich verdüstert hat.«

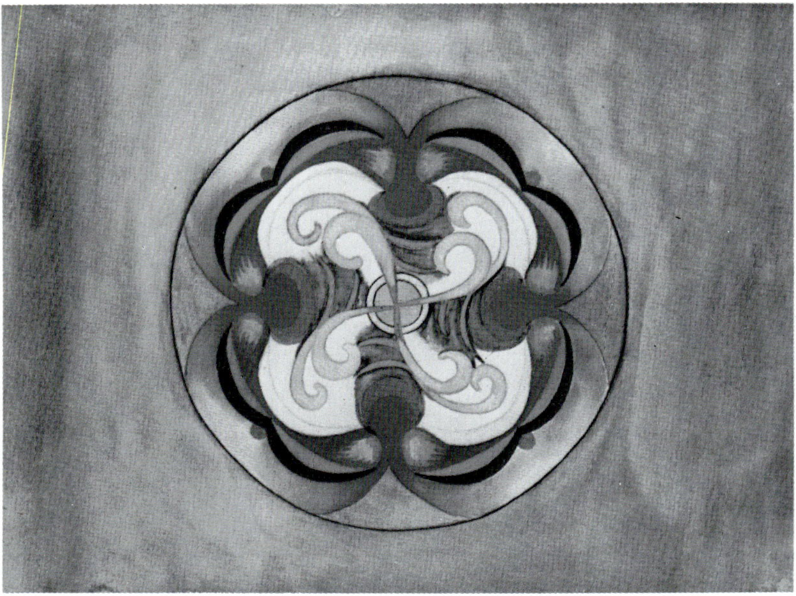

4 Mandalamotiv aus derselben Therapie Jungs (vgl. Abb. 3)

Zusammenfassend schreibt JUNG (S. 369): »Unser Fall zeigt mit seltener Deutlichkeit die Spontaneität des seelischen Prozesses und die Verwandlung einer persönlichen Situation in das Problem der Individuation ...«

Symbole sind aus der Sicht JUNGS Bilder, die dem Bewußtsein unbewußte Inhalte verständlich machen, also bewußte und unbewußte Prozesse einigen. Das Mandalasymbol (Abb. 4) verweist nicht auf etwas anderes, sondern fördert die Individuation, die seelische Reifung eben durch die Integration der seelischen Kräfte. Symbole, etwa das »Fischsymbol«, können aber auch etwas Dahinterliegendes bezeichnen, wie die Inhalte des Unbewußten, die in der Tiefe verborgen sind und aus ihr auftauchen können. Hinter den Symbolen steht die Kraft der Archetypen, von Urbildern, die in der menschlichen Psyche angelegt sind. Wenn auch der direkte Kontakt mit den Urbildern das Bewußtsein zerstören würde, so ist es doch die Aufgabe des Menschen, in Symbolen das archetypische Erbteil in sein Leben zu integrieren und sich z. B. auch mit den negativen Seiten des »Schattens« oder mit dem Weiblichen im Männlichen und mit dem Männlichen im Weiblichen, also mit »Animus« und »Anima«, zu versöhnen. Eine vollständige Liste solcher Archetypen liegt nicht vor. An einigen Beispielen soll der Bedeutungskern von wenigen Archetypen und ihre Einbettung in Kunst und Kultur beschrieben werden:

a Der Schatten

In uns wohnt auch das Dämonische und die Lust an der Gewalt: der Schatten. In der Geisteskrankheit, aber auch in ganzen Geschichtsepochen, wie im Dritten Reich, kann er die Kontrolle übernehmen. Eine Erzählung von Robert Louis Stevenson, »Dr. Jekyll und Mr. Hyde«, stellt diese Doppelnatur des Menschen dar.

JUNG (1932) würdigt Picassos Werk als Fahrt ins Unbewußte und in das Reich des Schattens. Die blaue Farbe ist eine Farbe der Nacht und der Unterwelt, aus der der Künstler mit einer neugewonnenen Schau »moralisch, bestialisch, geistiger« Menschheit hervorgehen, aus der für den Künstler aber auch eine Geisteskrankheit entstehen kann. Die kulturpessimistischen Schriften der analytischen Psychologie stimmen in der These überein, die moderne Kunst sei aus der Herrschaft des Schattens, des Dunklen in der unbewußten menschlichen Seele, hervorgegangen. Auf der Kehrseite der modernen Technik gebiert die Kunst die Ungeheuer des Schattens.

b Animus – Anima

Im Mann existiert ein Bild des Weiblichen, in der Frau ein Urbild des Männlichen. Diese Urbilder speisen das Gefühl der Liebe und werden auf den Liebespartner projiziert. Die Anima tritt im Märchen vom Fischer und seiner Frau als verführerische Gestalt auf, welcher der Mann in tiefer Hörigkeit verfallen kann.

c Die große Mutter

Wie alle Archetypen ist die große Mutter (Magna Mater) doppelgesichtig; sie verkörpert das nährende, aber auch das verschlingende Element des Mütterlichen. THEUNISSEN und HINZ (1974) deuten ein Säureattentat auf Michelangelos Pietà (das seinerzeit in der Presse als Akt von Vandalismus beklagt wurde) als ein Sichaufbäumen gegen den verschlingenden Aspekt der großen Mutter, den der Attentäter in dem großen Kunstwerk wahrgenommen habe.

d Die Individuation

In seiner ersten Lebenshälfte ist der Mensch damit befaßt, eine Familie zu gründen und sich in der Gesellschaft einzurichten, während er in der zweiten Lebenshälfte darauf gerichtet ist, seine Besonderheit zu entwickeln und die Kräfte des Unbewußten in sein Leben zu integrieren. Das Mandala und der Fisch sind Symbole dieses Reifungsprozesses. Auch in der frühen Christenheit wird der Fisch zum Sinnbild der Bekenntnis und der neuen Lebensführung. JUNG studierte die Alchimie, die zwar kein Gold im materiellen Sinne produzieren konnte, aber bei diesem Versuch die Symbole der Wandlung erforscht und beschrieben hat. Diese sind auch die Symbole der Individuation.

Von DÜRCKHEIM und HIPPIUS werden in Todtmoos-Rütte Therapieversuche unternommen, die sich in weiten Teilen auf Konzepte JUNGS stützen und sich entsprechend bildnerischer Elemente bedienen. Angestoßen von der Lebenskrise, gerät der Mensch in »Seinsfühlungen«, die er positiv zur Transzendenz, Verwandlung und Reifung hin nutzen kann (DÜRCKHEIM 1983). Im geführten Zeichnen wird mit einfachen Urformen etwas Archetypisches zum Klingen gebracht. So aktivieren Wellenlinien eher das Weibliche (Anima) und spitze Linien männliche Elemente. Beispiele für eine solche Führung findet man in SCHOELLER (1983, z.B. S. 132). Mandalazeichnungen und Arbeit mit Masken sind weitere gestalterische Elemente der Therapie. Die Darstellung in SCHOELLER verweist ganz ohne Kritik oder wenigstens Kommentar bei diagnostischen Fragestellungen auf das Horoskop des Patienten und stellt sich so unkritisch »esoterisch« dar.

Ein schwärmerisches Umgehen mit einem »präpsychotischen« Zustand, der dann erst in die eigentliche Gesundheit führe, wird durch die Krankengeschichte präpsychotischer Zustände nicht gerechtfertigt. Andererseits sind die Maßnahmen, die in der heutigen Psychiatrie bei psychotischen Symptomen eingesetzt werden, nach GROFS (1985) Meinung nicht nützlich, sondern unterdrücken den Prozeß der spirituellen Selbstfindung und Selbsterforschung. GROF weist auf Fälle hin, in denen die psychotische Krise tatsächlich zu späteren Persönlichkeitserweiterungen und Anpassungsverbesserungen führt. Ein Verstärken und Durchleben der psychotischen Ängste und Phantasien bringt eine solche grundlegende Besserung, ein Unterdrücken der Symptome fixiert den Kranken auf den jeweiligen Erlebniszustand. Im Sinne von GROF, aber auch von DÜRCKHEIM ist der Klient ein Suchender, der sich auf das Abenteuer der Selbsterforschung einläßt. Diese Selbsterforschung auch der spirituellen Teile des Selbst (z. B. in der LSD-Therapie von GROF) sei aus sich heraus heilend. GROF (1985, S. 357): »Es muß klargestellt werden, daß der psychotherapeutische Prozeß seinem ureigenen Wesen nach nicht die Behandlung einer Krankheit ist, sondern ein Abenteuer der Selbsterforschung und Selbstentdeckung.«

Bei diesem Abenteuer ist es für den Therapeuten nützlich, die spirituellen Überlieferungen der Menschheit zu kennen, wie z. B. die großen Religionen, aber auch die Mystiker, die Kabbala, die Alchimie, die Astrologie, ebenso das tibetanische und das ägyptische Totenbuch, die nach dem Erleben der eigenen archetypischen Schichten zur Einordnung und zum Verständnis der wahrgenommenen Inhalte herangezogen werden können (Amplifikation).

Viele tief beeindruckte Teilnehmer der Kurse in Rütte und die überraschenden Therapieerfolge GROFS überzeugen auch den skeptischen Beobachter von den Möglichkeiten dieser revolutionären Therapieansätze.

2.1.2 Das Katathyme Bilderleben nach Leuner

JUNGS Technik der »aktiven Imagination« ist von LEUNER (z. B. 1985), der sich darüber hinaus auch auf das »Bildstreifendenken« von SCHULTZ beruft, zu einer Therapietechnik weiterentwickelt worden. LEUNER spricht auch von einer »Tagtraumtechnik«.

Der Patient lernt zu Beginn der Therapie, sich zu entspannen. In tiefer Entspannung – LEUNER verwendet die Bezeichnung »hypnagoger« Zustand – soll er bildhafte Phantasien entwickeln und gleichzeitig über die erlebten Bilder berichten. Der Therapeut kann –

anders als im Nachttraum – in das Bildgeschehen eingreifen und dem Patienten helfen, die Probleme in bildhafter Form zu bewältigen. Dabei stehen drei verschiedene Behandlungsstufen zur Verfügung:

1. Das übende Vorgehen

Der Patient schaut sich in seinen Bilderlebnissen um, verfolgt etwa einen Wasserlauf und erforscht dessen weiteren Fluß. Wenn es dabei zu »Verhinderungen« oder Hindernissen usf. kommt, kann der Therapeut helfen, diese Hemmnisse aus dem Weg zu räumen.

2. Die Symbolkonfrontation

Der Patient soll ängstigende Inhalte genau betrachen und beschreiben, eventuell auch fixieren. Dies kann z. B. auch aus der geschützten Situation einer Höhle oder Deckung geschehen.

3. Das Symboldrama

Der Patient soll sich – möglicherweise ängstigenden – Symbolen nähern, sie streicheln, umarmen, füttern oder auf andere Art besänftigen. Das folgende Beispiel ist auch in der Art der »Symbol«-Setzung sehr eindrucksvoll (LEUNER u.a. 1977, S. 26). Eine Patientin berichtet: »›Über dem Eingang zur Höhle hängen von oben so Äste und Buschwerk herab, daß man kaum reingucken kann, dann kommt eine Mulde, und dann geht es tief rein. Innen ist es feucht, feuchte Blätter ... die Höhle ist genauso groß wie ich ... ich habe Angst, daß da so eklige, kleine, kleine Tiere sein könnten ...‹ Schließlich wollte nach einiger Zeit eine ›eklige, dicke, gelbe, spekkige Raupe‹ in ihre Höhle eindringen. – Angeleitet zum Nähren und zur Konfrontation mit den Blicken des Tieres und dem schließlichen versöhnlichen Streicheln, trat eine interessante Wandlung auf. Die Raupe wurde ›ganz niedlich, weich, mit schwarzen Härchen‹. Der phallische Aspekt des Sexuellen schien sich so mehr in einen libidinösen verwandelt zu haben. Die Patientin empfand die Wandlung als ausgesprochen beglückend. Nach dieser Sitzung hatte sie zum ersten Mal ohne Angst intime Beziehungen zu ihrem Freund.«

Es geht LEUNER auch um die bildhafte Erfindung einer »Bewältigung« der Problemsituation (1985, S. 291 f.): »... wünscht eine Lehrerin, ihre Ohnmacht gegenüber dem Schulrat zu überwinden ... Der Auftrag lautet: das eingestellte Bild genau betrachten und angesichts dessen einen Weg der Auseinandersetzung suchen ... Sie tritt in den Raum des Schulrates ein. Dieser sitzt hinter seinem großen breiten Schreibtisch. Sie selbst schrumpft zu einem ›Däumling‹ ... Da wird ihr deutlich, daß der übermächtige Schulrat aus Zeitungspapier besteht, ›papieren‹ vor ihr sitzt ...«

Neben den Regieanweisungen, die symbolisch ein »Versöhnen« einleiten, sind auch andere Instruktionen möglich. LEUNER will zunächst keine magischen oder märchenhaften Mittel zur Bewältigung von Problemen einsetzen, wie etwa einen Zauberstab, der alle Hindernisse ausräumt, weil solche Methoden die Realitätsanpassung nicht fördern. Er bevorzugt das Durcharbeiten und Durchleiden der imaginierten Situationen. In späteren Veröffentlichungen (z. B. 1985) gibt LEUNER dieses Prinzip jedoch auf und führt Zauberstäbe oder auch magische Substanzen in die bildhaften Phantasien ein.

Als Ausgangspunkt für die bildhaften Phantasien schlägt LEUNER (1977) einige Motive vor, die jeweils eine besondere symbolische Valenz haben:

1. Die Wiese

Dieses Motiv gibt Anlaß, die seelische Situation zu beschreiben. Aus einem nahen Waldrand könnten angsterregende Gestalten hervortreten. Es kann Grenzen, z. B. Zäune, geben. Ein Wasserlauf könnte den Fluß der seelischen Energie darstellen.

2. Der Aufstieg auf einen Berg

Höhe und Steilheit des Berges werden als Anspruchsniveau des Klienten, z. B. bei Leistungsanforderungen, aufgefaßt.

3. Die Verfolgung eines Bachlaufes

Hier findet man »Verhinderungsmotive«: Der Fluß kann durch Versickern morastig werden oder gestaut sein. Es wirkt bereits positiv, wenn der Patient die Instruktion erhält, sich in der Quelle zu erfrischen.

4. Das Haus

Das Haus ist ein Symbol für die eigene Persönlichkeit. Die Erforschung der verschiedenen Zimmer gibt Auskunft über Teilbereiche der Persönlichkeit. Die Küche hat etwas mit der Genußfähigkeit und oralen Trieben zu tun, das Schlafzimmer und der Inhalt seiner Schränke lassen Aussagen über Erotik und Sexualität des Klienten zu.

5. Die Begegnung mit Beziehungspersonen

Wichtige Angehörige können – z. B. in Gestalt tierischer Symbole – eingeführt werden.

6. Die Beobachtung des Waldrandes
Verdrängtes Material kann hinter dem Waldrand verborgen sein und hervortreten. Kinder erleben den Wald aber auch als bergend und schützend.

7. Das Höhlenmotiv
Hier wird wieder Schutz, aber auch Unbewußtes symbolisiert. In der Höhle kann der Schatz liegen, es kann aber auch der gefährliche Drache in ihr lauern.

Im speziellen Fall stehen andere Motive zur Verfügung. Wenn z. B. die Aggressivität bei einem Patienten stark unterdrückt ist, kann das Motiv der »Höllenfahrt« dazu dienen, die abgespaltenen Aggressionen wieder in die Person zu integrieren.

Die eindrucksvollen Therapieerfolge beweisen, daß LEUNER im Katathymen Bilderleben mehr als nur eine Kurzform der analytischen Therapie entwickelt hat. Zwar geht die Psychoanalyse auch mit bildhaften Symbolen um, z. B. in der Traumdeutung, versucht diese aber auf eine verbale Ebene zu heben. Bei LEUNER erfolgt die Bearbeitung primär auf der bildhaften Ebene, wenn auch das anschließende Gespräch unverzichtbares Element der Therapie ist. Die Tagträume werden zu Ende geträumt und erst dann gedeutet. Für die Kunsttherapie kann das Katathyme Bilderleben ein wichtiges Fundament werden. Was LEUNER nur in Phantasien verwirklichen läßt, kann man – so zeigt unsere Arbeit – sehr wohl auch in gemalten oder gezeichneten Bildern ausdrücken.

Künstlerische Gestaltung und Katathymes Bilderleben

GRÜNHOLZ (1977, zit. nach LEUNER 1985) arbeitet mit künstlerisch begabten Personen das Phantasiematerial bildhaft aus. Die Darstellung des primären Bildmaterials kann von Künstlern dabei auch als Bedrohung ihres bis dahin erworbenen persönlichen Stils empfunden werden. Entsprechend wird von manchen Künstlern ein solches Unternehmen abgelehnt.

LEUNER bezweifelt bei Wiedergaben der inneren Bilder allerdings die kreative Leistung: Es handle sich um ein immer gleiches archetypisches Bildmaterial, in dessen Bearbeitung und Beziehung auf die persönliche Geschichte er erst die kreative Leistung sieht. Geht es nur um Freisetzung von Kreativität und um den künstlerischen Kontakt zu den unbewußten Bildwelten, so soll nach LEUNER auf Deutungen und Interpretationen verzichtet werden, um nicht die Abwehr des Malers auf den Plan zu rufen.

Bildnerische Gestaltungen der Patienten im Katathymen Bilderleben
Die bildnerische Verwirklichung der Imagination kann den gleichen therapeutischen Wert besitzen wie die Imagination allein. SCHUBERT (1978, S. 276) berichtet, wie sich die Psychodynamik auch im gemalten Bild entfaltet, etwa zum Thema Bach: »Hier bestätigen alle Bilder in ihrer Expressivität, daß der Verlauf des Baches symbolischer Ausdruck der fließenden seelischen Dynamik ist. Beispielsweise gestaltete ein 25jähriger, stark gehemmter Physikstudent mit narz. Persönlichkeitsstörung einen Bach, der in seinem ganzen Verlauf durch ein gewaltiges Elektrizitätswerk geschleust und dadurch blockiert wurde.«

Das gleiche Thema wird nach einiger Zeit wieder gestellt, und die Therapiegruppe diskutiert die zwischenzeitliche »Wandlung«.

Eine andere Studie zeigt, daß das bildhafte Ausgestalten, z. B. des Wiesenmotivs, dem Klienten große Befriedigung verschaffte (SIMMET 1983).

Anhand der gemalten Bilder kann eine präverbale Kommunikation zwischen Patient und Therapeut in Gang kommen, und schließlich gehört die Bearbeitung der Phantasien durch die Sekundärprozesse des bildhaften Gestaltens, aber auch durch die freien Assoziationen des Malers oder der Therapiegruppe wesentlich zum therapeutischen Agens (vgl. oben). Wenn anstelle von bildhaften Phantasien gemalte Bilder gefordert sind, ist zwar die Instruktion zur Entspannung nicht beizubehalten, obwohl die Therapiesituation in emotional warmer und entspannter Atmosphäre durchgeführt werden soll, aber der Erinnerungswert, die Einprägsamkeit eines gemalten Bildes ist natürlich höher. Kommt die bildhafte Phantasieproduktion ohne die Entspannung nicht in Gang, kann man in Entspannungsphasen versuchen, Kontakt zu den bildhaften Denkprozessen herzustellen. Besonders wichtige oder eindrucksvolle Punkte werden dann in der bildnerischen Gestaltung weitergeführt. Die Abbil-

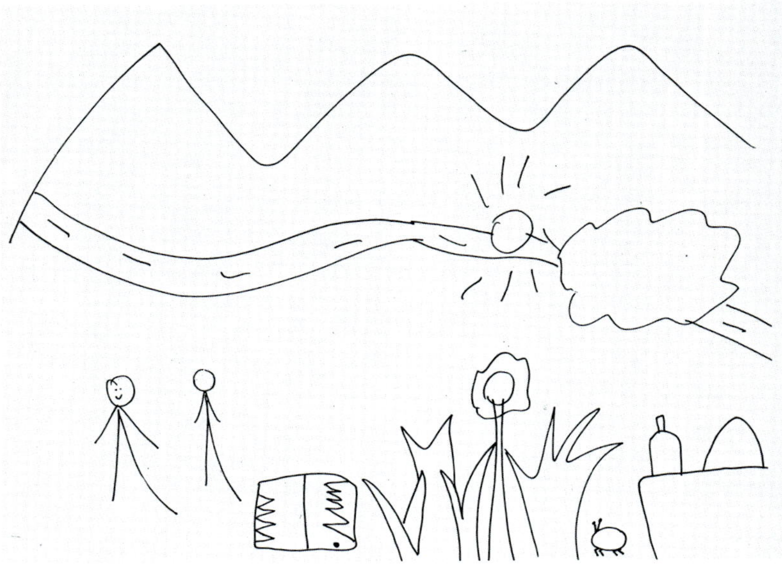

dungen 5 und 6 belegen den interessanten Kontrast zwischen einem Bild, das die bewußt konstruierte Wiese zeigt, und einem Bild, das nach dem Bilderleben unter tiefer Entspannung entstand. Jetzt handelt es sich nicht mehr um eine typische Wiese, sondern eben um die persönliche Situation, sich einsam, von einem dichten undurchdringlichen Wald umgeben, auf der Wiese wiederzufinden.

Auch das Motiv »Flußlauf« findet eine bewußte Darstellung, die sich durchaus von den inneren Bildern eines Flußlaufes, die sich unter Entspannung einstellen, unterscheidet. Abbildung 7 zeigt einen harmonischen ruhigen Flußlauf, der aber in der Entspannung aus einer verwüsteten, steinigen Quelle entspringt (Abb. 8), um in ein Quellbecken zu sprudeln, in dem sich die Malerin – unter Betonung der weiblichen Attribute – badet (Abb. 9). Die ruhige, fast abgeklärte Harmonie der ersten Zeichnung erweist sich als »Zutat« des Bewußtseins zu der ebenfalls geschwungenen weiblichen Gestaltung nach der inneren Bildwelt.

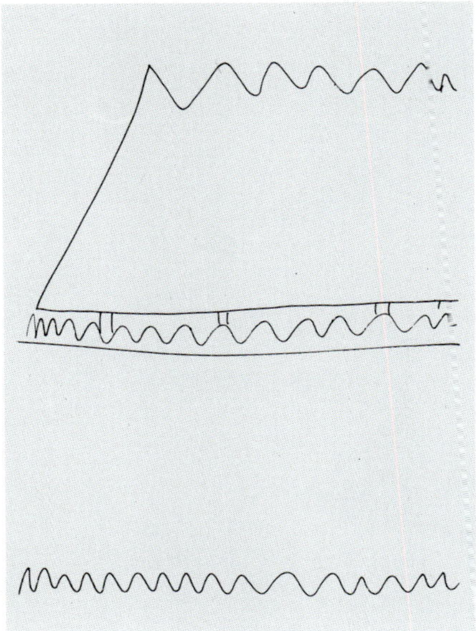

◁ 5 »Typisches« Picknick auf einer Wiese

6 In der Entspannung sieht sich die Zeichnerin von Abbildung 5 auf einer Wiese, die von hohen Waldrändern eingerahmt ist

Bei psychosomatischen Beschwerden wurde in der Imagination versucht, mit dem Patienten eine »Reise« durch den Körper zu induzieren oder aber auch ihn zu instruieren, er könne durch den Körper hindurch sein Organ sehen (vgl. wieder LEUNER 1985). Es geht hier *nicht* darum, eine medizinische Diagnose zu gewinnen, sondern vielmehr darum, zu erkunden, wie die Krankheit mit den Problemen und Befürchtungen des Erkrankten zusammenhängt. Der Patient berichtet (wiederum LEUNER 1985, S. 195): »Ich schlüpfe in meinen Blutkreislauf und werde vom Blut fortgerissen, ... letztlich höre ich das Herz deutlich schlagen, es ist ein lautes hallendes Pochen, das mir Angst einflößt ... Vorsichtig nähere ich mich, und jetzt sehe ich: Es hat Ausbuchtungen und ist fast schwarz. An der Stelle, die ich erkennen kann, ist es stark eingeschnürt. Ich steige auf den Rippen empor, ein Teil ist wie mit einem Lederriemen abgeschnürt. Das Pochen wird ruhiger. Ich stelle mich auf die Rippe, halte mich mit der linken Hand fest und versuche, den Riemen mit

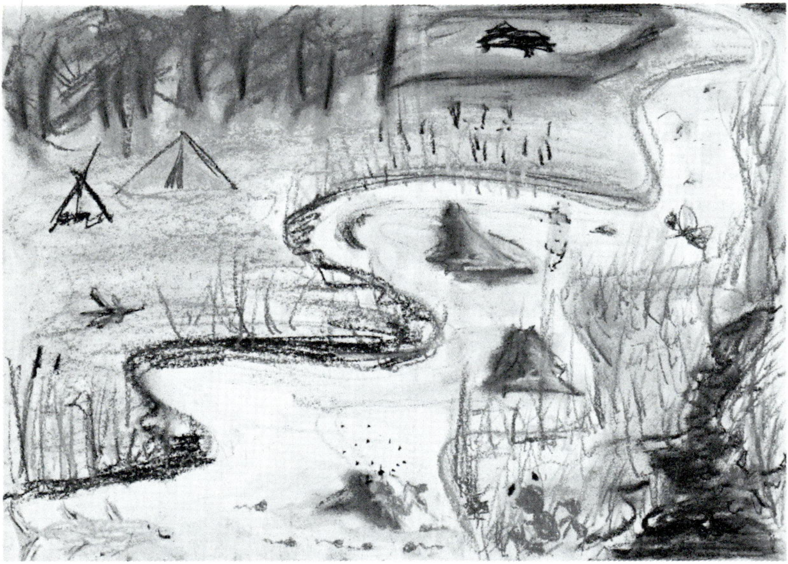

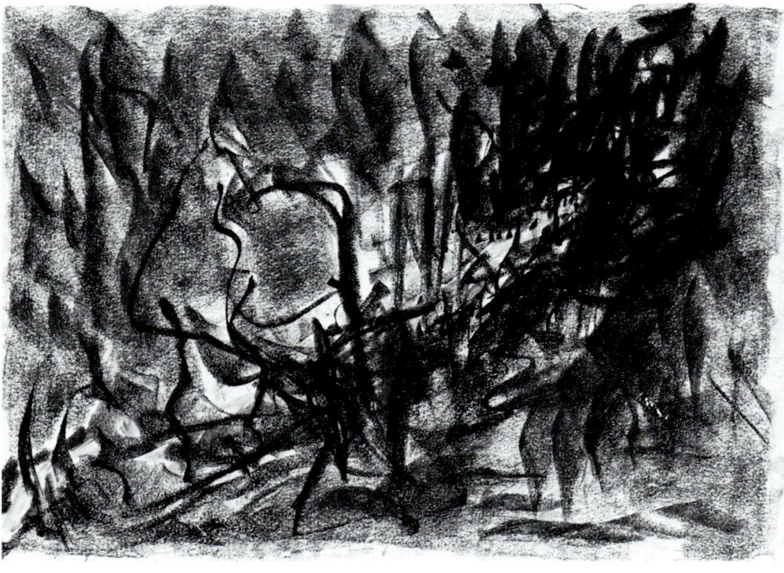

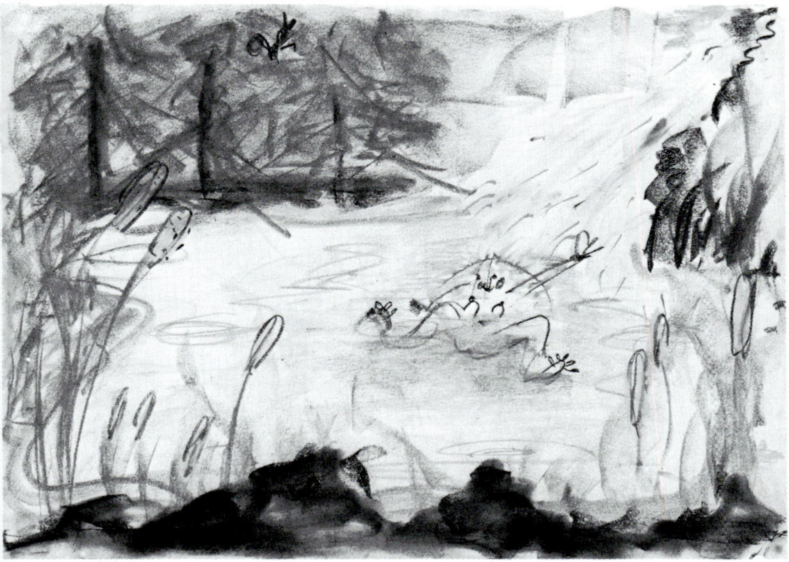

9 Das Wasser ergießt sich in ein Quellbecken, in dem die geschwungene Harmonie von Abbildung 7 durch die Betonung der weiblichen Attribute der Zeichnerin konkretisiert wird

◁ 7 Das Thema Flußlauf wird gestaltet

◁ 8 In der Entspannung »sieht« die Zeichnerin von Abbildung 7 eine verwüstete, steinige Quelle

dem Fuß vorsichtig zu lösen, denn ich traue mich nicht, näher heranzugehen. – Der Riemen löst sich, das Herz beginnt zu schwellen, der abgeschnürte Teil füllt sich mit Blut. Doch wo der Riemen gesessen hat, ist eine Narbe.« (Vgl. Abb. 10.)

LEUNER verweist bezüglich der Wirkung seiner Therapie auf die Kräfte unmittelbarer Kreativität (z. B. in der »Verbilderung« eines unbewußten Gefühls oder Konfliktes) und des phantasievollen Vorentwurfes. Diese Kräfte will auch die Kunsttherapie für die Heilung nutzbar machen.

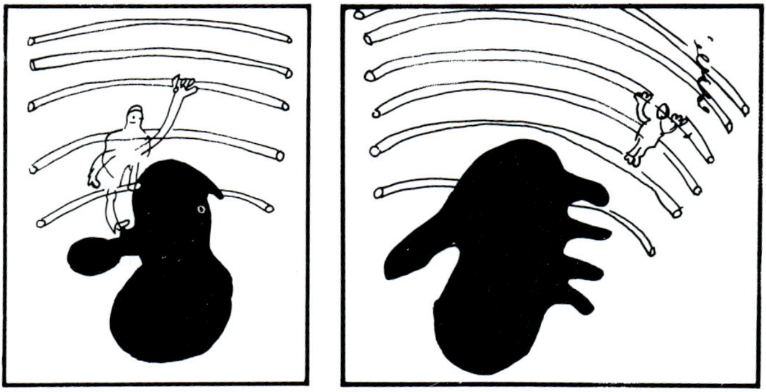

10 Ein Patient mit psychosomatischen Herzbeschwerden visualisiert seine Krankheit im Katathymen Bilderleben

2.1.3 Kunsttherapie und Lebensstil nach Adler

Oben war von einer kompensatorischen Funktion der Gestaltung die Rede, womit bereits das Gedankengut und auch die Terminologie Alfred Adlers zur Sprache kam. In der Sicht Adlers werden z. B. »Organminderwertigkeiten« oder die tiefempfundene kindliche Minderwertigkeit »überkompensiert«. So kann etwa der Künstler Toulouse-Lautrec seine körperliche Behinderung durch die malerische Gestaltung von Pferderennen oder des Pariser Nachtlebens, zu dem er nur durch seine schöpferischen Fähigkeiten Zugang gewinnt, ausgleichen.

Aufgrund seiner These von der Organminderwertigkeit erwartete Adler in Kunsthochschulen eine hohe Zahl von farbenblinden Studenten, die die empfundene Minderwertigkeit des Sehorgans durch die künstlerische Betätigung kompensieren wollten (von Pickford 1969 allerdings nicht bestätigt). Diese Frage wurde besonders vor dem Hintergrund der zeitgenössischen Ablehnung der expressionistischen Farbgebung aktuell.

Die Kunsttherapie arbeitet auch mit weiteren Konzepten des Theoretikers Adler: Dreikurs (1976) gibt Anmerkungen zu einer Kunsttherapie auf dem Fundament von Adlers analytischer Theorie. RATCLIFFE (1977) interpretiert Bildwahlen als eine Collage des Selbst. Aus den Gestaltungen wird ein persönlicher Mythos, eine Gruppierung von unbewußten Überzeugungen konstruiert (z. B. auch BETENSKY 1973, ausführlich im Kapitel »Methodische Varianten«).

Bei allen psychoanalytischen Therapien, ja bei allen Therapien bedient sich der Klient bald der Sprache und auch der Bildsprache des Therapeuten. JAKAB (1980) belegt, wie die Klienten aus den ersten Deutungen in Therapien nach JUNGS oder FREUDS analytischer Theorie die relevanten Symbole und Bildmerkmale lernen und in der folgenden Therapie produzieren. Insofern kann natürlich auch die Symbolwelt der jeweiligen Therapie in den Gestaltungen der Klienten kein Beweis für die Gültigkeit des Therapiesystems sein. Vielmehr wäre zu thematisieren, wie sehr der Klient den Therapeuten im Prozeß der Übertragung und des Widerstandes belohnen oder bestrafen will, wenn er theoriegemäße Symbole hervorbringt.

2.2 Der nichtdirektive Umgang mit bildnerischen Gestaltungen

Zu starre Symboldeutungen lassen immer wieder ein Unbehagen an der Praxis der Psychoanalyse aufkommen, weil sie im einzelnen Fall oft nicht angemessen sind.

In der nichtdirektiven Spieltherapie, beim Spiel mit dem Material des Sceno-Tests, das es dem Kind erlaubt, eine Welt im kleinen aufzubauen (v. STAABS 1964; Abb. 11), oder bei vielen bildnerischen Gestaltungen, wie sie in Kliniken durchgeführt werden, beschränkt sich der Therapeut darauf, den Gestaltungsvorgang einfühlend zu kommentieren. Der Kommentar sollte in der Regel das Empfinden des Klienten, wie es sich im Moment der Gestaltung darstellt, widerspiegeln. Auf die Äußerungen, Erinnerungen und Meinungen des Klienten reagiert der Therapeut im Sinne der »Verbalisierung emotionaler Erlebnisinhalte«. Aber auch Bildinhalte und Bildmetaphern

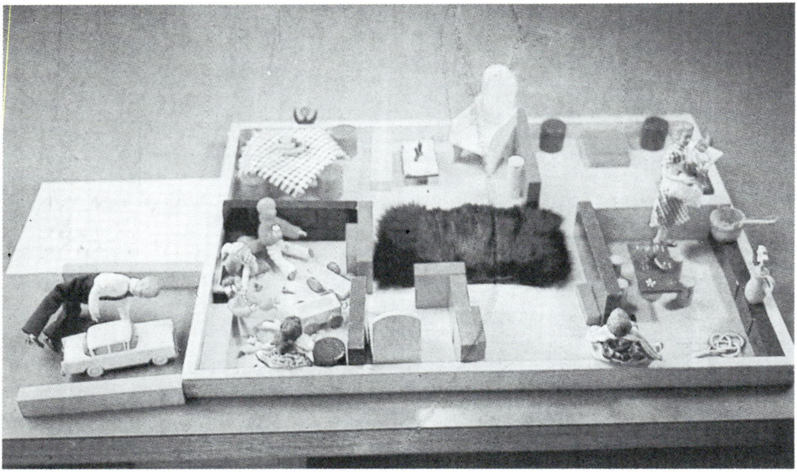

11 Mit dem Material des Sceno-Tests baut der Klient eine Modellwelt auf, die Rückschlüsse auf seine Weltsicht zuläßt

sind Gegenstand der Spiegelung durch den Therapeuten. In Ich-Botschaften greift der nichtdirektive Therapeut sein Verständnis einer Bildmetapher auf.

Exkurs: Gesprächstherapie

Die Gesprächstherapie wurde von ROGERS in Amerika begründet und von TAUSCH (z. B. 1970) in Deutschland bekanntgemacht. Sie geht davon aus, daß jeder Mensch der beste Spezialist für seine eigene Lage und seine eigenen Probleme ist und daher keine Ratschläge von seiten des Therapeuten benötigt. Der Therapeut ermöglicht dem Klienten, angstfrei über seine Situation nachzudenken, Richtlinien und Handlungspläne zu entwerfen. Dabei »spiegelt« er die Äußerungen des Klienten, gibt also deren Inhalt wieder, wobei er besonderes Gewicht auf die vom Klienten empfundenen Emotionen legt.

Der Therapeut soll dabei

– emotional warm, zugewandt agieren,

- die vermuteten psychischen Zustände des Klienten verbalisieren,
- echt sein, d. h., der Klient soll nicht den Eindruck haben, einer speziellen Technik ausgesetzt zu sein.

  Beim Klienten kommt es dann

- zur Selbstexploration, d. h., er spricht über seine eigenen Gefühle und versucht, diese zu spezifizieren,
- zum »Experiencing« (GENDLIN 1974), bei dem die aktuellen Gefühle in der Therapie Beachtung finden sollen. Starke Gefühle in der Therapie können den Durchbruch zu alten Erinnerungen herstellen.

  Die emotional positive Beziehung führt zu einer Stärkung des Klienten und gibt ihm Mut, neue Verhaltensweisen auszuprobieren.

Hier das kurze Protokoll einer nichtdirektiven Interaktion aus TAUSCH (1970, S. 231): »Kl: Ich habe das Gefühl, daß es mir also irgendwelche – daß es mir gut getan hat, und daß es mir irgendwelche Sicherheiten gibt, daß ich also innerlich irgendwie stabiler werde. – Ps: Ja, Sie haben nicht nur keine Furcht, sondern Sie merken, daß diese kleinen Dienstreisen für Sie geradezu therapeutisch sind so etwas. Daß es Sie stärkt in Ihrer Sicherheit?! – Kl: Ja, ja. Ich sagte Ihnen ja, daß ich nach dem Urlaub – daß ich mich nach dem Urlaub schon viel besser fühlte, aber ich wußte eben nicht, ob das von dem Urlaub kommt, weil ich da eben nicht unter Menschen war. – Ps: Sie fürchten, es könne nicht anhalten, es könnte so ein augenblicklicher Effekt sein? – Kl: Aber um so mehr setzt es mich jetzt natürlich in Erstaunen, daß wir uns ja eigentlich nur unterhalten haben. Und in dieser Unterhaltung habe ich also mehr geredet, daß eigentlich – daß ich dieses Ganze – das ganze Reden gemacht habe, und daß also das Reden, daß ich getan habe, daß das geholfen hat, das setzt mich natürlich in Erstaunen. – Ps: Sie können sich gar nicht vorstellen, daß sich das ändern kann, zumal Sie so den Eindruck haben, und es auch wirklich so war, daß ich also und Herr Bastine – daß wir wenig getan haben, so daß es Ihnen also noch seltsamer erscheint.«

Die Anhänger der »humanistischen Psychologie«, aus der die Gesprächstherapie erwuchs, wollen auch in der Kunsttherapie mit dieser Gesprächstechnik und Interaktionsform die Einzigartigkeit des Klienten zur Entfaltung bringen (GARAI 1975, HODNETT 1973).

Die nichtdirektive Aufnahme von Emotionen während der Gestaltung und Äußerungen zu den Gestaltungen sind sicher besonders bei Kindern und Jugendlichen angezeigt, die eine fortlaufende verbale Interaktion – wie die Gesprächstherapie es fordert – nur unter Schwierigkeiten aufrechterhalten können. Gerade die nicht lenkende Aufmerksamkeit und das Interesse des Erwachsenen während der Gestaltung sind geeignet, ein Vertrauensverhältnis zwischen Therapeut und Klient entstehen zu lassen. Erst in diesem Vertrauensverhältnis wird das Kind oder der jugendliche Klient zu den Inhalten gelangen, die für es oder ihn problematisch und angstbesetzt sind.

Im Zusammenhang mit der nichtdirektiven Behandlung der bildnerischen Gestaltungen könnte ein Modell des »fokalen Konfliktes« beim Umgang mit dem bildnerischen Material und bei der Anregung von Gestaltungsthemen berücksichtigt werden. Man nimmt dabei an, die jeweiligen Konflikte formen eine dynamische Kette. Im Erinnerungsprozeß rufen sie sich gegenseitig auf, bis man zum fokalen Konflikt des Patienten vorgestoßen ist. Dieser fokale Konflikt wird als Ursache der seelischen Störung angenommen. Die Erinnerung an vergangene Ereignisse des gleichen emotionalen Tones wird besonders dann aufgerufen, wenn die jeweilige Emotion in der Therapiestunde verstärkt wird. Ganz plötzlich kommt es dann zu einem Durchbruch zu älteren Erinnerungen (GENDLIN 1984). Auch dieses Therapiemodell wurde in der Kunsttherapie bereits eingesetzt (JADI u. TRIXLER 1980).

2.3 Kunsttherapie in der Gestalttherapie

Die Gestalttherapie, die von Fritz PERLS begründet wurde, versucht den Zugang zu den Bedürfnissen der Person freizulegen. Alle Strebungen der Person, auch solche, die auf den ersten Blick im Widerspruch zueinander stehen, sollen zu einer »guten Gestalt« integriert werden. »Ent-eignete« Teile der Persönlichkeit soll sich der Klient wieder zu eigen machen (PERLS 1969). Mehr Aufschluß über die Gestalttherapie als diese sehr allgemeinen Aussagen (deren Ausarbeitung innerhalb dieser Therapierichtung keinen sehr hohen Stellenwert besitzt) gewährt das therapeutische Handeln.

OAKLANDER (1984) greift im Rahmen einer gestalttheoretischen Orientierung auf die Möglichkeiten des bildnerischen Gestaltens, auf die Möglichkeiten der kreativen Tätigkeiten in Theaterspiel und Dichtung zurück. Im Mittelpunkt ihrer Aufmerksamkeit stehen Kinder und Jugendliche. OAKLANDER glaubt aber, ihre Verfahren könnten mit geringen Abwandlungen auch bei erwachsenen Klienten eingesetzt werden.

Die Klienten werden auf verschiedene Weise animiert, Gegenstände, die mit ihren psychischen Schwierigkeiten zu tun haben, zu malen oder zu modellieren. Die Instruktion einer Phantasiereise, aber auch Themenvorgaben wie z. B. »die Familie in Tieren« oder »ein Rosenbusch« regen die Phantasietätigkeit an.

Kinder haben oft gelernt, nicht über ihre Gefühle zu sprechen, weil dann strafende Reaktionen erfolgen. In der symbolisch-metaphorischen bildhaften Mitteilung können sie dann aber relevantes psychisches Material offenbaren. Das gestaltende Tun ist jedoch auch eine »frohe Erfahrung«, die das Verhältnis von Therapeut und Klient günstig beeinflußt.

Das Malen und Spielen oder auch das Kneten mit Ton eröffnen dem Klienten viele Bereiche sensorischer Erfahrung. So kann die Information aus allen Sinnen verfügbar gemacht werden. Im Sandkasten z. B. erlebt das Kind das Formen von matschigem Material, Fingerfarben erlauben das ungehinderte Schmieren mit dem weichen Material.

OAKLANDER verwendet dann eine wichtige und in der Gestalttherapie häufige Technik. Der Klient soll die Rolle, z. B. seiner Angst, aber auch der Dinge, die ihn ängstigen, einnehmen, in einen Dialog eintreten und aus dem Part dieser Dinge heraus sprechen. Mitunter wird er zu einem Zwiegespräch zwischen entgegengesetzten Elementen seiner Zeichnung aufgefordert, vielleicht zwischen einer Grenze und einem Auto usf. Diesen Dialog empfiehlt OAKLANDER dann, wenn beim Malen oder beim Gestalten mit anderen Materialien starke Emotionen auftreten, aber auch, wenn entgegen der

Erwartung keine Emotionen zu beobachten sind. Hier soll ein kurzes Beispiel für das Vorgehen gegeben werden (OAKLANDER 1984, S. 97): »Ich bat die Kinder, ihren Gegenstand aus Ton so zu beschreiben, als ob sie selbst dieser Gegenstand wären: ›Sei dieser Klumpen Ton – du bist der Ton ...‹ ›Wer benutzt Dich, Jimmy‹ (der einen Aschenbecher gestaltet hat). – Jimmy: ›Mein Vater.‹ – ›Wie benutzt er Dich denn?‹ – Jimmy: ›Er streift die Asche in mich ab und zerdrückt dann die Zigaretten in mir, um sie auszumachen ...‹ – (Sehr behutsam:) ›Paßt das irgendwie zu Dir als Jimmy?‹ – Jimmy: ›... Ja! Genau das macht er mit mir. Er zermalmt mich, er zerdrückt mich wie eine Zigarette‹ ...«

Hier wird der Dialog vom Therapeuten angeleitet. Der Klient führt das Gespräch zwischen verschiedenen Empfindungen oder Gegenständen, die z. B. durch Puppen repräsentiert sein können, aber auch allein. Die Puppen oder die fremde Rolle gewähren eine Distanz, die es ermöglicht, auch solche Ansichten oder Gefühle offen zu äußern, derer man sich selbst schämte oder die für ein Kind aus seiner Sicht verboten wären.

Darüber hinaus ermöglicht das Prinzip des Dialoges von These und Antithese ein Fortschreiten der Gedanken zu neuen Möglichkeiten und Maßnahmen, die im eigenen Leben ergriffen werden könnten, während die Stellungnahme der Person selbst als »pseudo«-stimmige Aussage diese Tendenz zur Veränderung nicht in sich trägt.

Mit einer hypothetischen Beziehungsperson wird der Dialog auf einem leeren Stuhl (dem berühmten »hot chair«) geführt. Der Stuhl erhöht den Realitätswert der Situation, der Dialog bewirkt eine Veränderung der Situation zwischen dem Selbst und der imaginierten Bezugsperson. Der Klient bearbeitet ungelöste Konflikte der Vergangenheit im »hier und jetzt«. Wenn der Klient z. B. zu einer gewaltigen Wut gegenüber seinen Beziehungspersonen gelangt, von denen er ja eigentlich abhängig ist, kann er diese Wut an einem Kissen, das für die Beziehungsperson steht, austoben. Auch so werden unerledigte Gefühle bearbeitet und in die gesunde Person integriert.

2.4 Der Umgang mit bildnerischen Gestaltungen in Analogie zu einem verhaltenstherapeutischen Vorgehen

Auch in der Verhaltenstherapie gibt es die bildhafte Vorstellung und die bildhafte Darbietung von Reizen (Reizkonfrontation, systematische Desensibilisierung).

a In der systematischen Desensibilisierung (vgl. WOLPE 1972) wird ein angsterzeugender Reiz in der Vorstellung verwirklicht. In der Koppelung mit einer angstantagonistischen Entspannungsinstruktion führt dies zu einer Löschung, zu einem Verlernen der Angst (vgl. Experimente von LADER u. WING 1966).

Allerdings wurden auch Alternativerklärungen für die Wirksamkeit der systematischen Desensibilisierung diskutiert. Wegen der erlebten Entspannung gewinnen die Klienten die Überzeugung, jetzt besser mit dem Angststimulus umgehen zu können (VALINS u. RAY 1967). Merkwürdigerweise wird kaum beachtet, in welchem Maß die bildhafte Vorstellung des Angstreizes auch eine Vorstellung der Bewältigung der Angstsituation impliziert. Dagegen wird diskutiert, bei der systematischen Desensibilisierung werde hauptsächlich gelernt, die Vorstellung des Angstreizes willkürlich zu beenden.

Kunsttherapie und systematische Desensibilisierung sind durchaus vergleichbar. Klienten setzen sich in der Gestaltung spontan oder auch auf Anweisung durch den Therapeuten mit ihrer Angst auseinander. Zum einen führen bildhafte Vorstellungen selbst zu einer verstärkten Entspannung (vgl. Einschlaftechniken), zum anderen ist die Therapiesituation entspannt. Die Atmosphäre erlaubt also eine spielerische Entfaltung der Kreativität, und es herrschen so die gleichen Bedingungen wie in der verhaltenstherapeutischen Technik: Die angstauslösenden Reize sind bildhaft präsent, während der Klient – relativ – entspannt ist.

Doch gibt es auch Unterschiede: In der Kunsttherapie werden die Angstinhalte nicht in systematische Hierarchien gebracht (in Kontrolluntersuchungen erwies sich dies aber auch in der Verhaltenstherapie nicht als essentielle Therapiekomponente; vgl. KANFER u.

PHILLIPS 1972). Man könnte also in der Kunsttherapie von einer unsystematischen Desensibilisierung sprechen, weil die Klienten die Gegenstände ihrer Angst in unsystematischer Weise aufgreifen. Im Gegensatz zur Instruktion, sich bestimmte Angstreize vorzustellen, führt die Malanweisung auf eine klarere Weise zur Verwirklichung des Zieles, bildhafte Denkprozesse auch bei solchen Personen in Gang zu setzen, die allein mit bildhaften Vorstellungen Schwierigkeiten haben.

b Die verhaltenstherapeutischen Techniken werden auf eine zweite Weise für die Kunsttherapie relevant: In der kognitiven Verhaltenstherapie sind Phantasien und Tagträume in den Blickpunkt der Therapeuten geraten. Menschen entscheiden und entwickeln ihre Verhaltensweisen nicht spontan im Moment, sondern in Tagträumen oder planerischen Phantasien (vgl. die Literatur über den Tagtraum, z.B. SCHMIDT 1980). Solche planerischen Phantasien oder Tagträume sind nicht immer völlig bewußt, nur wenn man sich genau beobachtet, kann man sie verfolgen. Dabei spielen auch innere Selbstgespräche, wie etwa »ich werde es nie schaffen« usf., eine wichtige Rolle, die entsprechend von der Verhaltenstherapie beeinflußt werden. Verhaltensplanungen sind aber nur zum Teil verbal, zu einem anderen wichtigen Teil sind sie als bildhafte Denkprozesse vorhanden. Gerade auf diesen bildhaften Anteil der Handlungsvorbereitung wirkt die Kunsttherapie ein.

Zur Behandlung des Verhaltens erwies sich als günstig, die Planungen und Vorstellungen zu beeinflussen, die bezüglich dieses Verhaltens bestehen. So werden die Klienten aufgefordert, Phantasien zu bilden, wie sie sich in einer problematischen Situation erfolgreich verhalten. Der Klient entwickelt auf diese Weise Pläne für das Gelingen eines Handlungsmusters, wie es ja im täglichen Vollzug oft erfolglos abgebrochen wurde. Entwürfe für eine geglückte Verhaltensweise treten an die Stelle der Pläne für einen erfolglosen Verlauf.

Ein solches Vorhaben gelingt natürlich bei der bildnerischen Gestaltung, wenn der Klient z. B. aufgefordert wird, ein Beispiel für die Bewältigung einer schwierigen Situation im Comicstrip zu zeichnen. Die Angst von Kindern vor einer Operation verschwand fast völlig, wenn sie alle Phasen bis zur späteren Genesung malten und den positiven Ausgang so klarer antizipieren konnten (CROWL 1980, ausführlicher S. 103f.).

c Schließlich sind bildhafte Vorstellungen in der Verhaltenstherapie Bestrafungen und Belohnungen. Wenn die Konsequenzen einer Verhaltensweise nicht zu manipulieren sind, kann der Klient sich negative oder positive Konsequenzen vorstellen (coverants). Immer wenn er sich z. B. eine Zigarette anzündet, führt er sich ein Lungengeschwür oder den Teer in der Lunge vor Augen. Auch hier wäre das gemalte Bild nützlich, das der Klient zu den entsprechenden Gelegenheiten immer wieder betrachten kann. Auf diese Weise lassen sich auch Löschungsprozesse einleiten. Der Klient macht sich klar, daß ein kritisches Verhalten nicht die gefürchteten oder unerwünschten Folgen hat. So kann sich der übergewichtige Klient vorstellen, die Pralinen hätten keinen Geschmack usf. Auch hier wird oft eine bildhafte Ausarbeitung möglich sein.

Insgesamt spielen die bildhaften Vorstellungen in der Verhaltenstherapie eine zentrale Rolle, ohne aber in der Theoriebildung dieser Schule ausreichend gewürdigt zu werden. Eine verhaltenstherapeutische Grundeinstellung, kombiniert mit den Möglichkeiten der Kunsttherapie, Bilder zu realisieren, könnte daher auch innerhalb dieser Therapieform zu neuen Impulsen führen.

2.5 Therapeut-Klient-Interaktionen, die sich auf metaphorische Aspekte der bildnerischen Gestaltung beziehen

Ein Zeichner bzw. Maler löst viele Darstellungsprobleme ohne bewußtes Nachdenken, z. B., wie groß einzelne Figuren werden sollen, welche Form eine Bedrohung inhaltlich annimmt, welche Farben für die Gestaltung der einzelnen Bedeutungen gewählt werden usf. So kommen Überzeugungen zum Ausdruck, die oft schon lange nicht mehr oder noch nie bewußt reflektiert wurden. Dies ist um so mehr der Fall, je weniger Übung der Klient in dem gestalterischen Medium hat und um so weniger er sich also einer solchen

Bedeutungskommunikation bewußt ist. Eine verbale und daher auch sehr geübte Kommunikation würde derartige Überzeugungen nur gefiltert zutage fördern, wenn sie der verbalen Erinnerung überhaupt zugänglich sind (vgl. in Kapitel 7, bildhafte und verbale Bedeutungsverarbeitung). Möglicherweise möchte der Klient über die metaphorisch ins Bild gesetzten Bedeutungen sehr wohl sprechen, kann es aber nicht, weil das jeweilige Problem nicht gedanklich bearbeitet und somit einer Formulierung nicht zugänglich ist.

Beispiel:
In einer Beratungsstunde berichtet eine Klientin von ihren Partnerschaftsproblemen und ist gerne bereit, ihren Vater, sich, ihre Mutter und ihren Mann (Abb. 12, von links nach rechts) zu zeichnen. Einige Abbildungsentscheidungen offenbaren die Situation der Ehe stärker, als die Klientin zunächst berichten möchte. Ehemann und Mutter sind in der gleichen Farbe gezeichnet, sie gehören also aus

12–14 Die Situation der Ehe wird in einer Bildersprache (in Bildmetaphern) zum Ausdruck gebracht

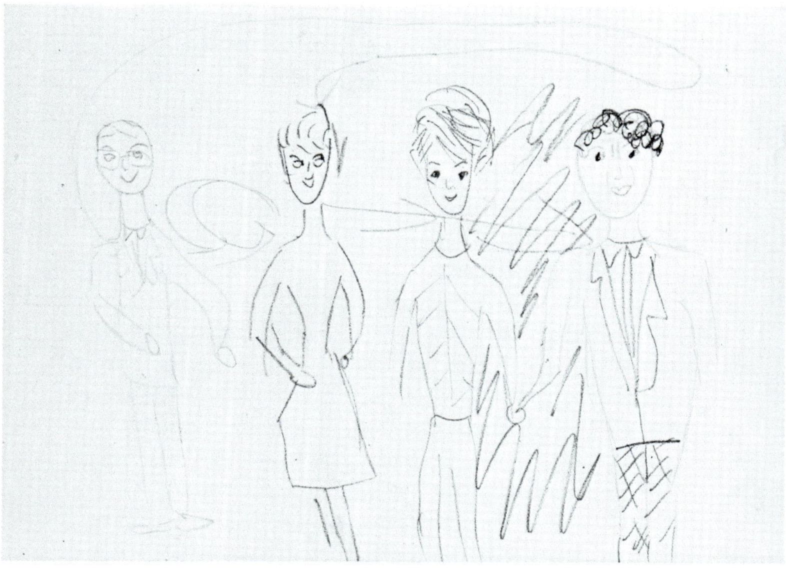

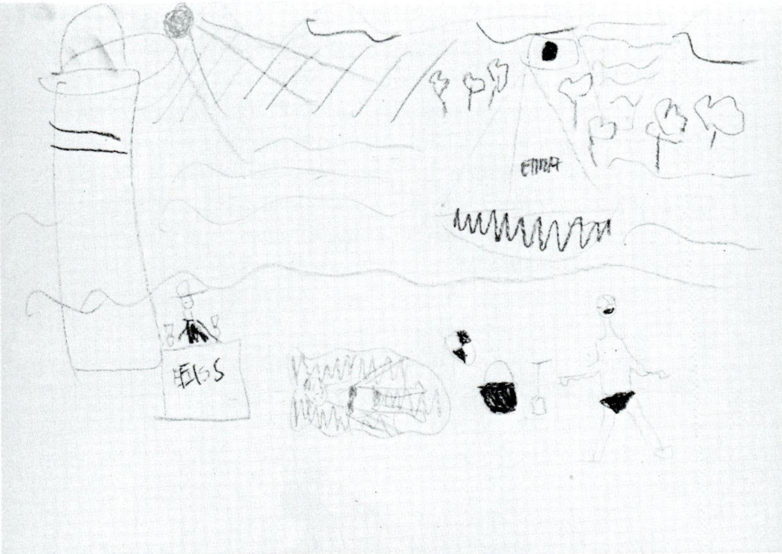
EMMA

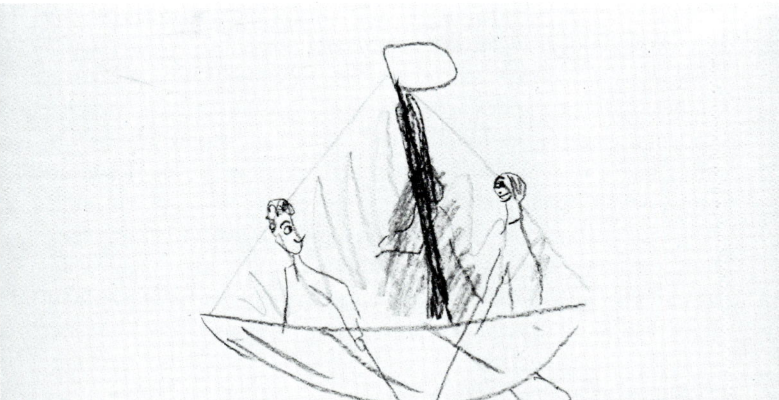

der Sicht der Klientin mehr zusammen als sie und ihr Gatte. Der überkreuzte und nach unten verschwindende Unterkörper des Mannes gibt Anlaß, über die Sexualität in der Beziehung zu sprechen: Seit langem besteht kein sexueller Kontakt mehr. Die Problematik dieses Bereiches wird in einem nächsten Bild aufgenommen, in dem die Patientin eine Situation der Trennung imaginiert (Abb. 13). Wieder trägt die Farbe die Information (die Bilder sind hier nur schwarzweiß reproduziert). Ein fremder Mann hat eine rote Hose, während die Klientin im blauen Badeanzug auf grüner Unterlage gegenüber dieser Herausforderung »eiskalt« wirkt. Am Horizont sieht man ein Boot, in dem die Patientin dann mit ihrem Mann sitzt (Abb. 14). Die Redensart »in einem gemeinsamen Boot sitzen« beschreibt sehr gut das Lebensgefühl der Klientin bezüglich der eigenen Ehe. Allerdings trennt ein gewaltiger Mast die Partner, und sie rudern in die entgegengesetzte Richtung. Tatsächlich trennen sich die Ehepartner nach einiger Zeit.

In der therapeutischen Literatur wird für die oben beschriebenen bildhaften Bedeutungsvermittlungen oft der Begriff »symbolisieren« verwendet, obwohl es sich nicht um ein Symbol im psychoanalytischen Sinne handelt (vgl. zur Symbolisierung Kapitel 2.1.c). Eine angemessenere Bezeichnung wäre: Kommunikation in Bildmetaphern. Die Metapher setzt die Bedeutungen, auch übertragene Bedeutungen oder eventuell auch Negationen, in eine Bildsprache um. Die Verneinung kann im Bild z. B. durch ein »Verbranntsein« umgesetzt werden. Die Abbildungsbeziehung ist durch ein möglichst offensichtliches »gleichwie« gegeben, während bei der Symboldarstellung oft ein unwesentliches, nicht sehr auffallendes »gleichwie« die Beziehung zwischen Symbol und dargestelltem Inhalt bestimmt (zu einer ausführlicheren Würdigung der Metapher in der bildlichen Darstellung vgl. SCHUSTER 1985 und zur Metaphorik allgemein auch HÖRMANN 1976).

Die Deutung von Metaphern

In manchen Fällen ist die Decodierung der Bedeutung solcher metaphorischer Darstellungsentscheidungen einfach, etwa wenn in einem Familienbild die Entfernungen zwischen den Familienmitgliedern größer oder kleiner sind oder wenn die Figuren selbst größer oder kleiner gezeichnet werden. Die Enge der Beziehung (Enge = Abstand) oder die Bedeutung der Person (Bedeutung = Größe) kommt in einer solchen Darstellungsentscheidung zum Ausdruck. Der Therapeut könnte also solche einfachen Metaphern verbalisieren und mit einiger Sicherheit psychische Sachverhalte der Bearbeitung zugänglich machen, die für den Klienten gültig sind.

Oft sind die Metaphern allerdings nicht so eindeutig; die Deutungen und Assoziationen des Klienten müssen weitere Hinweise geben. Der Therapeut richtet dann die Aufmerksamkeit auf die metaphorische Bedeutungskommunikation, und der Klient hilft bei der genauen Erforschung des persönlichen Inhalts. Der »rote Mund« bedeutet einmal Naschen und ein anderes Mal Sexualität. Die Brücke kann Ausweg oder auch Zukunftsbezug signalisieren usf. Jede neue und daher nicht im kulturellen Gebrauch standardisierte Metapher hat viele Bedeutungskomponenten; daher kann der Therapeut unmöglich erraten, welche für den Klienten bei seiner Gestaltung im Vordergrund stand. So ist es aus meiner Sicht sinnlos, das fertige Bild nach einem festgelegten »Bedeutungskanon« zu interpretieren. Vielmehr besteht ein Teil der Therapie darin, zusammen mit dem Klienten die Bedeutungen seiner Bildmetaphern aufzuspüren.

Mitunter weichen die Erklärungen des Klienten aber auch stark von den Wahrnehmungen des Therapeuten ab. Wo dieser eine fröhliche Stimmung erkennt, kann jener nur dunkle Farben wahrnehmen. Bei evidenten Abweichungen und einem entsprechenden Therapieverlauf sind solche Beobachtungen zu thematisieren. Der Therapeut muß sich also auch auf seine eigene – geschulte – Fähigkeit verlassen können, metaphorische Bedeutungen zu »übersetzen«.

In Bildern können sich Handlungspläne ankündigen. Der geplante Selbstmord deutete sich z. B. durch eine Schlinge in der bildnerischen Gestaltung an, als der Klient in der Therapie noch keine Selbstmordgedanken geäußert hatte. Der Mittelweg zwischen unzutreffender Interpretation und richtiger Aufnahme der Botschaften des Klienten muß immer wieder neu gesucht werden.

Natürlich hat man durch jahrelange Teilnahme an der gleichen Kultur einen Teil der Regeln des »Ins-Bild-Setzens« gemeinsam. Es

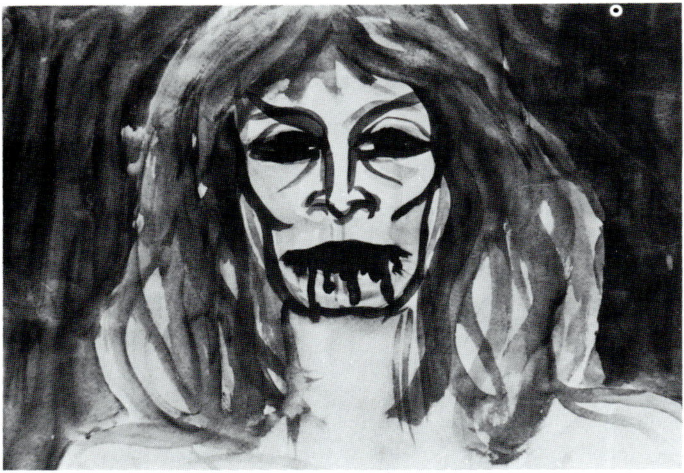

15 Das »moderne« Bildmaterial findet Eingang in die Gestaltungen psychiatrischer Patienten; hier das Vampirmotiv

ist aber z. B. bei unbekannten Sprichwörtern erstaunlich, welche Deutungsvielfalt bei Probanden der gleichen Kultur angetroffen wird (BRÖG u. SCHUSTER 1977). Die hypothetische Redensart »nicht den Beutel für das Geld kaufen« wurde einmal als Geiz und einmal als Freigiebigkeit entschlüsselt.

Einige Bilder bzw. Metaphern werden modern, und andere geraten in Vergessenheit. Durch die Literatur ist das Vampirmotiv bekannt geworden und findet sich nun auch in den bildnerischen Gestaltungen innerhalb der Kunsttherapie (Abb. 15).

Die Anteile kultureller Bestimmtheit und individueller Bildsprache lassen sich weiter im Vergleich der Bildschöpfungen von Patienten verschiedener Kulturen untersuchen.

Kulturelle Einflüsse auf Gestaltungen von psychiatrischen Patienten

Stammen Therapeut und Klient aus unterschiedlichen Kulturen und ist die gegenseitige Kenntnis der Kulturen nicht vollständig, kann es bereits bei der psychiatrischen Diagnose zu schweren Mißverständnissen kommen. LOFGREN (1981) berichtet vom Fall einer Indianerin, die als schizophren diagnostiziert wurde, weil sie in der Sprechstunde eines praktischen Arztes einige Stunden nichts sagte. In der Kunsttherapie erklärte die Klientin: »Ich bin von Natur eine ruhige Person. Meine Leute glauben, man sollte nichts sagen, außer es wäre etwas Bedeutendes.«

Ein verhältnismäßig leeres Bild, das die Klientin zu Beginn der Kunsttherapie malte, könnte man als »mangelnde Integration von Geist und Körper« interpretieren. In der indianischen Mythologie handelt es sich (nach LOFGREN 1981) jedoch um eine Regenbogengöttin, die in der Sandmalerei die Funktion des Wächters hat. Insofern muß also die Interpretation der bildhaften Kommunikation eine andere sein. Die Klientin fühlt sich unsicher in der psychiatrischen Anstalt und greift auf das ihr bekannte kulturelle Repertoire zurück.

In die Gestaltungen von psychotischen Patienten wird um so stärker kulturelles Material übernommen, je weiter der Gesundungsprozeß fortgeschritten ist. BILLIG und BURTON-BRADLEY (1978) vergleichen psychotische Patienten aus allen Teilen der Welt, unter anderem auch aus Neu-Guinea. Sie weisen zunächst auf die historische, d.i. kulturelle Determination der Symptome hin. Der Wahn, ein »König« zu sein, war zu einer Zeit häufiger, als Könige reale Macht ausübten. Ohne erkennbaren Grund haben auditive Halluzinationen visuelle Halluzinationen abgelöst. In Afrika oder Neu-Guinea kann der Glaube an einen Hexenzauber, der durchaus in der Kultur geteilt wird, in das psychotische System einbezogen sein. Es gibt sogar kulturbezogene psychiatrische Erkrankungen, wie z.B. die arktische Hysterie oder der Amoklauf in Malaysia. Während die akustischen Halluzinationen der Patienten in Neu-Guinea normalerweise auf Steine oder Bäume zurückgeführt wurden, geben die Patienten nach einer Zeit europäischen Einflusses an, die Stimmen stammten aus Flugzeugen. Ohne genaue Kenntnis der kulturellen Überlieferung kann also auch der Psychiater nur schwer erkennen, welche Anteile der künstlerischen Produktion eines Patienten aus der Kranheit stammen. Geometrisierungen sind ein natürliches Stilmittel der Stammeskultur, und eine doppelschwänzige Schlange z.B. ist nicht Ergebnis einer Wahnvorstellung, sondern vielmehr traditionelle Form besonders gefährlicher Geister (Abb. 16). Auch in der Geisteskrankheit wird die traditionelle afrikanische Maskenkunst zur Vorlage der Gestaltung (Abb. 17, 18).

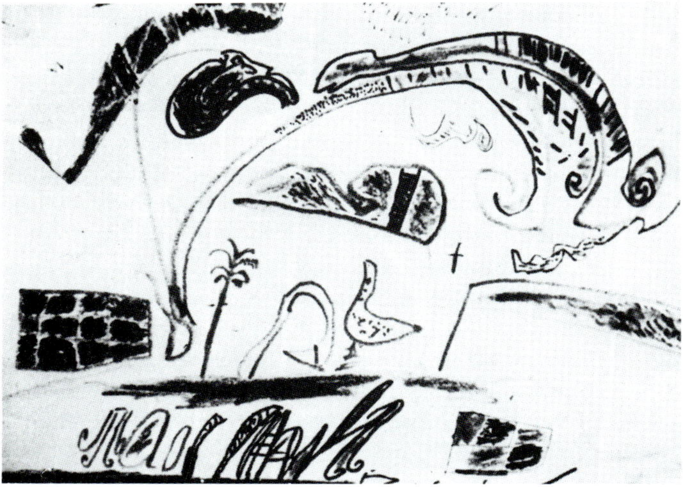

16 Die doppelzüngige Schlange ist kein Wahnerleben, sondern kulturell geprägte Metapher für Gefahr

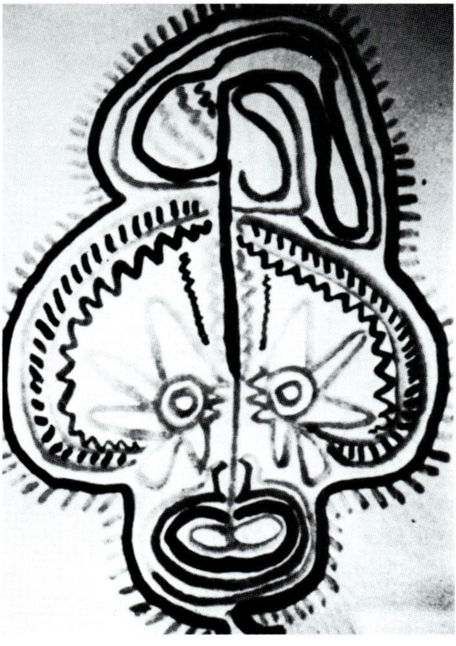

17

Neurotische oder weniger gestörte Patienten verwenden die in ihrer kulturellen Gruppe gültigen Bilder und Metaphern noch häufiger, als die oben erwähnten psychotischen Patienten. Der Therapeut kann also Metaphern keineswegs nach einem kulturübergreifend gültigen und präfixen Katalog entschlüsseln.

An dieser Stelle wird deutlich, wie wichtig ein Studium der Kunst und der Kunstgeschichte für den Kunsttherapeuten ist. Er muß die Vielfalt der überlieferten Metaphern (z. B. für den Wert, vgl. GOMBRICH 1978) kennenlernen und dabei auch die Trivialkultur, die Werbung oder das Angebot an Comiczeichnungen berücksichtigen, weil hier die Bildangebote zu finden sind, die in frühester Kindheit und Jugend aufgenommen werden. Auch die Abbildungskonventionen der Kinderzeichnung einer Kultur werden zur Bildsprache der Patienten gehören. Schließlich ist auch die Eindrücklichkeit der Bilder, die die Religion für die wesentlichen Sachverhalte des

17, 18
In den Bildern psychiatrischer Patienten aus Afrika läßt sich die traditionelle Maskengestaltung erkennen

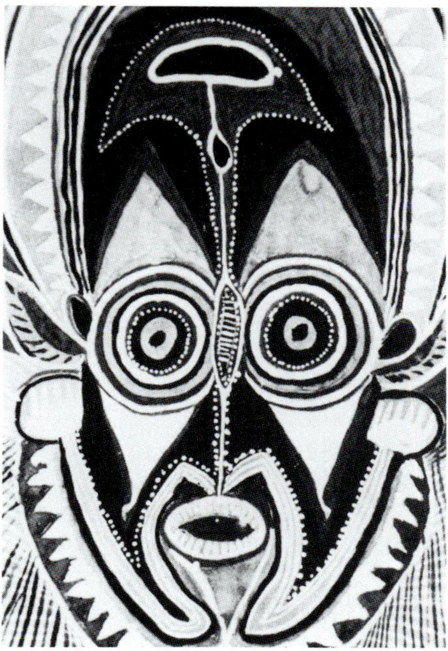

menschlichen Lebens anbietet, nicht zu unterschätzen. Teufel und Engel sind häufig verwendete Bildelemente, die per Konvention für Gutes und Schlechtes stehen. Ein gehörntes Menschengesicht würde vielleicht von manchem Stammesangehörigen als Kämpfer interpretiert, in unserer Kultur steht es meist für den Teufel und weiterhin für böse äußere und innere Impulse. Insofern muß also der Bildinterpret zwischen neu geschaffener Bildfigur, Metapher und Malkonvention unterscheiden.

Kunsttherapie als Metapherndeutung
Der Therapeut wird den Klienten auf Dimensionen hinweisen, die metaphorische Bedeutung tragen können (s. unten).

Meistens wird das Bild aber für den Klienten den Anlaß geben, über persönliche Erlebnisse und deren Bedeutung zu berichten, ohne daß die kommunizierten Inhalte auf dem Bild dargestellt worden sind. Dann sollte der Therapeut nicht im Sinne des Kunstlehrers auf einer detaillierten metaphorischen Deutung des Bildes bestehen, sondern vielmehr, z. B. in der Manier des nichtdirektiven Therapeuten (vgl. oben), den Angeboten des Klienten folgen.

Wenn die Metaphern als eine Bedeutungsmitteilung aus dem Unbewußten aufgefaßt werden, so ist die Therapie, die sich auf das Verbalisieren und Besprechen solcher Metaphern und eventuell der Symbole konzentriert, eine Form der Selbsterforschung. Solche Selbsterforschung kann Konflikte bewußtmachen, neue Sichtweisen und kreative Problembewältigungen anregen. Nach der Auffassung von GROF (1985, s. auch oben) kann die Selbsterforschung und das neue Durchleben alter Konfliktkonstellationen alleine die Selbstheilungskräfte in Gang setzen.

Einige häufig erwähnte Dimensionen metaphorischer Bedeutung:
- Größe der Figuren
- Entfernung (vgl. z. B. oben: Kopf und Körper)
- Farbe, Farbdicke (JACOBI meint, der »Rationalist« wähle den Bleistift, der Farbstift stehe für spröde Gefühle, Ölkreide und Pastellfarben brächten – natürlich bei freier Farbwahl – die Vielfalt der inneren Gefühle zum Ausdruck), z. B. Braun stehe für Erde und Mutter (SCHOTTENLOHER 1983), Harmonie der Farben für Harmonie der Seele

- Strichdicke als Schutz, Abwehr, Geschlossenheit als Ich-Grenzen
- Gesichtsausdruck
- Bewegungsabsicht der Figuren (oder fehlende Bewegung)
- Lokalisation auf der Zeichenfläche (Mitte offen oder verstellt)
- konventionelle Zeichen (Kreuze, Herzen)
- expressive vs. akkurate Ausführung
- Details
- Grenzen
- Ausschnitt
- Füllung der Bildfläche
- von wo wird das Bild begonnen (JACOBI: links Bereich des Bösen, rechts Bereich des Hellen, Guten)
- Grad der Integriertheit
- Proportion
- Plazierung oben, unten, rechts, links (Bereich des Geistigen/Triebhaften, Zukunft, Vergangenheit, vgl. KOCH 1962, Unbewußtes, Bewußtsein, vgl. SCHOTTENLOHER 1983)

Solche sehr allgemeinen Dimensionen schöpfen den metaphorischen Gehalt einer Darstellung aber nicht aus. Jeder Inhalt hat seine spezifischen metaphorischen Möglichkeiten. Einzelne Bedeutungselemente des Inhaltes können ausgelassen, überbetont oder verändert sein.

1. Beispiel: Die Brückenzeichnung

Für das Beispiel »Brückenzeichnung« haben HAYS und LYONS (1981) die folgenden Dimensionen metaphorischer Bedeutung für einen speziellen Inhaltsbereich herausgearbeitet (vgl. Abb. 19):

1. Die Richtung des Überquerens der Brücke: Die linke Seite steht eher für die Vergangenheit, die rechte Seite für die Zukunft.
2. Die Plazierung der eigenen Person auf dem Bild zeigt, wie nah sich der Zeichner der Bewältigung eines Problems (über das die Brücke metaphorisch führt) fühlt.
3. Die Art der Landmassen rechts und links von der Brücke gibt Hinweise darauf, welches Ziel erreicht werden soll.
4. Wie sicher ist die Brücke mit den Landmassen und dem Untergrund verbunden?

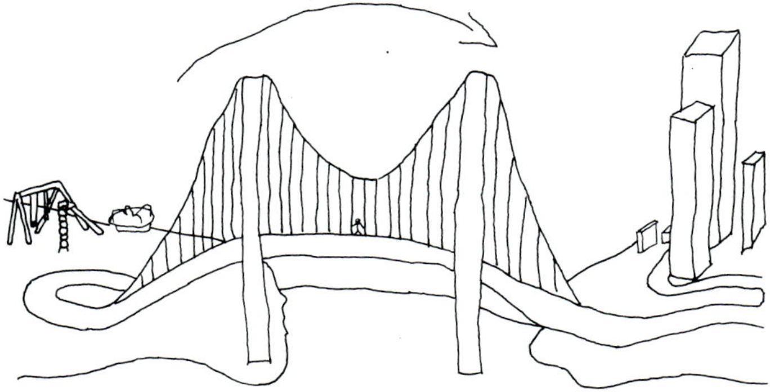

19 Brückenzeichnung: links in der Vergangenheit liegt die Kinderwelt; der jugendliche Zeichner bricht nach rechts in die Welt der Erwachsenen auf

5. Dort, wo die Zeichnung am stärksten ausgearbeitet ist, ist sie für den Zeichner am wichtigsten (s. oben).
6. Das Material der Brücke gibt Hinweise über die Dauerhaftigkeit und Stabilität der Überwindung des Hindernisses.
7. Welcher Brückentyp wird gewählt?
8. Ist das Gebiet unter der Brücke bedrohlich oder nicht?
9. Von welcher Perspektive aus wird die Brücke gesehen? Der Aufblick könnte den Wunsch nach Kontrolle ausdrücken, die Sicht von unten könnte Inferioritätsgefühle bedeuten.
10. Wie liegt die Achse der Brücke: vertikal, horizontal?
11. Wie gut passen die Teile des Bildes zusammen? Gibt es nichtintegrierte Teile?
12. Bieten spezielle Assoziationen weiteres Material für die metaphorische Interpretation?

Weitere Hinweise zu Möglichkeiten des metaphorischen Umgangs mit bildhaftem Material bieten »Gestaltungstests«, die aus bestimmten Merkmalen der bildnerischen Gestaltung bestimmte Eigenschaften des Probanden erschließen. So problematisch dies auch sein mag, so interessant ist es doch in unserem Zusammenhang, die Bilddimensionen zu registrieren, die zur Grundlage eines solchen Vorhabens werden. An anderer Stelle wurde der Test »Familie in Tieren« (BREM-GRÄSER 1970) besprochen. Hier wird der Baumtest (KOCH 1962) analysiert.

2. Beispiel: Der Baumtest

Der Proband erhält die Aufgabe (KOCH 1962, S. 123): »Zeichnen Sie bitte einen Obstbaum so gut es geht.« Die Zeichnung wird als Projektionsmöglichkeit aufgefaßt und entsprechend interpretiert. Projektion heißt, eigene Probleme oder auch Eigenschaften hinauszuverlegen. Sie werden in das bildhafte Material projiziert. Beim Umgang mit bildhaften Produktionen von Klienten wird deren psychisches Material zweifach aufgerufen, einmal beim Malen durch die entsprechenden Darstellungsentscheidungen, aber auch bei der Interpretation der Bildproduktion. Es gibt ein Testverfahren, das die persönliche Situation nur aus der Interpretation vorgegebener Bildvorlagen durch den Probanden erschließt. Das ist der »Thematische Apperzeptionstest« (MURRAY 1956).

Bei Interpretationen von Projektionen kommt immer eine Unbestimmtheit ins Spiel. Einmal projiziert der Proband bestehende eigene Eigenschaften in den Baum, der etwa ohne Wurzel haltlos ist, ein anderes mal verwirklicht der Proband im Bild Wünsche, die in der Realität nicht erfüllt sind. So zeichnet der Alkoholiker (vgl. KOCH 1962) eben einen Baum mit besonders langen Wurzeln, weil er sich ein »Verwurzeltsein« und »Halt« wünscht. Bei jeder Deutung oder Interpretation einer bildnerischen Gestaltung zu diagnostischen Zwecken ist diese Unbestimmtheit zu berücksichtigen.

Das Prinzip der Deutung der Merkmale ist klar. Die Wurzeln und der Mensch haben die gemeinsame Bedeutung: Festigkeit haben, Halt geben können. Auf diese Weise werden auch andere Baumerkmale (Auswahl) gedeutet:

- Stammbasis (z. B.) links breit: Hemmung, kleben, von etwas nicht loskommen. Hier ist die Vergleichsbasis in der nach rechts gehenden Zeitachse der Zeichnung ein »Zurücklassen eines Teiles, Fußes«.
- Stammkontur (z. B.) links oder rechts unregelmäßig verlaufend: Spur durchlebter Traumen. Vergleichsbasis ist die Narbe. KOCH weist in seinen allgemeineren Ausführungen auf Unregelmäßigkeiten in der Stammform hin, die frühe Traumen anzeigen. Aus dem Verhältnis von Gesamtlänge des Baumes zur Länge bis zur Unregelmäßigkeit läßt sich mit erstaunlicher Genauigkeit die zeitliche Lokalisation im Leben des Probanden feststellen (WITTGEN-

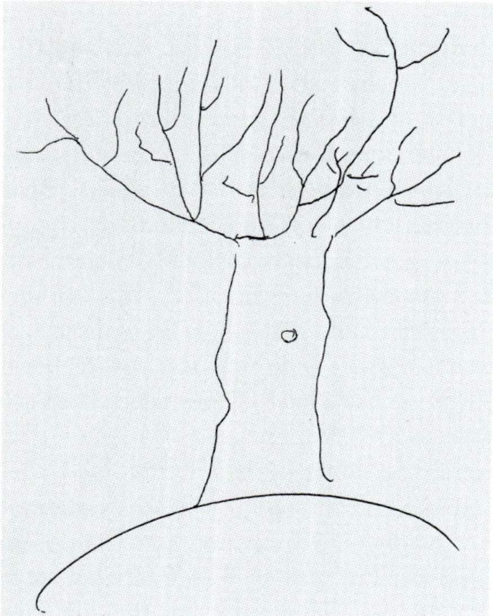

20 Baumzeichnung: die Kerbe im Stamm links wird als Anzeichen eines schweren Unfalls oder einer schweren Beeinträchtigung in der Kindheit des Probanden gesehen

STEIN-Index). Abbildung 20 zeigt eine spontane Baumzeichnung von einem Probanden, der in seiner Kindheit einen für ihn folgenschweren Autounfall hatte. Tatsächlich findet sich die beschriebene Einkerbung im Stamm an einer Stelle, die etwa dem Jahr des Unfalles entspräche, wenn man die Höhe als Gesamtalter annimmt.

- Stammoberfläche (z. B.) spitz, eckig: rauhe Schale. Vergleichsbasis: nach außen spitz sein. Dies kann sich beim Menschen nur auf seelische Prozesse bzw. Verhaltensweisen beziehen.
- Kronengeäst mit Haut überzogen: Verschlossenheit, undurchsichtig sein.
- Astenden in Wolkenballen gehüllt: sich vernebeln, aber auch scheu, hart sein.
- Lötstamm: mangelnde Kombinationsfähigkeit, additives Denken.
- Runde Formen: zwanglos, weich, beweglich, geschmeidig sein. Hier wird die Malbewegung zur Vergleichsbasis von Mensch und Zeichnung.

- Dunkelfärbung: gedämpfte Stimmungslage, aber auch Passivität, träumerische Veranlagung. Die Bedeutungskomponente »dunkel« kann nur für Stimmungen und Zeichnungen gelten, weniger für das Denken oder den Sozialkontakt.
- Rechtsbetonung: Erlebnisdrang, Linksbetonung: Introversion. Hier wird die Metaphorik von vor- und zurückgehen verwandt. Der rechts geneigte Baum strebt nach vorne, der links geneigte strebt zurück.
- Früchte, Blätter, Äste abfallend oder abgefallen: ein Verlust oder auch Schenktrieb, Mangel an Festigkeit. Wieder ist die Vergleichsbasis offensichtlich.

Sowohl die Merkmale als auch die jeweiligen psychologischen Bedeutungen sind Auswahlen aus der viel reichhaltigeren Merkmals- und Bedeutungsliste des Tests. Das Vorgehen bei der metaphorischen Deutung von Bildmerkmalen wird bei diesen Beispielen bereits sehr deutlich. Die »plausibelste« mögliche gemeinsame Bedeutung, die Mensch und Bild teilen, gibt die Grundlage für den Analogieschluß ab. Wenn der Baum eine kleine Krone und große Wurzeln hat, dann ist die erste Überzeugung: das Obere ist klein, das Untere groß. Oben aber wird das Denkvermögen und weiter unten die Triebhaftigkeit angesiedelt. Bei verschiedenen Menschen ist die Lösung solcher Metaphern niemals ganz gleich, daher (s. auch oben) sei für entsprechende Deutungen noch einmal zur Vorsicht gemahnt. Die Lektüre der Gestaltungstest oder anderer Deutungsbeispiele kann jedoch den Blick für die metaphorischen Möglichkeiten schärfen.

3. Beispiel: Übungen zur Decodierung von Bildmetaphern

a Eine Übung, die wir in unseren Ausbildungskursen durchführen, mahnt in bezug auf die Eindeutigkeit der metaphorischen Interpretation zur Vorsicht. Drei Arbeitsgruppen erhalten eine Kopie von Abbildung 21 mit folgenden unterschiedlichen kurzen Krankengeschichten:

1. Hypothetische Krankengeschichte

Frau L. kommt nach mehreren Ladendiebstählen in eine Kunsttherapie. Sie weiß selbst nicht, warum sie immer wieder Sachen von

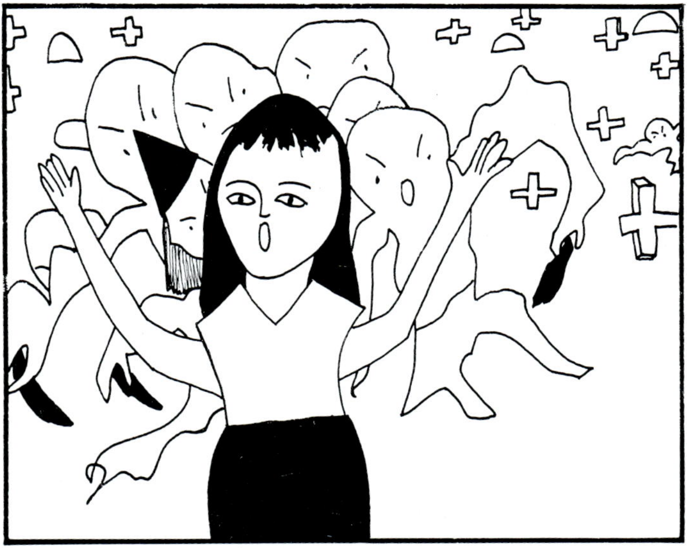

21 Eine Bildvorlage zur metaphorischen Interpretation. Die Kunsttherapieschüler erhalten verschiedene Vorinformationen

geringem Wert mitgehen läßt. In ihrer Jugend wurde sie sehr streng erzogen, und alle Freiheitsimpulse wurden unterdrückt. Sie glaubt selbst, sie müsse für sich und ihr Leben ein neues Konzept finden.

Eine Arbeitsgruppe, die diese Krankengeschichte erhielt, interpretierte den Gesichtsausdruck wie auch die Handhaltung als hilflos und erschrocken. Der geöffnete Mund wird als Hilferuf gesehen.

Die »Geister« hinter der Zentralfigur werden als die Zwänge von Frau L. gedeutet, die beiden Figuren rechts und links von der Zentralfigur als Eltern angesprochen.

Die Zentralfigur könne sich selbst aus der Situation nicht befreien, weil sie sich keine Beine gemalt habe.

2. Hypothetische Krankengeschichte

In der Kunsttherapie malt eine 42jährige Hausfrau dieses Bild (hier wird wiederum das gleiche Bild gezeigt) nach einer Abtreibung. Ihr Mann wünscht keine Kinder, und sie paßt sich diesem Wunsch an. Die Therapie wurde wegen depressiver Verstimmungen, aber auch wegen gelegentlicher unbegründeter Wutausbrüche aufgesucht. Zum Zeitpunkt dieser Arbeit sind erste Fortschritte erreicht und auch Einsichten in die eigene Problematik gewonnen.

Eine Arbeitsgruppe mit dieser Instruktion deutet Gesichtsausdruck und Handhaltung anders: Die Frau stehe beschützend vor den Embryonen (den »Geistern«) und zeige einen aggressiv fordernden Gesichtsausdruck. Sie habe sich sehr weiblich dargestellt.

Die »Messer« in der Hand der »Embryonen«, die aus den Gräbern aufsteigen, weisen auf den Unterleib. Die Kreuze finden in dieser Arbeitsgruppe natürlich sofort als Zeichen für den Tod eine gut zur Gesamtdeutung passende Interpretation.

3. Hypothetische Krankengeschichte
Frau L. ist extrem schüchtern und traut sich nur aus dem Haus, wenn sie sich mehrere Stunden geschminkt und vorbereitet hat. Sie leidet unter dem Gedanken, häßlich zu sein und von ihren Mitmenschen abgelehnt zu werden. Tatsächlich sind ihre Sozialkontakte durch ihr eigenes starres und unflexibles Sozialverhalten beeinträchtigt.

Bei dieser Instruktion wird der Ausdruck der Zentralfigur als »schön« empfunden. Sie kehre den anderen (den »Geistern«), von denen sie glaube, daß sie sich abwenden, den Rücken zu. Die gehobenen Hände seien ein Hilferuf an den Betrachter. Der Friedhof wird als Abwesenheit von wirklichem Leben gedeutet. Die beinlose Darstellung wird auch hier (vgl. Instruktion 1) als Unfähigkeit, aus eigener Kraft wegzulaufen, gedeutet.

Die Körperhaltung der gleichen Figur findet also recht unterschiedliche Deutungen. Je nach Instruktion oder eben auch Voreinstellung werden verschiedene Bildelemente hervorgehoben. Nur die beinlose Darstellung wird von allen Gruppen in ähnlicher Weise gedeutet. Allerdings legt die Hilflosigkeit in allen hypothetischen Krankengeschichten diese Deutung auch nahe.

Als eine Deutung der Bildsprache in den Arbeitsgruppen erarbeitet war, stellen sich in den Gruppen Evidenzgefühle ein. Auch nachdem die Aufgabenstellung erklärt wurde, erschien den Gruppen die eigene Interpretation noch als schlüssig, und die anderen Deutungsversuche werden als abwegig empfunden. Der angehende Kunsttherapeut sollte aus dieser Übung lernen, daß Bilder mehrere Deutungen zulassen und eine zutreffende Übersetzung der Bildsprache ausschließlich mit den Assoziationen und Erklärungen des Patienten bzw. des Zeichners erarbeitet werden kann. Auch wenn dem Therapeuten eine bestimmte Art der Interpretation besonders schlüssig vorkommt, so sollte er doch bereit sein, sich auf abweichende Deutungen des Zeichners einzulassen.

b Eine andere interessante Übung für den angehenden Kunsttherapeuten ist das absichtliche Übermitteln einer Nachricht im Bildformat. In Gruppen kann geprüft werden, wie eindeutig solche Nachrichten sind oder wie sehr der Empfänger der Nachricht etwas Eigenes hinzufügt, in sie projiziert. Vom Gruppenkonsens abweichende Fehldeutungen geben Hinweise auf die eigene Wahrnehmungsabwehr.

3 Einsatzfelder und Probleme der Indikation

Die Einsatzfelder der Kunsttherapie ließen sich nach dem Gesichtspunkt der *Erkrankung* bzw. *Symptomatik*, z. B. der Schizophrenie, Depression, oder unter dem Aspekt der *Institutionen*, z. B. in der psychiatrischen Klinik oder im Kunstunterricht der Schule, gliedern. In einigen Institutionen, wie z. B. in der psychiatrischen Klinik, werden vor allem spezielle Erkrankungen, nämlich die Psychosen behandelt. In anderen Einrichtungen, wie der Praxis des Psychotherapeuten, könnten aber sowohl psychotische als auch neurotische Symptome oder aber auch Entwicklungsstörungen behandelt werden. Also werden Wiederholungen vermieden, wenn sich die Darstellung an den zu behandelnden Problemen orientiert und dabei gegebenfalls auf die Besonderheiten der Institutionen eingeht.

3.1 Einsatzfelder

Im folgenden werden Einsatzfelder vorgestellt, in denen sich die Kunsttherapie besonders bewährt hat. Natürlich gibt es ein viel breiteres Anwendungsspektrum, und es werden weiterhin neue Anwendungsbereiche erschlossen.

a Einsatz der Kunsttherapie zur Förderung der Entwicklung

Der Nutzen der zeichnerischen Gestaltung liegt bei Kindern u. a. in einem kognitiven Training. Die Gliederungsfähigkeit der Wahrnehmung sowie das Objektschema der verschiedenen Darstellungsinhalte und das räumliche Vorstellen werden gelernt bzw. gefördert. Schon PESTALOZZI regte aus diesem Grunde eine Vorgehensweise an, wie sie heute in Trainingsprogrammen für die Schulreife (bzw.

die Schulfähigkeit) weitergeführt ist (NICKEL 1972). So könnte es sich der Kunstunterricht als Kunsttherapie zur Aufgabe machen, die Entwicklung von Sonderschülern zu fördern. Die dort gestellten Aufgaben sollten durch geringe Forderungsdiskrepanzen Erfolgserlebnisse ermöglichen. Als Beispiel könnten Aufgaben von LEVINSON (1976) gelten, Papier zu falten. RICHTER (1977, 1984) will mit einem derartigen Einsatz der Kunsttherapie anderen Therapiemöglichkeiten oder auch der sachorientierten Arbeit zu einer Erfolgsgrundlage verhelfen (Abb. 22).

Eine gesunde emotionale Entwicklung hat MYSCHKER (1977, S. 122) im Auge, wenn sie die These vertritt, das Musikmalen komme dem kindlichen Bedürfnis, zu schmieren und sich spielerisch zu betätigen, entgegen und diene »somit der gesunden Fortentwicklung«. Bei solchen Ausführungen könnten psychoanalytische Gedanken zur Auswirkung des Triebverzichtes Pate gestanden haben.

Rückschritten der emotionalen und sozialen Entwicklung wird von WILLIAMS und WADESON (1977) mit einer »developmental art therapy« begegnet. Für jede Altersstufe sind Entwicklungsziele und kunsttherapeutische Übungen angegeben, die den Kindern und Jugendlichen helfen sollen, den Anschluß an den Entwicklungsstand der Altersgruppe zu finden.

Die vom Erwachsenen unterstützte kreative Tätigkeit bereitet dem Kind Freude. Ein anfängliches Mißtrauen wird leicht überwunden. Auf diesem ersten Schritt aufbauend, soll die folgende Reihe von sozialen Geschicklichkeiten erreicht werden:

1. einem Erwachsenen ausreichend vertrauen, so daß das Kind ihm antwortet,
2. an Aktivitäten mit anderen Kindern teilnehmen,
3. an Gruppenaktivitäten mit Zufriedenheit teilnehmen,
4. spontan und erfolgreich als Gruppenmitglied agieren,
6. Kontakte mit Altersgenossen unabhängig von Erwachsenen initiieren und aufrechterhalten können.

Die bildnerische Tätigkeit kann zu Beginn der Therapie eine angstbesetzte Leistung sein. Das Kind muß die Botschaft empfangen, als Mensch geschätzt zu werden, auch wenn die ersten bildnerischen Versuche nicht so gelungen sind, wie das Kind möchte (PEL-

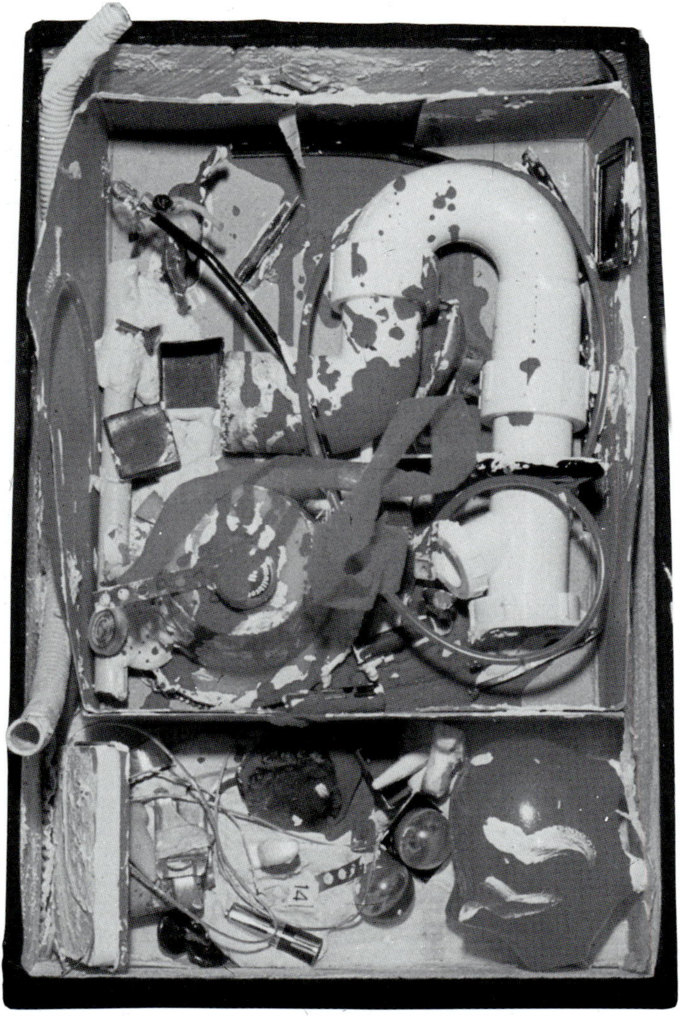

22 Im Unterricht entsteht ein Objekt, das der persönlichen Geschichte anhand alter Fundstücke nachspürt

LER u. FELIX 1980). Die Arbeit mit Collagematerial oder Polaroidbildern ist hier besonders geeignet, weil Erfolgserlebnisse wahrscheinlich werden.

Kunsttherapie im Unterricht

Die Möglichkeiten der Kunsttherapie werden von vielen Pädagogen als Chance aufgefaßt, die Begründungen des pädagogischen Handelns im Kunstunterricht zu erweitern (RICHTER 1984). Dabei geht es um Entwicklungsförderung (s. oben), aber auch um eine Selbstidentifizierung oder um das Erlernen ästhetischer Codes.

Zwischen der pädagogischen und der therapeutischen Situation bestehen jedoch einige Unterschiede: Der Lehrer kann nur im Ausnahmefall mit dem einzelnen Schüler interagieren und das erforderliche Vertrauensverhältnis herstellen. Leistungs- und Disziplinanforderungen widersprechen sich zum Teil mit der Forderung nach Offenheit und kritikloser Annahme der Persönlichkeit des Therapiepartners. Schulklassen sind für eine therapeutische Gruppe oft zu groß, und die Teilnehmer kommen nicht freiwillig zusammen.

In der traditionellen Schule beschränkt sich die kreative Tätigkeit des Schülers auf die kurze Zeitspanne des Kunstunterrichts. Die Waldorfpädagogik dagegen stellt die phantasieentfaltende Tätigkeit in den Mittelpunkt des therapeutischen Handelns, wie etwa SCHNEIDER (1982, S. 179f.) formuliert: »Hier liegt nun die bedeutsame Aufgabe, die der Kunst in der Erziehung zukommt. Denn sowohl im künstlerischen Erleben als auch in der eigenen künstlerischen Produktion wird die Fähigkeit erübt, Erkennen und Handeln aktiv zu verknüpfen.«

b Kunsttherapie mit verhaltensgestörten Kindern

Die Kunsttherapie ist in der Arbeit mit Kindern die Methode der Wahl,

- weil Kinder oft nicht in der Lage sind, ihre Probleme verbal zu schildern oder überhaupt einen längeren Dialog aufrechtzuerhalten; viele Kinder müssen die Erfahrung machen, daß ein offener Ausdruck von Gefühlen und eigenen Gedanken bestraft wird,
- weil Kinder Spaß an der gestaltenden Tätigkeit haben und sich auch mit der Tätigkeit vertraut fühlen,

– weil Kinder sich z. B. nicht zum Malen gezwungen fühlen und durch diese Tätigkeit einen guten Kontakt zum Therapeuten aufbauen können.

Wenn sich die Kunsttherapie für Kindern gut eignet, weil sie oft nicht sehr gut über ihre Probleme sprechen können, so ist sie für Kinder, die *stottern,* besonders wertvoll, weil hier eine funktionierende Kommunikationsmöglichkeit angeboten wird (LOWENFELD 1957). Mehrere Fallberichte (BAR u. JAKAB 1971, RUBIN u.a. 1975) belegen die Wirksamkeit der Kunsttherapie bei der Behandlung des Stotterns. Das Kind soll mit Farben und Stiften auf dem Papier die Gefühle zeigen, die es dem Sprechen, aber auch der Familie gegenüber hat. In beiden Fällen wurden die Bilder mit den Eltern besprochen, bzw. die Eltern wurden in die Therapie mit einbezogen. Aggressive Gefühle der Kinder gegenüber den leistungsfordernden oder gar konkurrierenden Eltern werden auf den Bildern zum Ausdruck gebracht. Das gemeinsame Gespräch in der Familie verändert die Situation für das Kind so, daß das Stottern als eigene Aggressivität bzw. als gehemmte Aggressivität von den Kindern aufgegeben werden kann. Natürlich ist es weiterhin sinnvoll, die bewährten Methoden der Sprachheiltherapie neben der Kunsttherapie einzusetzen.

Es gibt eine Störung der normalen Entwicklung im Kindesalter, bei der kein – verbaler – Kontakt zur Umwelt mehr aufgenommen wird: den Autismus. Wenn dieses Symptombild auch nicht klar von einer frühkindlichen Schizophrenie abzugrenzen ist, und wenn auch die Prognose bei dieser Erkrankung keineswegs zu Hoffnungen Anlaß gibt, so scheint doch die Kunsttherapie mit ihren nichtverbalen Kommunikationsangeboten auch hier besonders angebracht.

BENENZON (1975) berichtet: »Ein Mädchen mit autistischen Symptomen reagierte auf die meisten Geräusche nicht. Aber wenn sie Atemgeräusche hörte, schaute sie und war sichtlich überrascht und interessiert. So verhielt sie sich mehrere Male. Wir hatten den ersten Schritt getan ... Heute kann sie Geräusche machen und Worte aussprechen.«

MULLER (1969) präsentiert eine Fallstudie, in der der Autismus zwar nicht erfolgreich behandelt wurde, in der aber eine graphische Kommunikation mit dem kleinen Patienten aufgebaut wurde.

Langdauernder sexueller Mißbrauch offenbart sich in einigen Fällen erst in der bildnerischen Gestaltung. Es wäre für das Kind in seiner Welt zu bedrohlich, seine Erfahrungen offen auszusprechen.

Verhaltensauffällige Kinder finden in der gestaltenden Tätigkeit Gelegenheit, ihre chaotischen, aggressiven und als verboten erlebten Impulse zeichnerisch zu verwirklichen, um damit zu differenzierteren Gestaltungen ihrer seelischen Strebungen zu gelangen (BETENSKY 1970, NOAH-COOPER u. RICHARDS 1983). Thematische Vorgaben aus Märchen ermöglichen es den Kindern, aggressive Phantasien, die aus ihrer eigenen Machtlosigkeit und aus der von ihnen empfundenen Ohnmacht erwachsen, ohne Schuldgefühle im Handlungsverlauf des Märchens stellvertretend als wirklich zu erleben (BETTELHEIM 1977). BETTELHEIM wählt als Titel seines Buches die Feststellung: »Kinder brauchen Märchen«. Man kann diese These dahingehend konkretisieren, daß Kinder die Gelegenheit brauchen, auch ihre negativen, zerstörerischen Phantasien auszudrücken und z. B. in der Zeichnung stellvertretend zu verwirklichen.

In der Arbeit mit Kindern bieten sich bestimmte Themen an, wie z. B. die Auseinandersetzung mit den Familienmitgliedern (Familie in Tieren; BREM-GRÄSER 1970), Trennungsängste, Wünsche nach eigener Unabhängigkeit und größerer Macht sowie spezielle Themen, wie etwa die Reaktion gegenüber eigener Nacktheit usw. (vgl. Arbeiten von MANZELLA 1973, DEWONEY u. DEWONEY 1970, LEROY u. DERDEYN 1977).

Bei jeder Therapie mit Kindern ist zu prüfen, inwieweit die ganze Familie in ihrer Kommunikation gestört ist und in die Therapie mit einbezogen werden müßte. Entsprechende Versuche werden berichtet (GRACIA 1975, LACHMANN u. a. 1975). Allerdings bleibt die Frage offen, ob das Kind bei Einbeziehung der Eltern den Therapeuten noch als seinen »Advokaten« erleben kann. Auch wenn sich eine Interaktion mit den Eltern als notwendig erweist, kann sich die therapeutische Beziehung zu dem Kind oft besser entwickeln, wenn das Kind den Therapeuten als seinen Verbündeten versteht, der die Geschehnisse der Therapiestunde und eventuelle aggressive Phantasien gegen die Eltern nicht weitergibt.

Die Kunsttherapie erleichtert den Kindern einen speziellen Objektbezug, den Bezug zu Übergangsobjekten. WINNICOTT (1971) prägte den Begriff des Übergangsobjektes für Gegenstände, die das sehr junge Kind noch als zum Selbst gehörig erlebt (wie es auch die Mutterbrust zunächst als zum Selbst gehörig erlebt). Solche Objekte können z. B. die berühmte Schmusedecke (Peanuts), der Zipfel der Bettdecke oder aber auch der Teddybär sein. Das Übergangsobjekt stellt eine Vorstufe der Symbolisierung dar. Wie oft bei psychoanalytischen Theorien weiß man nicht sicher, ob dieses – hier nur angedeutete – Theorieelement nötig und nützlich ist. Kinder bauen zu bestimmten Objekten und Spielzeugen aber tatsächlich eine besonders innige, vertrauensstiftende Beziehung auf. Das Objekt kann eine beruhigende und schützende Wirkung haben. Diese stärkenden und ermutigenden Funktionen von Objekten sind bedeutungsvoll und können in der Therapie fruchtbar werden.

WELLENDORF (1984, S. 63) gibt ein eindrucksvolles Beispiel: »Nachdem die Klientin Ursula ein traumatisches Operationserlebnis in der Kunsttherapie wieder durchlebt hat und ihre Angst und ihr Entsetzen in der Therapiestunde durchbrechen konnte, beobachtet die Therapeutin: ... und schaut auf ein rosa Schnipsel Papier, das neben ihr liegt. Dabei beruhigt sie sich. Sie nimmt es mit, als sie weggeht. ... Als die Mutter sie wiederbringt, schaut Ursula mich eine Weile versonnen an, dann huscht ein Lächeln über ihr Gesicht, als entdecke sie etwas Vertrautes. Auf ihrem angewinkelten Arm liegt das rosa Schnipselchen Papier, es sind hellblaue Tupfen darauf Sie trägt es wie eine Puppe. ... Sie schaute auf das Rosa, das sie wieder auf ihrem Arm trug, nahm es und legte es vorsichtig auf meinen Arm. Abwechselnd wiegten wir es. Sie sagte ›rosa‹ und lächelte.« Von hier aus faßt die kleine Klientin neues Zutrauen zum Leben, und die Therapie endet in einer fast dramatischen Heilung.

Monica TELLER (1985) berichtet von ihrer kunsttherapeutischen Arbeit mit Kindern, die an Verstopfung leiden. Abbildung 23 stammt aus der Anfangsphase einer Therapie. Abwehr und Verunsicherung des Kindes werden durch ein Gewehr und ein Fernrohr ins Bild gesetzt. Im Verlauf einer Therapie entsteht der Staubsauger (Abb. 24), der die Beschäftigung der Kinder mit dem Thema »Abfallbeseitigung« erkennen läßt. Die Kinder können ihren Kot nicht abgeben, oder sie wollen ihn als Aggression gegen die Eltern nicht abgeben. Als Folge dringt eine »Kotflüssigkeit« in die Hose,

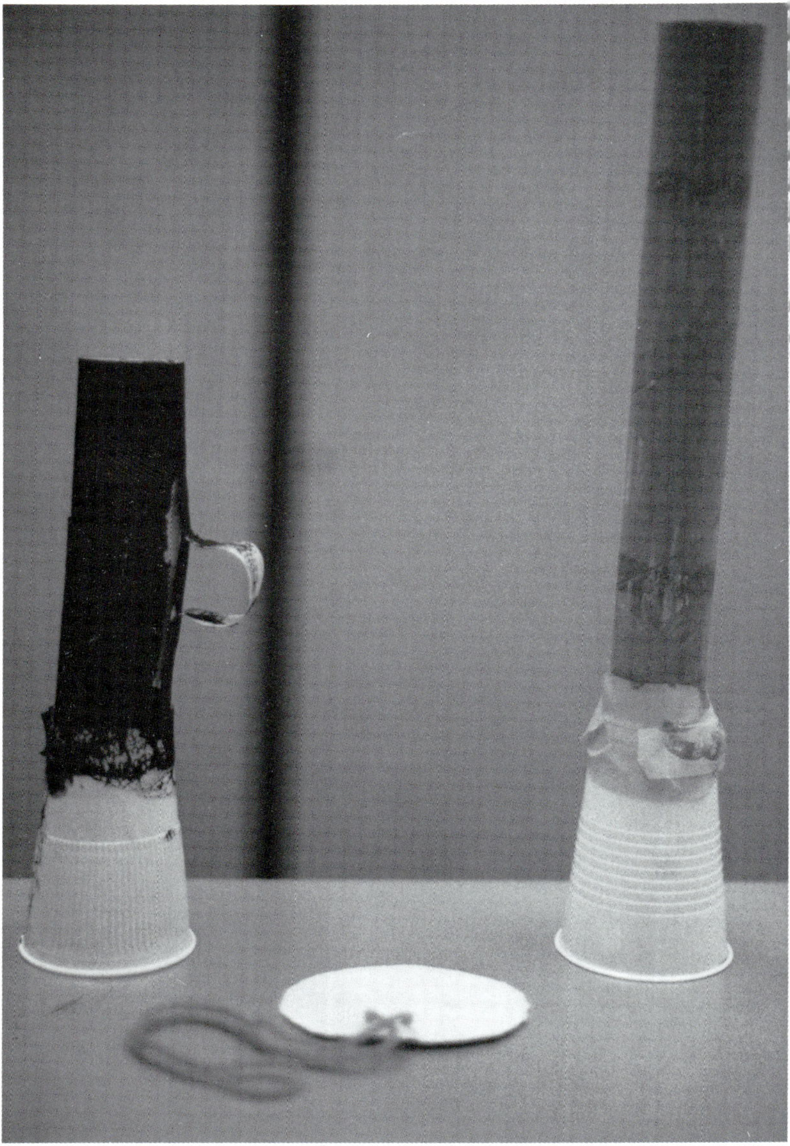

23

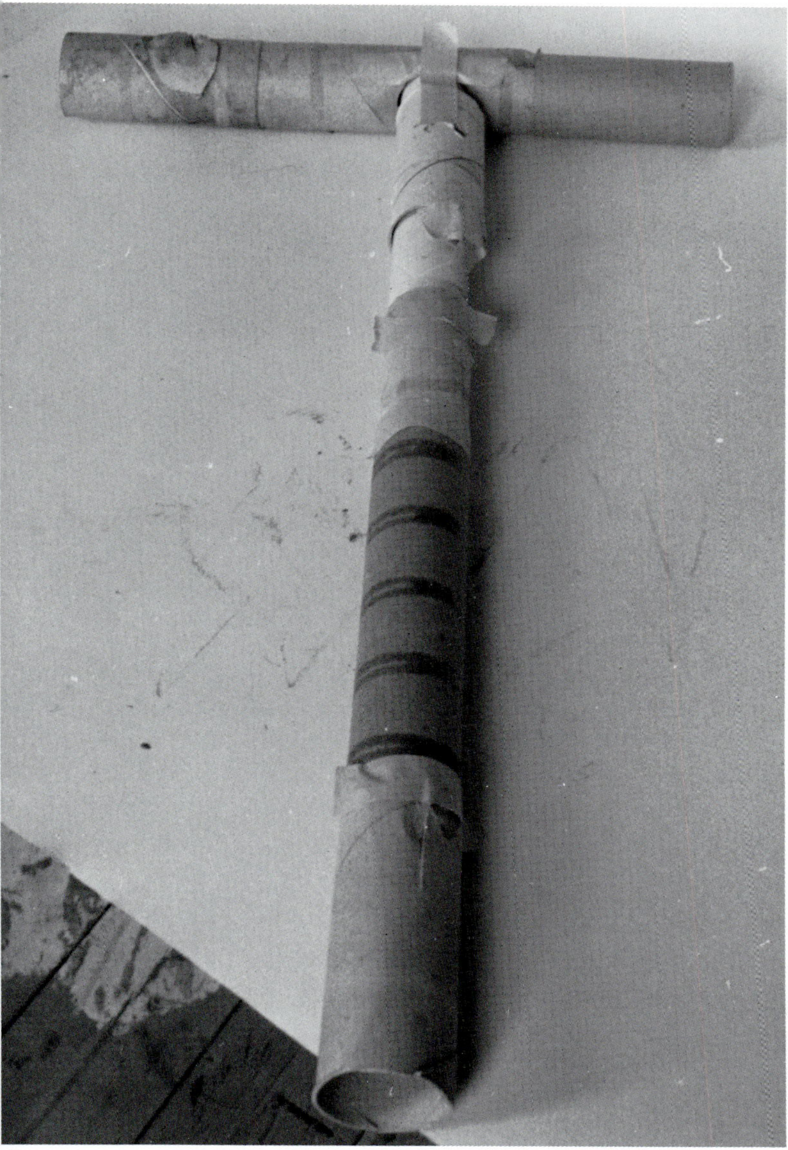

die zu ständiger Unsauberkeit führt, oder der Kot geht auch unkontrolliert in die Hose. Der Staubsauger ist hier als Versuch der Bewältigung dieser Situation zu sehen. Schließlich, am erfolgreichen Ende einer Therapie, modelliert das Kind einen Mann, der festen Kot von sich geben kann (Abb. 25). Das Kind führt sich sozusagen vor Augen, wie die erfolgreiche Problembewältigung aussehen muß. TELLER glaubt, daß diese Kinder in der Kunsttherapie erst lernen müssen, Übergangsobjekte für sich nutzbar zu machen.

In Form von Amuletten und Glücksbringern kennen auch Erwachsene einen solchen Objektbezug, dessen Psychologie noch völlig unerforscht ist. Gerade die Kunsttherapie läßt in ihrem Verlauf Objekte entstehen, die sich als Talisman, als Fetisch, als Heilsbringer eignen und entsprechende Selbstsuggestionen anregen.

Bei der Deutung von Kinderzeichnungen gilt es, allgemeine Entwicklungsphänomene von Kommunikationsbesonderheiten zu unterscheiden. Hier müßte sich der Therapeut über die Entwicklungspsychologie der Kinderzeichnung informieren (vgl. SCHUSTER, 1990).

Exkurs: Die Kinderzeichnung als Test

Es gibt einige Tests, die Eigenschaften, wie z. B. die Intelligenz, aus der Kinderzeichnung erschließen (GOODENOUGH 1926, deutsch ZILER 1958). Das Kind wird aufgefordert, so gut es kann, einen Mann zu zeichnen, und der Auswerter registriert, wie differenziert diese Zeichnung ist. So werden Punkte z. B. für Hände, Finger, Kleidung und Haare usf. gegeben (vgl. Abb. 26).

Wiederholungen innerhalb weniger Tage ergeben eine große Variabilität der erreichten Punktwerte bei derselben Person (RUBIN

◁◁ 23 Gewehr und Fernrohr stehen für die anfängliche Abwehr des Kindes gegenüber der Therapie

◁ 24 Der Staubsauger, der hier in der Kunsttherapie entstand, ist für das an Verstopfung leidende Kind ein bedeutungsvolles Objekt. Mit ihm kann man allen Schmutz entfernen. Auch wenn es noch nicht von seinem Problem sprechen möchte, kann es sich diesen nonverbal nähern

25 Das Kind gestaltet sich ein »Modell« für das richtige Verhalten ▷

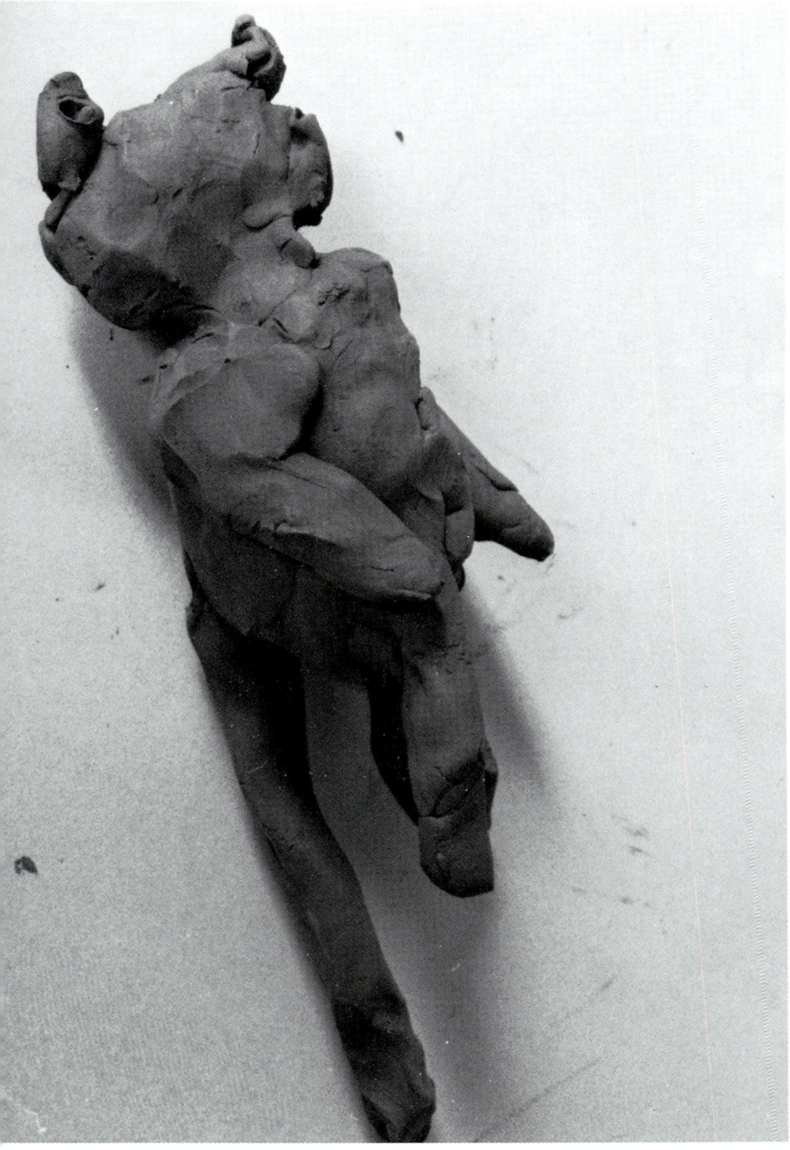

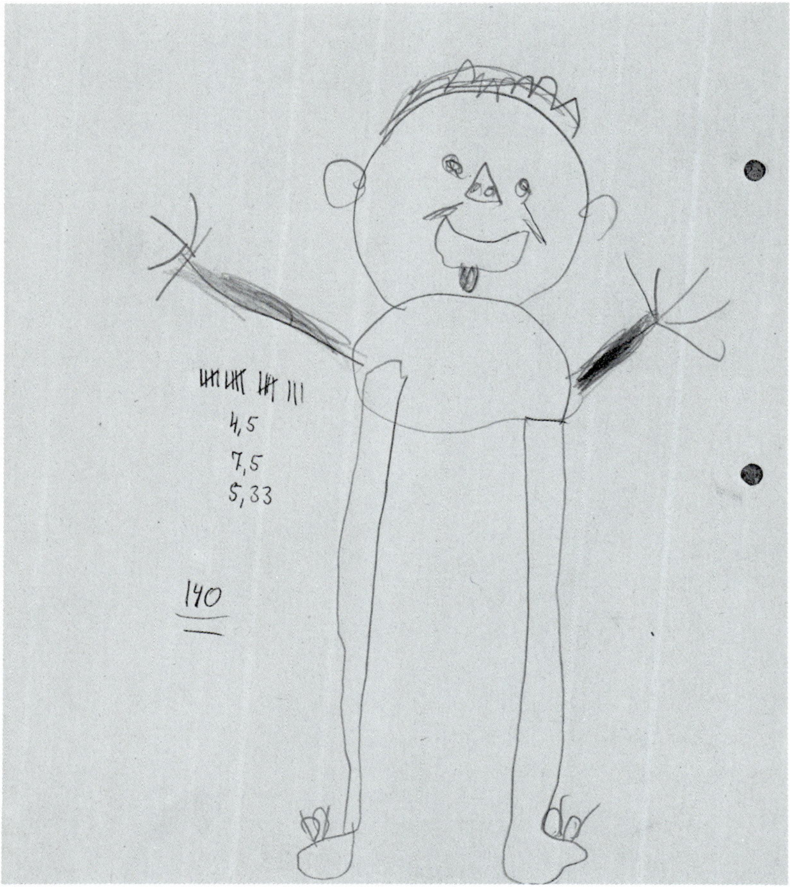

26 Die Kinderzeichnung wird auch als Intelligenztest eingesetzt. Der Tester wertet die Anzahl der Bildelemente nach einem vorgegebenen Schlüssel. Hier wurden für die Merkmale Kopf, Haar, Auge, Nase, Mund, Kinn, Ohren, Ohren an der richtigen Stelle, Körper, Arme, Arme plastisch, Hände, Hände deutlich, Finger, Beine, Beine plastisch insgesamt 18 Punkte gegeben. Die Punktzahl wird durch 4 geteilt, dann werden 3 Punkte addiert, was das »Mannzeichenalter« von 7,5 ergibt. Dieses wird durch das Lebensalter 5,33 geteilt, woraus dann der Mannzeichenquotient von 140 resultiert

u. a. 1983). Die von den Kindern verwendeten Schemata der Abbildung unterliegen einem epochalen Wandel, und die Validität der Tests ist über die Jahrzehnte nicht ohne weiteres gegeben. Das Auszählen von gemalten Details wird dann sinnlos, wenn ältere Kinder aus ästhetischen Gründen auf Details verzichten.

Insgesamt kann das diagnostische Interesse an der Kinderzeichnung nicht allzusehr ermutigt werden, wenn dieser »Intelligenztest« auch bei jüngeren Kindern mit den Intelligenzwerten, die mit anderen, aufwendigeren Tests erfaßt werden, durchaus korreliert.

In der jüngeren Literatur wird den vielen Variablen stärker Rechnung getragen, die bei der Aufgabe, einen Menschen oder auch das Innere eines Menschen zu zeichnen (inside-the-body-test), moderierend auf das Ergebnis einwirken können. Aus den Zeichnungen können keine naiven Schlüsse über den Entwicklungsstand des Kindes gezogen werden (MCWHINNIE 1971, BRUMBACK 1978).

Ein anderes, bekanntes Testverfahren auf der Grundlage der Kinderzeichnung erfaßt die emotionale Situation des Kindes. Es handelt sich um den Test »Familie in Tieren« (BREM-GRÄSER 1970). Das Kind erhält folgende Instruktion (S. 29): »Du kennst doch Märchen, da werden oft Menschen in Tiere verwandelt und umgekehrt. Stelle Dir einmal vor, Deine Familie wäre eine Tierfamilie, und zeichne Euch alle, natürlich auch Dich selbst, als Tiere. Numeriere bittet die Reihenfolge, nach der Du zeichnest, und schreibe unter jedes Tier, wen es darstellen und was für ein Tier es sein soll. Es kommt nicht darauf an, daß Du besonders schön zeichnest, sondern nur darauf, was Du darstellen willst.«

Der Vater wird dabei oft als Elefant, Pferd, Schlange, Hund oder Hase gezeichnet, und die Mutter ist am häufigsten ein Vogel, ein Hase, ein Hund, eine Schlange oder ein Pferd. Aus der kulturellen Überlieferung, also aus Märchen und Tierparabeln, wird eine »psychische Valenz« des jeweiligen Tierbildes gewonnen, z. B. wird der Vogel folgendermaßen charakterisiert (S. 55 f.):

»Der Vogel ist das eigentliche Luftwesen, der Götterbote. Es bindet Oben und Unten. An ihm liest der Mensch sein Schicksal ab, aus dem Vogelblut wird geweissagt. Geister und Seelen verkörpern sich in der Gestalt des Vogels. Wenn ein Vogel ins Haus fliegt, bedeutet es Glück.

- \+ [positive Aspekte] beschwingt, lustig, singend, fidel, krähend, fliegend, krächzend
- – [negative Aspekte] schwankend, kleinmütig, flüchtig, frech, naschhaft«

Neben diesen inhaltlichen Gesichtspunkten, wie z. B. auch dem Ausdrucksgebaren der gezeichneten Tiere, werden auch formale Aspekte der Zeichnung ausgewertet, z. B. die Strichdicke oder die Strichstruktur und auch die relative Größe und Anordnung der Figuren. Die Auswertung nimmt zusammenfassend auf das Geborgenheitserleben des Kindes, auf das Kontakt- und das Machterleben Bezug. Viele Fallbeispiele ergänzen die Auswertungsrichtlinien. Die diagnostische Verwendung der Zeichnung ohne genaue Exploration des Kindes führt natürlich nicht immer zu zutreffenden Diagnosen. Alles, was über die Deutung von Metaphern gesagt wurde, gilt auch hier, wenn auch die Metaphorik eines Kindes für den erwachsenen Therapeuten in der Regel leichter zu durchschauen ist als die erwachsener Klienten. Wie auch der »Baum-Test«, kann der Test »Familie in Tieren« natürlich den Blick für die metaphorischen Aspekte der bildnerischen Gestaltung – die hier besonders explizit aufgeführt sind – üben.

Eine Reihe weiterer ähnlicher Diagnosetechniken wird in der Literatur beschrieben: z. B. einen Grundriß der eigenen Wohnung zeichnen. Die Metaphorik der Zimmergröße oder der Auslassung von Zimmern wird zur Grundlage der Diagnose über die emotionale Situation des Kindes (FINE 1978). Solche zeichnerischen Interaktionen gehen, wenn ihre Ergebnisse mit dem Kind besprochen werden, bereits in eine therapeutische Tätigkeit über.

---

c *Kunsttherapie im Alter*

Auch in der Geriatrie, also bei der Betreuung der alten Menschen, kann die Gestaltungstherapie nützliche Anwendung finden, indem sie dem alten Menschen hilft, aktiv zu bleiben, intellektuelle Funktionen zu üben und etwas zu gestalten, was die Achtung der Umwelt sichert (ULMANN u. DACHINGER 1975, ZEIGER 1976, CROSSON 1976, SPRINKART 1979, BERGLAND 1982, BREMER u. KRANZHOFF 1984). Mit hospitalisierten, gehirnverletzten alten Patienten wurden gute Erfahrungen mit einer Maltherapie gemacht. Die Patienten entfalteten eine überraschende Kreativität und waren im Zuge dieser Beschäftigung auch mehr an den alltäglichen Aktivitäten des Krankenhauses interessiert (FISCHER U. FISCHER 1977). Alte Menschen können von den ästhetischen Eigenschaften der Bilder profitieren und daraus eine zusätzliche Ausrichtung und Sinngebung für ihr Leben gewinnen. SPRINKART (1979) organisierte Ausstellungen, auf denen die kreativen Produkte alter Menschen gezeigt wurden, die durch ihre Schönheit beeindruckten. Gerade mit den vielen alten Menschen, die keinen Altersabbau aufweisen, scheint die »life-review«-Technik sinnvoll, eine Technik, bei der die verschiedenen Erinnerungen zu einem Gesamt des Lebenslaufes zusammengefügt werden. Dabei können solche Erinnerungen verbal oder aber auch in bildhafter Form produziert werden. Als Resultat kann ein »Buch« von Erinnerungen entstehen, das auch denkbare zukünftige Entwicklungen bis hin zum Tod gestaltet. Mögliche Hemmungen, über Erinnerungen zu sprechen, und Befürchtungen gegenüber der Zukunft werden zum Thema der Therapie. Im Rahmen der Gestaltungen von Lebenserinnerungen können neue Möglichkeiten entstehen, die Lebenserfahrung der alten Generation an jüngere Mitglieder einer Therapiegruppe weiterzugeben.

d Kunsttherapie zur Selbsterfahrung

Die Selbsterfahrung könnte auch als »Therapie« für Gesunde bezeichnet werden. Es geht darum, eigene (soziale) Verhaltensweisen bewußtzumachen und die psychische Funktionsfähigkeit zu verbessern.

Viele Grundüberzeugungen werden während der Kindheit oder eventuell auch in späteren Phasen des Lebens gelernt, ohne dann weiter auf ihre Angemessenheit überprüft zu werden. Solche Grundüberzeugungen können der Entfaltung der eigenen Möglichkeiten durchaus im Wege stehen. Im normalen Sozialkontakt legen Normen und Konventionen fest, wie persönlich das Gespräch werden kann, ob und wie Kritik an Beteiligten geübt werden kann usw. Bevor es zum Austausch negativer sozialer Erfahrungen kommt, wird der Kontakt abgebrochen. Daher ist das normale soziale

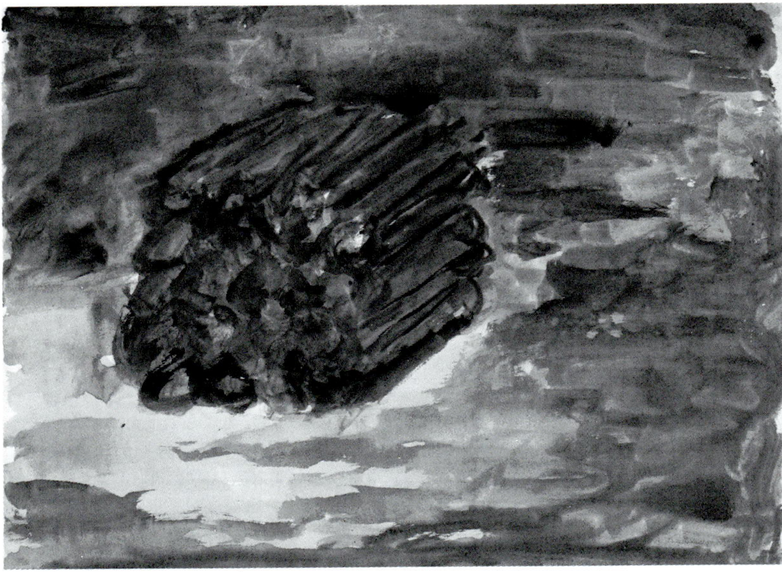

27 Die Klientin beschreibt sich selbst als »vergessenen Holzstapel«, der auf einer einsamen Waldlichtung liegt

Umfeld oft nicht geeignet, wichtige neue Lernerfahrungen zu vermitteln.

Gerade die Kunsttherapie erlaubt – in Einzelsitzungen oder in Gruppen –, neue Erfahrungen und Erkenntnisse im Umgang mit sich selbst und anderen zu gewinnen. Die kreative Tätigkeit, sei es das Formen in Ton, das Malen von Bildern oder der Ausdruck im Tanz, wird von erwachsenen Klienten als Freizeitbeschäftigung akzeptiert, während der Eintritt in eine Therapie bei vielen Menschen eine gewisse Schwellenangst auslöst.

Viele gruppendynamische Übungen, z. B. zum Kennenlernen in Gruppen, bedienen sich graphischer Elemente. So schlagen SCHWÄBISCH und SIEMS (1978) vor, zu Beginn einer Selbsterfahrungsgruppe die eigene Energie, die eigenen Ängste und die eigene Liebe in »Verteilungskreisen« aufzumalen. In solchen Gruppen wird der Modus der metaphorischen Kommunikation – die weniger den bewußten Kontrollen unterliegt – aufgenommen, indem die Mitglieder sich

z. B. als Tier oder als Gegenstand beschreiben (vgl. oben »Familie in Tieren«, und Abb. 27).

Gerade in Selbsterfahrungsgruppen sind der Kreativität der Methoden keine Grenzen gesetzt. Man kann etwa von alten Fotoalben ausgehen oder die Interaktion einer Gruppe mit Videokameras filmen und besprechen.

e *Kunsttherapie mit depressiven und schizophrenen Patienten*

Das klassische Einsatzfeld der Kunsttherapie ist auch heute noch die psychiatrische Klinik, in der vorwiegend depressive und schizophrene Patienten behandelt werden (vgl. auch Exkurs: »Kunst der Geisteskranken«). Viele Fallberichte dokumentieren den heutigen Einsatz der bildnerischen Gestaltung in der Klinik, der allerdings dort aus der Beschäftigungstherapie erwachsen ist. Insofern wird ihr aus psychotherapeutischer Sicht kein allzu hoher Stellenwert eingeräumt, weil sie die Konflikte der Patienten nicht bearbeiten kann. Die kreative Beschäftigung unterstützt andere therapeutische Maßnahmen.

Der Gestaltungsverlauf kann auch diagnostische Einblicke ermöglichen (siehe wiederum den Exkurs über die Merkmale der Bildnerei der Geisteskranken). WADESON (1980) ließ den Gesundheitszustand von depressiven Patienten unabhängig von Psychiatern und Kunsttherapeuten beurteilen und kam zu dem Ergebnis, daß die Ausdruckskraft der Darstellung, die Verwendung von Farben, das Ausfüllen der Malfläche und die Ausgestaltung der Details auf eine Verbesserung des Zustandes hindeuten.

Wenn im folgenden die Gestaltungen von depressiven und schizophrenen Patienten unterschieden werden, wird die in der Psychiatrie bestehende Problematik solcher Diagnosen hier ausgespart.

Bilder depressiver Patienten

In den Bildern der Kranken findet WADESON (1980) Hinweise auf Selbstmordabsichten, die in der Therapie nicht zur Sprache kamen. So erkennt sie in einer Patientenzeichnung eine Schlinge, bevor der Patient Selbstmordabsichten äußerte. Sie weist ebenfalls auf das bei solchen Patienten häufig auftretende Spiralsymbol hin, das ja von

JUNG ausführlich auch als Mandalamotiv gewürdigt wurde. Gleichzeitig beobachtet sie in den Darstellungen der depressiven Patienten unterdrückte Wut.

Gerade depressive Patienten haben nur einen geringen Gestaltungsdrang, und es ist nicht leicht, sie zur Teilnahme an einer Kunsttherapie zu gewinnen. Wenn dies aber gelingt, kann das Bildermalen eine Katharsis von Gefühlen und Kontakt in einer hoffnungslosen Situation sein (vgl. Fallbericht von HONIG 1975). Hier führt die Kunsttherapie zu Entdeckungen über neue Teilaspekte der Gefühlswelt der Kranken. REITER (1984) kann nachweisen, wie sich aggressive Strebungen bei depressiven Patienten in Vampirmotiven ausdrücken (Abb. 15). So scheinen die häufigen Hinweise gerechtfertigt, die gestaltende Tätigkeit mit dem Therapeuten ermögliche einen Einblick in die private Welt des Klienten und auf diese Weise eine sinnvolle therapeutische Kommunikation.

Bilder schizophrener Patienten

Schizophrene Patienten sind durch ihren »erhöhten Gestaltungsdrang« dagegen leichter für eine Kunsttherapie zu gewinnen. WADESON (1980) bat die Patienten, die stark angsterzeugenden Illusionen und Wahnvorstellungen zu zeichnen.

Dabei entstanden viele Teufelsabbildungen oder Abbildungen von beeinflußten Gehirnen. Hier bleibt bei aller Möglichkeit, solche Wahnvorstellungen auf die individuelle Geschichte zu beziehen, auch mit WADESON (1980, S. 151) die Frage offen, »warum das Material der kulturellen Mythen und der Geschichte ... von so vielen Patienten für ihre psychischen Zwecke in Wahnvorstellungen aufgenommen wird«. Es spielen z. B. religiöse Vorstellungen eine große Rolle. Der Kampf von Teufeln und Engeln findet auf dem Schauplatz »Seele« statt. Auch die Katze kann zum Instrument des Bösen werden. In Kunstwerken finden wir diese Rolle des Raubtieres. Der Teufel in dem Film »Rosemaries Baby« wird mit Katzenpupillen dargestellt. Die Filmkunst hat das Vampirmotiv angeboten, das dann zum Bedeutungsträger in den Gestaltungen psychiatrischer Patienten wird (Abb. 15).

Kunsttherapeuten versuchen, die typischen und erheblichen Ängste zu mildern (z. B. GANTT 1979): Die Durchdringung der Grenze von Ich und Unbewußtem soll aufgefangen werden. Die Gestaltung eröffnet auch neue Einblicke in die Welt der Patienten: WADESON berichtet z. B. eine bisher nicht beschriebene Lust der Kranken an ihren Halluzinationen.

Exkurs: Kunst der Geisteskranken

Die Themen »Kunsttherapie« und »Kunst der Geisteskranken« überschneiden sich. Die Beschreibungen der Kunst der Geisteskranken könnten als diagnostisches Kriterium in der Kunsttherapie gelten. Kunsttherapie und Kunst der Geisteskranken haben historische Berührungspunkte in der Beschäftigungstherapie (s. oben). Ein Lehrbuch der Psychiatrie (WEITBRECHT 1968) hebt den ablenkenden Einfluß der kreativen Therapie bei Schizophrenen hervor.

Viele Autoren versuchten, die Merkmale der Kunst von Geisteskranken (hauptsächlich Schizophrenen und Depressiven) herauszuarbeiten (vgl. KRAFT 1986). Diese Merkmale sind allerdings nicht so zuverlässig, daß aus ihnen allein eine Diagnose der entsprechenden Erkrankung gestellt werden kann. Dies gilt um so mehr, als sich die zeitgenössische Kunst des Vorbildes der Kunst der Geisteskranken, besonders der Schizophrenen (Dubuffet: Art brut) bedient. Also finden sich die Merkmale »psychotischer Kunst« auch in Kunstwerken, deren Wirkung bewußt kalkuliert ist.

Einige häufig genannte Merkmale der Malerei der Schizophrenen bzw. der Kunst der Depressiven seien dennoch hier aufgezählt.

Kunst der Schizophrenen:
- gesteigerter Gestaltungsdrang des Urhebers
- Störung bei der Wiedergabe des Gesichtsausdruckes (KRIS 1977)
- bevorzugte Verwendung von Zeichenstift (BADER u. NAVRATIL 1976)
- Gewinn an Expressivität (BADER u. NAVRATIL 1976)
- Leere und Geometrisierungen (BADER u. NAVRATIL 1976). Das Bild Wölflis (Abb. 28) ist hierfür ein besonders gutes Beispiel.
- Verschiebung des Horizontes nach oben
- symbolische Bedeutungsvermittlung

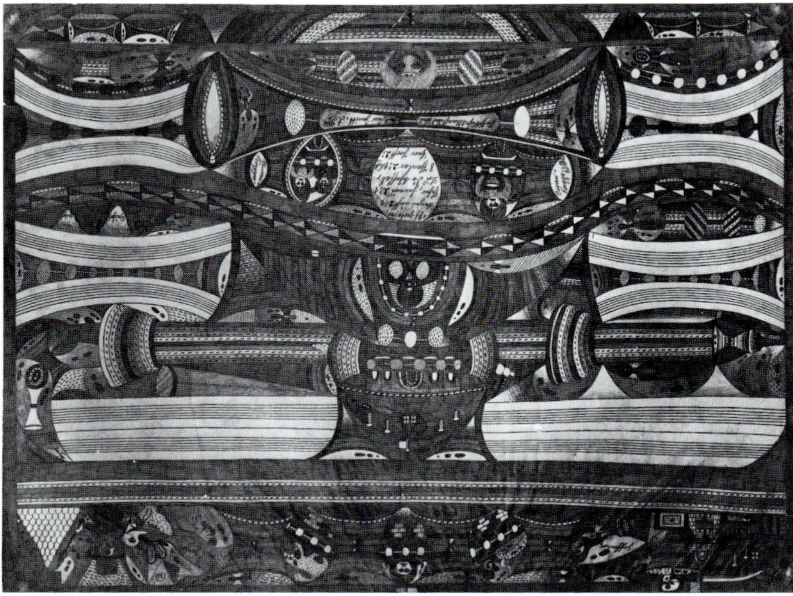

28 Eine Zeichnung des geisteskranken Künstlers Adolf Wölfli: Man sieht die typischen »Perseverationen«, die Wiederholungen von Musterelementen

– Perseverationen (Wiederholungen des gleichen Musters oder der gleichen geometrischen Formen)

Kunst depressiver Patienten:
– Leere
– dunkle Farben, keine Farben
– wenig Gestaltungsdrang des Erkrankten
– es wird wenig oder depressiver Affekt dargestellt.

WADLINGTON und MC WHINNIE (1973) versuchen, eine Skala zu entwickeln, mit der Unterschiede der zeichnerischen Gestaltung von schizophrenen, depressiven und neurotischen Personen erfaßt werden: Z. B. wird nach der dominanten Farbe oder Form gefragt.

Bei Leo NAVRATIL (ein Bericht: 1979) im Niederösterreichischen Landeskrankenhaus für Psychiatrie und Neurologie in Klosterneuburg wurde im eigentlichen Sinne mit der »Kunst« der Kranken therapeutische Wirkung erzielt. Dem Krankenhaus ist eine Galerie mit ausgewählten Arbeiten der Patienten angegliedert. Besucher können solche Arbeiten erwerben. Einer der bekannteren Patienten ist der Zeichner Johann Hauser. Auf diese Weise gewinnen die Patienten die Anerkennung des Kunstpublikums und können die von ihnen empfundene Minderwertigkeit kompensieren.

Bei dieser – von Pioniergeist getragenen – Pflege der Kunst der Geisteskranken kommen die Bewertungsmaßstäbe des – gesunden – Psychiaters mit ins Spiel. Das ursprüngliche Interesse an den Gestaltungen der Geisteskranken war ja von der Suche nach den Inhalten des Unbewußten und der erstaunlichen »Expressivität« der Bilder motiviert. Eine Auswahl durch den gesunden Psychiater gibt nicht mehr den Blick auf *die* Kunst der Geisteskranken frei, sondern verifiziert dessen künstlerisches Konzept.

Die Pflege des kreativen Beitrags der geisteskranken Maler ist auch deshalb wichtig, weil die heute übliche Behandlung mit hohen Dosen von Psychopharmaka sowohl die Psychose als auch die kreativen Leistungen zurückdrängt (hier ist allerdings eine Güterabwägung vorzunehmen).

Viele Künstler, die selbst psychische Probleme erlebt haben – wie z. B. Vincent van Gogh –, berichten über die therapeutische Wirkung des Malens, das ihnen helfe, die unerträgliche Spannung auszuhalten. Eine Wurzel der Kunsttherapie geht hier von der Kunst und den Künstlern aus, die die therapeutische Wirkung des kreativen Tuns in diesem Sinne immer wieder entdeckt haben. Dies wird im Kapitel 5 ausführlicher berichtet.

---

f Kunsttherapie mit Drogenabhängigen

NAITOVE (1976) und zusammenfassend MOORE (1982) berichten über Gestaltungstherapiesitzungen mit Drogenabhängigen. Es ist nicht überraschend, daß bei dieser Gruppe besonders häufig psychedelische und geometrische Muster oder die Darstellung von Pupillen gefunden wurden.

Möglicherweise sind drogenabhängige Personen nicht so geschickt in ihren – meist verbalen – Interaktionen mit der Umwelt,

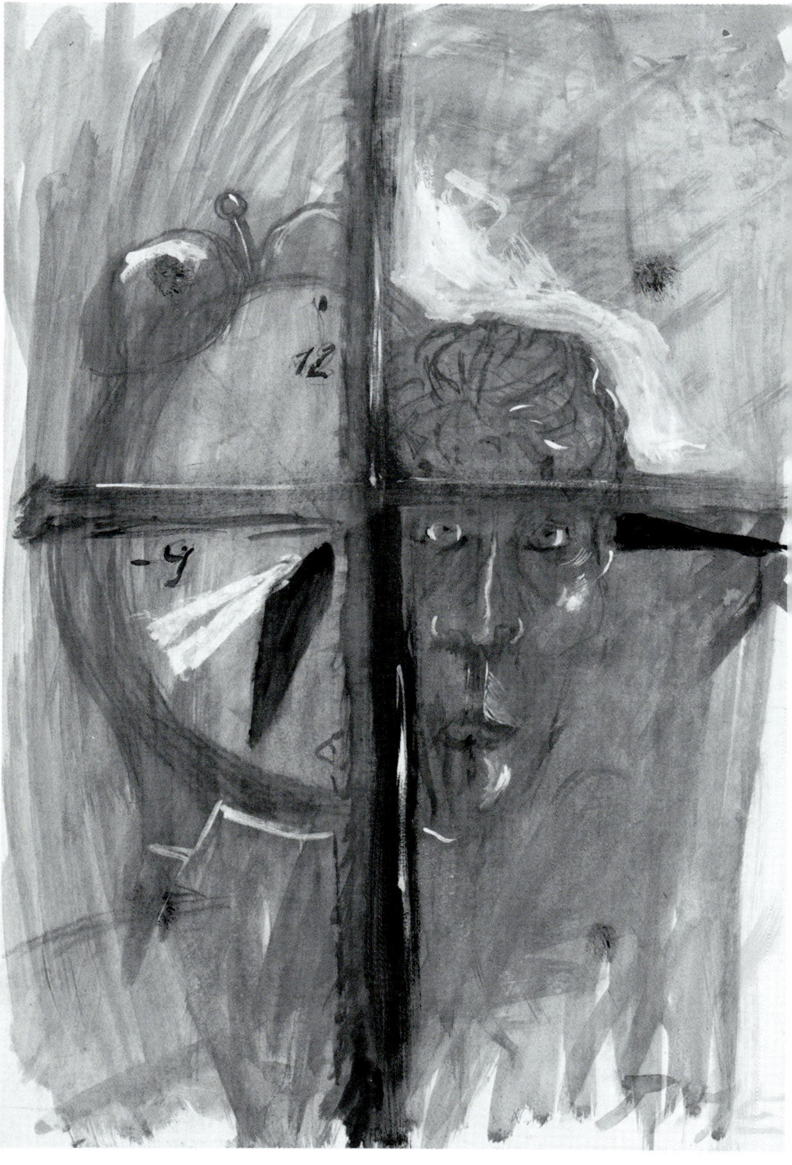
12
9

so daß das nichtverbale Kommunikationsangebot die sonst oft therapieunwilligen Klienten zur Mitarbeit bewegt.

Ebenso wird über die Arbeit mit alkoholkranken Patienten berichtet (FORREST 1975).

g *Kunsttherapie mit Delinquenten*

Auch im Strafvollzug hat sich die Kunsttherapie bewährt. Hier kommt wiederum besonders zum Tragen, daß über die bildnerische Gestaltung leicht ein guter Kontakt zwischen Therapeut und Klient aufgebaut werden kann. Auch Klienten, die eigentlich nicht bereit sind, sich kooperativ auf eine therapeutische Arbeit einzulassen, können für die Therapie gewonnen werden. Ausstellungen helfen den Kontakt zum Leben in der Freiheit vorbereiten (z. B. DETTELBACH 1983). An anderer Stelle sind Fototherapieprogramme mit delinquenten Jugendlichen berichtet (vgl. Abschnitt Fototherapie).

◁ 29 Hier wird die charismatische Überhöhung des eigenen Leidens ausgedrückt

30 Der von Schuldgefühlen geplagte Mörder setzt mit der zürnenden Sonne die Gewissensqualen ins Bild

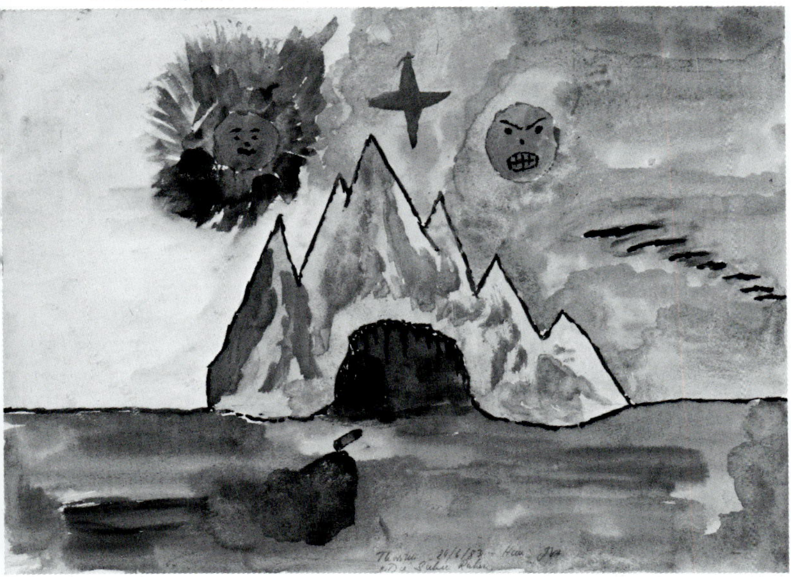

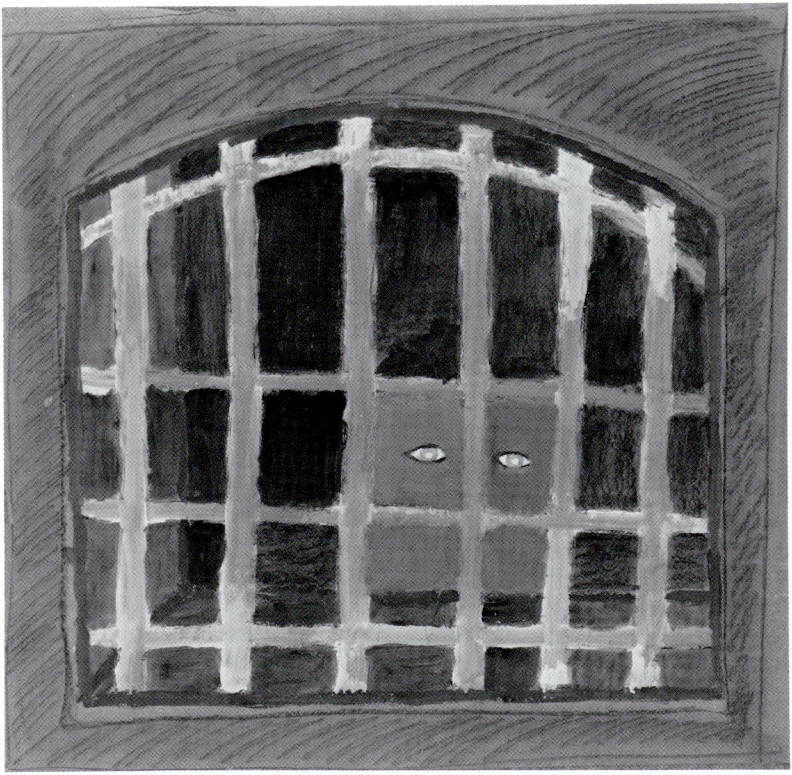

31 Der Strafgefangene findet nichtverbal eine eindrucksvolle Metapher für seine anonyme und eingeschränkte Existenz hinter Gittern

STÜCK hat einige Beispiele aus seiner Arbeit mit Straffälligen zur Verfügung gestellt: die Abbildungen 29, 30, 31 (vgl. auch STÜCK 1986). Die Situation des Delinquenten wird durch die Abbildung 29 in ein Licht gestellt, das Fragen über den Sinn des Strafvollzugs aufwirft. Der Straftäter sieht sich eher als religiös überhöht Leidenden denn als gerecht gestraft, während er das Ablaufen der Zeit beobachtet.

Andere Delinquenten lassen eine Bearbeitung der Schuldproblematik und der qualvollen Dialoge mit dem Gewissen erkennen. Der junge Mann, der einen Mordversuch an seiner Frau hinter sich hat, zeichnet die strafende Sonne, die nun auf ihn scheint (Abb. 30). Wieder andere Gefangene setzen das Eingesperrtsein eindrucksvoll ins Bild. Ein Quadrat mit Augen steht für das Ausschalten des körperlichen Erlebens und das Eingepaßtwerden in den Strafvollzug (Abb. 31).

h Kunsttherapie in Ausnahmesituationen

In jüngster Zeit widmen sich Kunsttherapeuten seelischen Ausnahmesituationen in der klinischen Arbeit mit normalen Patienten, so z. B. vor Operationen oder bei der Betreuung eines sterbenden Patienten (KERNPILCH 1980, HEYDE u. LANGSDORFF 1983). Der besondere Kontakt der bildnerischen Arbeit zu den Schichten des unbewußten Denkens zeigt sich hier z. B. durch Todesahnungen, die in den Gestaltungen zum Ausdruck kommen (HALBREICH 1980).

Ein 9jähriger Junge setzt sich mit seiner Angst vor einer Leistenbruchoperation auseinander (CROWL 1980). Der Junge bekam Gelegenheit, den Operationssaal vor der Operation zu besichtigen. Bei einer Kunsttherapiesitzung zeichnet er spontan seine Krankheit und die kommende Operation. Auf eigene Initiative hin zeichnet »Chuck« einen glücklichen Ausgang. Man sieht ihn im Bett mit einem Geburtstagskuchen. Am Ende der Sitzung lacht er. Die Autorin hebt die dramatische Stimmungsveränderung innerhalb der Sitzung hervor.

In der Kinderklinik Bonn wurden unter der Anleitung von Dr. SCHNEIDER mit dieser Vorgehensweise gute Erfahrungen gemacht. Ein Mädchen nimmt in der Zeichenfolge den Ablauf *und* den glücklichen Ausgang der Operation vorweg. Abbildung 32 zeigt, wie die kleine Patientin in den Operationssaal gefahren wird, wo ein Herzkatheder eingeführt werden soll. Wie sich die Sonde im Körper bewegt und wie der Operationstisch dann aussieht, zeigen weitere Teile der Abbildung. Der glückliche Ausgang wird antizipiert. Obwohl diesem Kind nahezu keine Beruhigungsmittel gegeben wurden, hatte es kaum Angst und bewältigte die bedrohliche Situation ungewöhnlich gut.

Die psychotherapeutische Begleitung hilft lebensbedrohlich erkrankten Kindern, ihr schweres Schicksal zu ertragen und neue Kraft für die zum Teil belastenden therapeutischen Maßnahmen zu

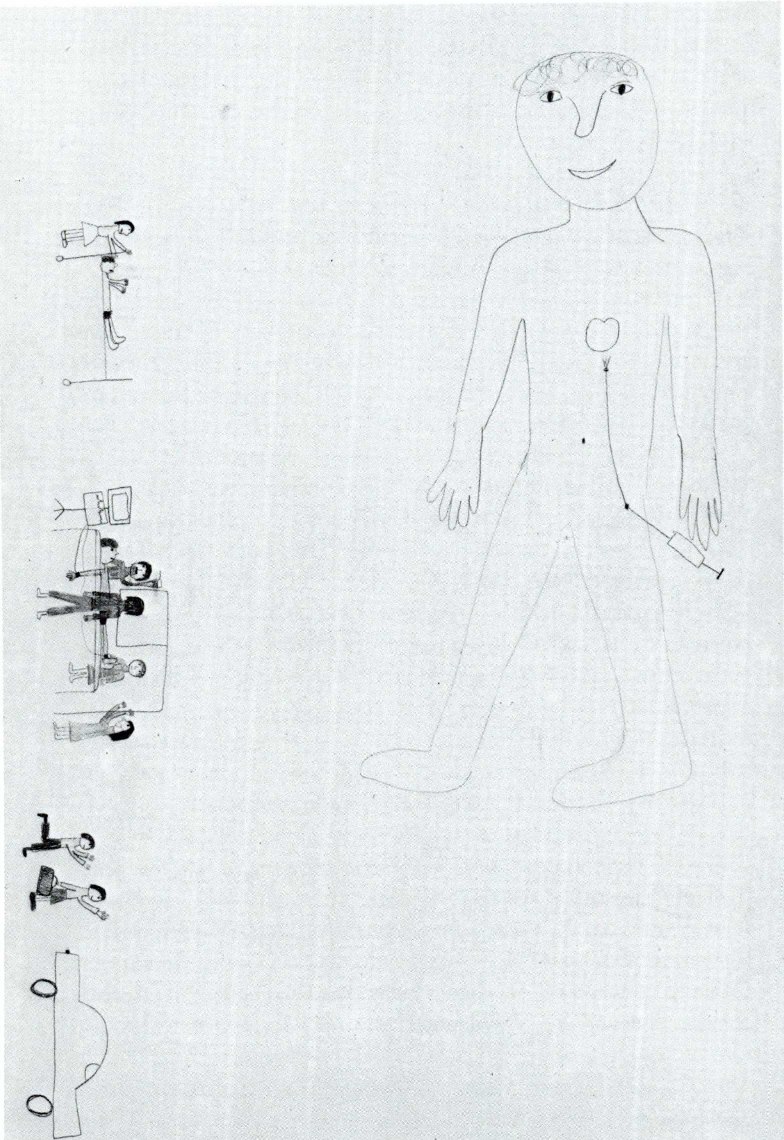

schöpfen (HENNINGSEN u. ULLNER 1981). Zu Beginn des Spiels mit einem Spielzeugsatz, dem Sceno-Test, mobilisiert der kleine Patient seine Abwehrkräfte und versucht seine Krankheit zu verleugnen (S. 251): »A meinte zu Beginn: ›Heute gibt's aber keine kranken Kinder bei mir, heute sind alle kerngesund‹ ... Dann meint sie, ›in der Wohnung stinkt es, weil der gebrochen hat‹«. Die Sorgen, wegen der Krankheit zurückgewiesen zu werden, können in der spielerischen Kommunikation ausgedrückt werden.

Aufgabe des Therapeuten ist es u. a. auch, sich verstehend in die Bildsprache der Klienten einzufühlen, wie es im folgenden Beispiel (wiederum HENNINGSEN u. ULLNER, S. 252) zum Ausdruck kommt: Monika, die wegen Leukämie in Behandlung ist, zeichnet ein Haus mit roten Dachschindeln. »Therapeut: ›Ich kann mir vorstellen, daß es ein ziemlich trauriges Haus ist, wenn da keine Menschen wohnen.‹ Monika: ›Ja das ist ganz traurig‹, und fügt mit heftiger Stimme hinzu: ›und es hat ganz rote Dachschindeln!‹ Therapeut: ›Die Dachschindeln sehen aus wie Blutflecke.‹ Monika erleichtert: ›Ja.‹«

DREIFUSS (1984) beobachtet in den Zeichnungen von Kindern, die an Leukämie erkrankt sind, das »Doppelgängermotiv«. Das Motiv erlaubt ein Stück Trauerarbeit und die Antizipation der Endlichkeit des Ich.

Die kreative Bewältigung der schweren Krankheit erlaubt eine bewußte Auseinandersetzung und kann zu einem Sterben in Würde und auch in großer Akzeptierung des Geschehens führen. Frau Obermüller über ihren Gatten, den Dichter Diggelmann (nach DREIFUSS 1981): »Die wenigen Besucher, die noch kamen in diesen Tagen, sagten hinterher, es sei feierlich gewesen bei uns. Eine Stimmung wie Advent. Anders hätten wir wohl die letzte Frage des Sterbenden nicht mehr gehört. Sie lautete: Wenn ich jetzt sterbe, kommt ihr dann mit? Unser Ja hat er mit hinübergenommen.«

In solchen Ausnahmesituationen gilt es nicht, nur das Leiden des Patienten unter sich, sondern auch sein Leiden unter der Gesellschaft zu behandeln. Familie und Gesellschaft meiden den Kranken, weil sie Angst vor den eigenen Gedanken an die Endlichkeit des Daseins haben; operative Eingriffe, wie Brustamputationen oder

◁ 32 Das Kind antizipiert die Untersuchungssituation in einer Bildfolge

künstliche Darmausgänge, erfordern von seiten des Patienten und von seiten der sozialen Umwelt Anpassungsleistungen, die nicht immer gelingen.

Die beschriebenen Situationen sind aber nicht allein für den Klienten, sondern auch für den Therapeuten sehr belastend. Auch er muß beim Tod seiner Klienten Trauerarbeit leisten, er muß die Gefühle der todgeweihten Klienten auffangen, die ihn um sein Gesundsein beneiden, und schließlich muß er damit fertig werden, selbst ständig mit der Endlichkeit konfrontiert zu sein (DREIFUSS u. MEERWEIN 1984). Die Kunsttherapie, die »gesunde«, kreative Anteile der Persönlichkeit des Kranken anspricht, ist vielleicht der einzig mögliche gemeinsame Weg durch solche Situationen.

3.2 Die Indikation von Kunsttherapie

Nach einem Bericht über die verschiedenen Einsatzfelder der Kunsttherapie liegt es nahe, den Indikationsbereich zu erörtern: Überall dort, wo Kunsttherapie erfolgreich eingesetzt wurde, ist sie auch indiziert. Allerdings ist der Erfolg der kunsttherapeutischen Maßnahmen aufgrund der Literaturberichte nicht immer genau zu erkennen (vgl. oben Kapitel »Chancen der Kunsttherapie«). Eine exakte Indikationsstellung setzt weiterhin einen Vergleich des Erfolges der Kunsttherapie mit dem Erfolg anderer Therapieverfahren voraus.

Aber auch bei den anderen Therapiemethoden und -schulen liegt keine nach Symptomen geordnete Erfolgsstatistik vor. Tatsächlich setzen die meisten Therapieschulen ganz unabhängig vom seelischen Leiden des Klienten immer das gleiche Standardverfahren ein. Von einer Zuordnung von Therapietechnik und seelischem Leiden ist man also in der Therapieforschung weit entfernt.

Dennoch lassen sich für die Kunsttherapie, speziell hier für die Therapie mit bildnerischen Mitteln, einige Indikationen bzw. Klientengruppen angeben, die aus theoretischen Gründen besonders geeignet scheinen und bei denen viele Therapien erfolgreich beendet wurden:

- Kinder sind oft nicht in der Lage, ihre Probleme zu verbalisieren oder einen andauernden Dialog aufrechtzuerhalten. Viele Fallbeispiele berichten von erfolgreichen metaphorischen Kommunikationen oder symbolischen Problembewältigungen.
- Auch manche psychiatrischen Patienten haben die verbale Kommunikation mit ihrer Umwelt aufgegeben bzw. sind nicht mehr fähig, mit der Umwelt verbal zu interagieren. Auch hier gibt es viele Fallbeispiele, wie eine Kunsttherapie zu überraschenden Veränderungen führen konnte.
- Alle Störungen, bei denen die sprachlichen Möglichkeiten der Klienten eingeschränkt sind, eignen sich für kunsttherapeutische Behandlungsversuche, wie z. B. Patienten, die stottern, aber auch solche Patienten, deren intellektuelle Fähigkeiten, sei es wegen Unfällen, wegen Minderbegabungen oder wegen Alterskrankheiten, beeinträchtigt sind.
- Manche Störungen stammen ursächlich aus der Zeit der frühen Kindheit, also aus einer Zeit, in der das Kind noch nicht sprechen konnte. Daher können solche frühen Störungen nicht verbal

33 In der Kunsttherapie werden traumatische Erinnerungen mit den zugehörigen Emotionen wachgerufen; der Ort des Geschehens: die Couch

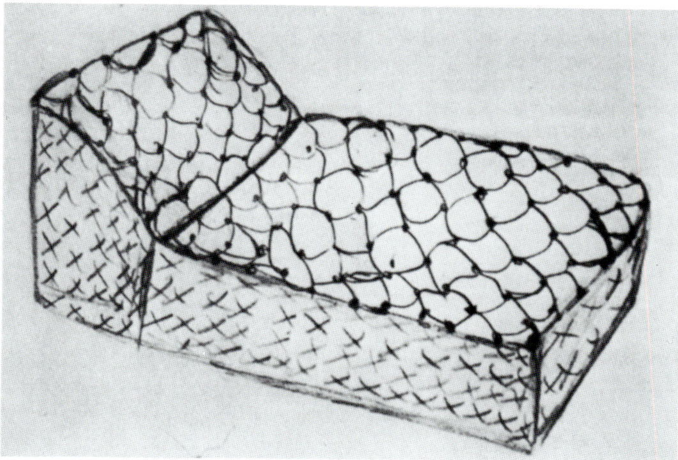

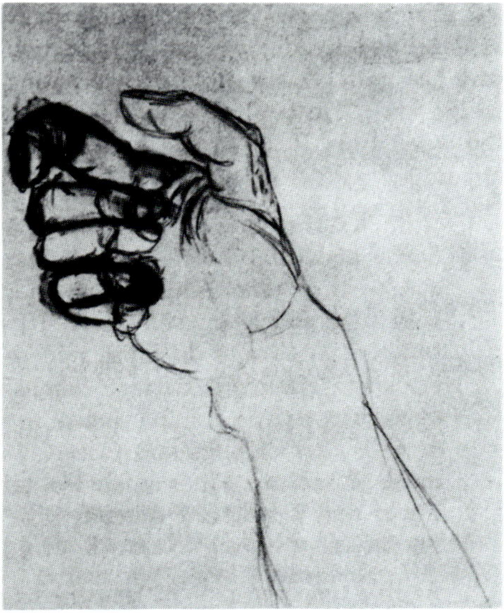

34 Die fordernde Hand des Bruders

35 Der Bruder bei sexuellen Mißhandlungen der Zeichnerin, als sie noch ein Kind war

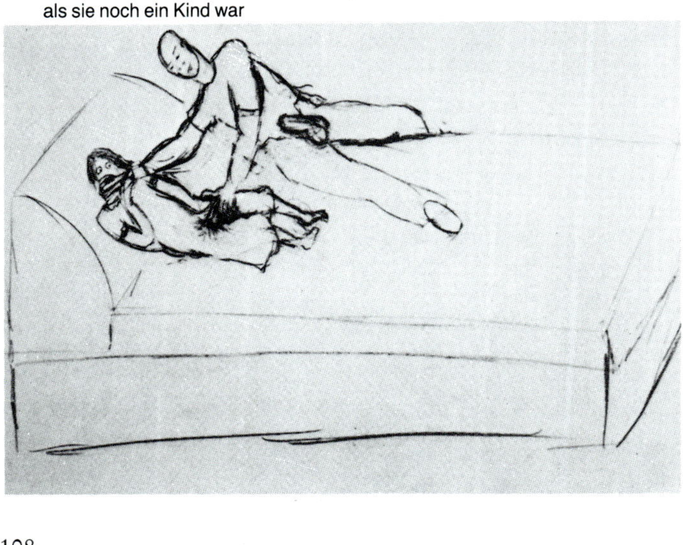

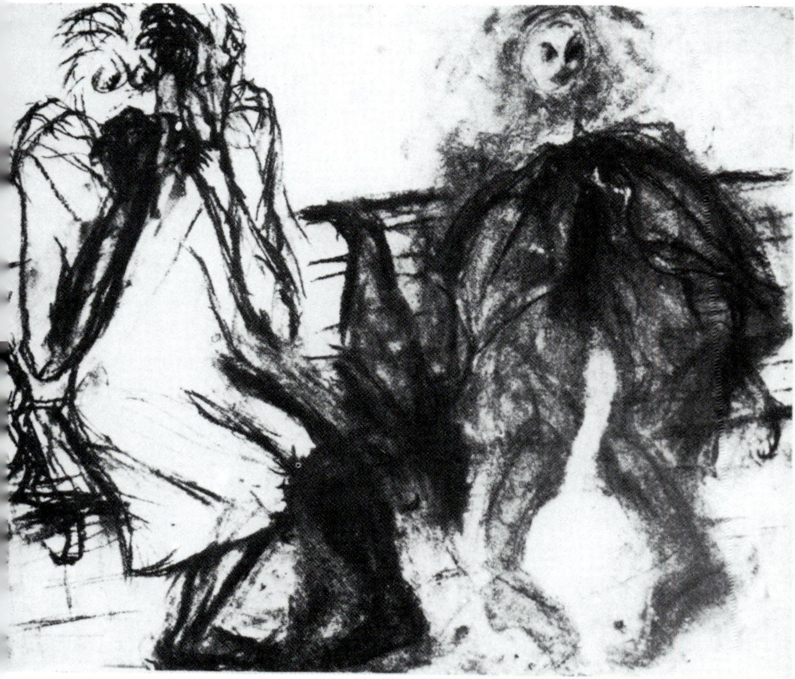

36 Das heutige – gestörte – Erleben der eigenen Sexualität

berichtet werden. Sie sind aber sehr wohl in bildhaften Erinnerungen zugänglich und können in solchen bearbeitet werden.

- Die kreative Tätigkeit appelliert an die gesunden Funktionen des Klienten. Also im Grenzgebiet von Psychotherapie und Lebensberatung, mit nur wenig gestörten Klienten oder in der Selbsterfahrung mit seelisch gesunden Menschen, ist diese Form der Auseinandersetzung mit eigenen Problemen am wenigsten kränkend.
- Durch die bildnerische Tätigkeit gelingt es oft, einen guten Kontakt zu Therapieklienten aufzubauen, die nicht von vorneherein an einer Therapie kooperativ mitarbeiten wollen, wie z. B. bei Drogenabhängigen und bei Delinquenten. Das bildnerische Tun wird als sinnvoll erlebt. Auch dies kann Widerstände gegen eine Therapie reduzieren.

- Manche Erlebnisse sind dem Klienten peinlich, und es fällt ihm schwer, sie zu beschreiben. Die bildnerische Gestaltung umgeht solche Hemmungen (vgl. Abb. 33–36). Mit der bildhaften Gestaltung der traumatischen Erinnerung wird die verbale Bearbeitung erst ermöglicht.

Auf der anderen Seite gibt es Fälle, die sich weniger für eine Kunsttherapie (hier wiederum als Therapie mit bildnerischen Mitteln) eignen. Erwachsene Klienten schämen sich manchmal wegen ihrer wenig gelungenen Gestaltungsversuche und erleben die Angst, in den Augen des künstlerisch meist geschulten Therapeuten zu versagen. Man kann dies durch die Instruktion und Aufgabenstellung minimieren. Gelegentlich bleiben solche Befürchtungen aber störend bestehen. Der Therapeut sollte dann auf einen Einsatz der jeweiligen Kunstform verzichten.

Natürlich bieten auch die Versagensängste bei der bildnerischen Tätigkeit und die Furcht, sich auf einen Rückschritt auf das kindliche Malniveau einzulassen, Material, das in der Therapiestunde thematisiert werden kann.

4 Methodische Varianten bei der Therapie mit bildnerischen Mitteln

In der Therapie gibt es keinen Rückzug hinter die routinemäßige Anwendung der Technik. Es wird die ganze Bereitschaft der Person zu Beziehungen gefordert, wie es MCNIFF (1981, S. 173) ausdrückt: »In meiner eigenen Arbeit ist es mir immer so vorgekommen, als sei die extensive Beschäftigung mit Techniken und Methoden eine der größten Gefahren für die Kunsttherapie. Ich glaube, daß neue Methoden in der Psychotherapie nur wertvoll sind, wenn sie mit vollem Respekt für den vorrangigen und immer präsenten Prozeß des Fühlens, Sich-auf-den-anderen-Beziehens eingeführt werden.«

Auf der anderen Seite konkretisiert sich jede Therapie erst im speziellen therapeutischen Handeln. Erst eine Darstellung der Einzeltechniken und der methodischen Varianten erlaubt eine Vorstellung vom Ablauf einer Kunsttherapiestunde.

4.1 Verschiedene Techniken

Die Kunsttherapie hat vielfältige Möglichkeiten. Bei den vorgestellten Methoden handelt es sich um einige ausgewählte Vorgehensweisen, die in der heutigen kunsttherapeutischen Praxis typisch sind. Das Methodenrepertoire ist aber nicht festgelegt oder abgeschlossen; jeder Therapeut kann neue Varianten für seine Problemstellungen erproben.

a Therapieinstruktionen, die Kunstbilder verwenden

RATCLIFFE (1977, S. 29) betont, daß »Kunstwerke, die von großen Künstlern geschaffen wurden, auch bei Personen, die nicht mit dem Künstler verbunden sind, die Kraft haben, tiefliegende emotionale

Reaktionen auszulösen«. Also versucht sie, eine seelische Veränderung zu bewirken, indem sie die Klienten mit Meisterwerken der Kunstgeschichte konfrontiert.

Aus 2000 Postkartenreproduktionen alter und neuer Meister werden vom Klienten die 20 Karten ausgesucht, die eine starke positive oder negative Reaktion auslösen. Die gewählten Karten sollen dann so zusammengestellt werden, daß sie das »Selbst« des Klienten repräsentieren (die Technik wird unter der Abkürzung »OMAC«. = Old masters collage vorgestellt). Eine empirische Kontrolle belegt statistisch gesicherte Veränderungen des Selbstbildes, die nach dieser Therapiemethode zustande kamen.

Durch die »symbolgeladenen«, Reaktionen auslösenden Bilder großer Künstler kommt der Klient nach RATCLIFFE selbständig zu einem Kontakt mit seinem Unbewußten und gelangt zu Aha-Erlebnissen. Der Therapeut ist im Sinne der humanistischen Psychologie nur der Katalysator dieses Prozesses.

Eine ähnliche Methode verwendet SALBER (1977). Er gibt Bilder vor, die das Typische der Konfliktsituation, die Entwicklungsaufgabe oder Anstöße zur Veränderung für den Klienten enthalten. Eine Liste von Bildern und deren Zuordnung zu einer Liste von Konflikten oder auch nur Zuordnungsregeln liefert er jedoch nicht. SALBER gibt nur andeutungsweise Auskunft darüber, wie Kunstwerke seiner Meinung nach seelische Prozesse beeinflussen können; es ist zu hoffen, daß er seine Methode weiter systematisiert, um sie für andere Therapeuten anwendbarer zu machen.

Da bei den oben genannten Therapieansätzen keine bildnerischen Aktivitäten verlangt werden, kommen diese Therapietechniken besonders Klienten zugute, die ihren Zeichnungen gegenüber sehr selbstkritisch sind oder die sich aus anderen Gründen nicht auf ein aktives Gestalten einlassen wollen.

b Die Scribbletechnik

Der Klient soll den Bleistift führen, wie es ihm gefällt, und eine Kritzelzeichnung herstellen. Die Kritzelei wird dann auf mögliche Bedeutungen untersucht. Der Klient kann etwa im Sinne des thematischen Apperzeptionstests seine eigenen Phantasien in die Kritzelei hinausverlegen, projizieren.

Aber auch bei der Kritzelei selbst könnten sich in einer bildhaften Form unbewußte Strebungen und Vorstellungen verwirklichen.

Im Übungsteil (Kapitel 9) findet sich eine Übung zum linkshändigen Kritzeln, das weniger unter bewußter Kontrolle steht. Dort ist diese Variante der Kunsttherapie auch ausführlich beschrieben (vgl. dort auch Abb. 62, 63, 64).

c *Verschiedene Themenvorgaben*

Der Therapeut stellt dem Klienten in der Kunsttherapie oft Themen für die Gestaltung. Emotionsgeladene Erlebnisse oder wichtige Erinnerungen werden so aufgerufen. Hier sind solche Themen zusammengestellt.

Lebensgeschichtlich bedeutungsvolle Themen

Wichtige Lebensereignisse gewähren Zugang zu den Emotionen und zu der privaten Welt des Klienten. VOGT und BUDJAHN (o. J.) verwenden in der Universität Heidelberg in Kunsttherapiesitzungen der Reihenfolge nach folgenden Themenkatalog: Selbstbildnis, eigene Familie, Elternfamilie, ein besonderes Erlebnis in der letzten Zeit, Erinnerungen an die Kindheit, vier Portraits von frei gewählten Personen, schönstes Ereignis, festlichstes Ereignis, Selbstbildnis 2, ein Kindertraum, das Gute, das Böse, ein historisches Ereignis oder ein Ereignis aus der Bibel, eine fleischfressende Pflanze, ein spontanes Kritzelbild, phantastische Figuren, Maschinenhaftes, drei Wünsche, Selbstbildnis 3, Feuer, Erde, Luft (die letzten Themen stammen aus der »Elementen-Bildserie« von WITTGENSTEIN 1965).

Angstbesetzte Inhalte

Ein Zeichnen der angsteinflößenden Reize der Umwelt ist in verschiedener Hinsicht heilsam: In der Zeichnung geraten die Gegenstände der Angst weniger dramatisch, als sie sich in der Vorstellung darstellen, und die Materialisierung bzw. Konkretisierung der Angstgegenstände erlaubt nun auch, mit der Vorstellung umzugehen (z. B. Abb. 37).

Eine Klientin malt eine in ihrem Leben wiederholt auftretende Angstsituation (Abb. 38). Von draußen nähert sich eine Figur, die

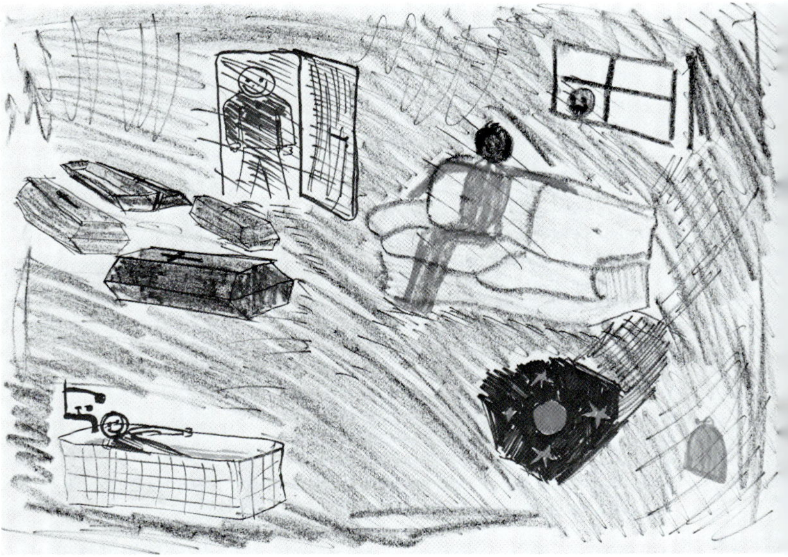

37

38

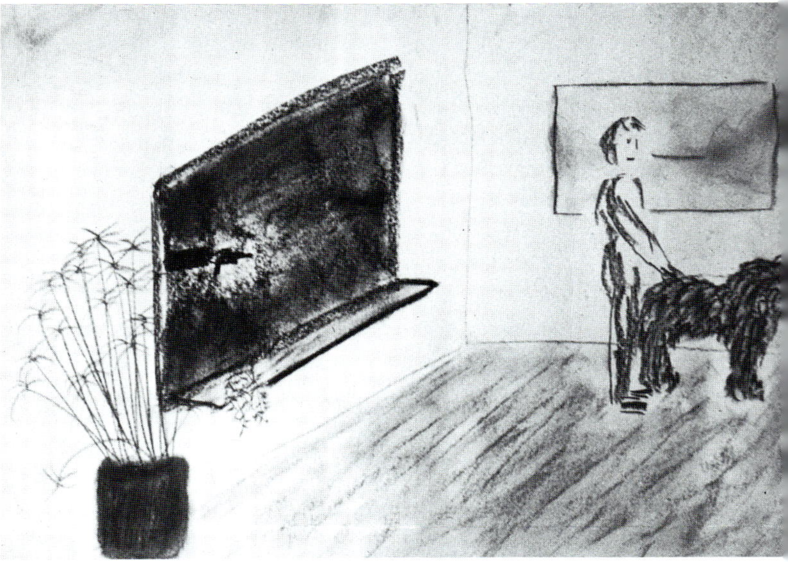

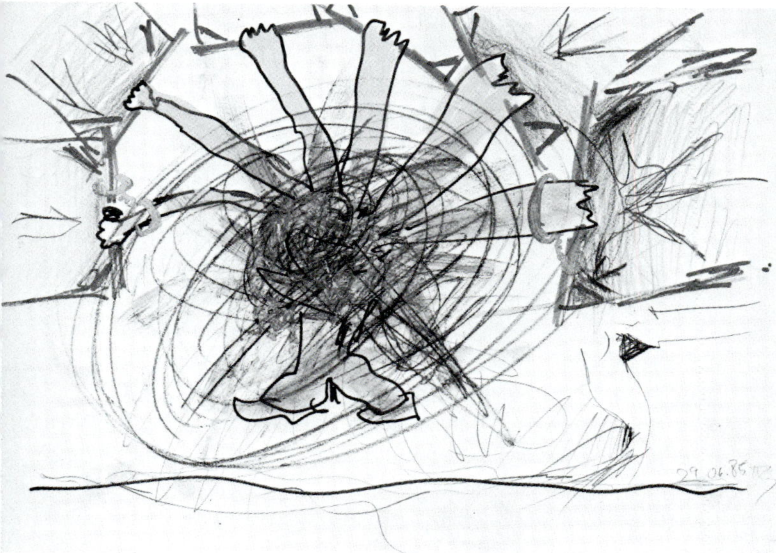

39

40

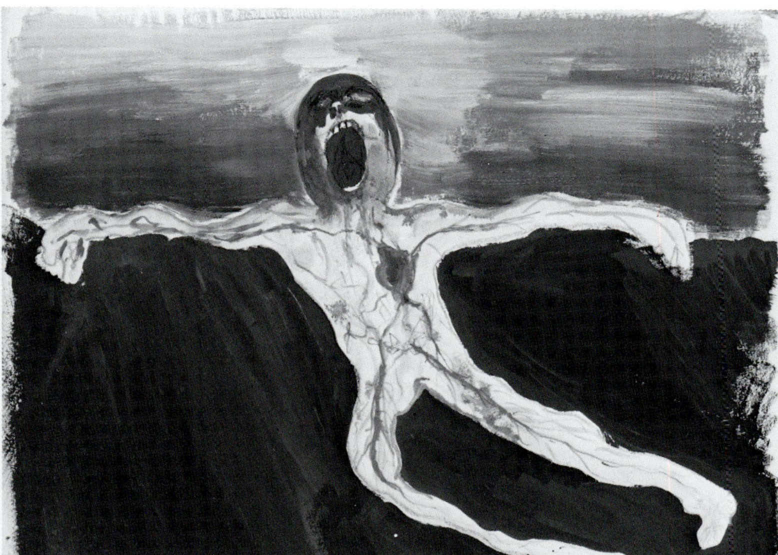

sie durch das Fenster hindurch bedroht. Bereits nach dem Malen des Bildes und der Besprechung des Gefühls von Schuld und Unzulänglichkeit, dessentwegen die Klientin auf eine Bestrafung wartet, taucht das entsprechende Angstgefühl in den nächsten Monaten nicht wieder auf. Die Abbildungen 39 und 40 zeigen die Angst, von den Anforderungen der Umwelt, aber auch von der eigenen Stimmungslage verschlungen zu werden.

Ausgehend von einem »Stimulusbild«, das eine Angst darstellen soll, wird comicartig eine Sequenz von Bildern verfertigt, die eine Lösung der Probleme oder das Ergebnis der angstbesetzten Situation erreichen. Im Fall unseres Beispieles wurde eine Möglichkeit der Besänftigung, aber auch der symbolischen Entfernung der Bedrohung auf eine ferne Insel besprochen.

In einem weiteren Schritt können zwischen den Hauptinhalten (z. B. symbolisiertes Selbst, symbolisierte andere) zu den jeweiligen Bildern Dialoge aufgeschrieben werden.

Neben der bildnerischen Gestaltung und der Erarbeitung der Dialoge gehört zur Therapietechnik eine metaphorische oder symbolische Deutung der Bildinhalte.

Symbolzeichnen

Bestimmte Symbolthemen werden vorgegeben. So kann z. B. das Zeichnen einer Brücke als Symbol des Überganges oder eines Bootes usf. zum Thema gemacht werden. Der Umgang mit dem Symbol kann helfen, Konfliktkonstellationen zu bewältigen, ohne daß der Konflikt vom Klienten bewußt verarbeitet werden müßte.

◁◁ 37 Das Darstellen von Ängsten – hier etwa der Angst, von verstorbenen Verwandten »besucht« zu werden, denen gegenüber die Zeichnerin ambivalente Gefühle hegte – kann alleine schon therapeutische Kraft haben. In der malerischen Konkretisierung wirken die imaginierten Situationen weniger angsteinflößend

◁◁ 38 Die Angst vor einem nächtlichen Überfall vermindert sich, nachdem eine Zeichnung die Wurzeln dieser Angst aufdecken hilft

◁ 39 Den vielen Anforderungen und Chancen könnte nur eine vielarmige Schiwa gerecht werden

◁ 40 In der Kunsttherapie können auch Bilder höchster Ausdruckskraft entstehen, wie dieses Bild, das die Schwäche und Verletzlichkeit des Menschen zum Thema hat

Allerdings gibt es auch Techniken, die den gleichen Namen tragen, bei denen aber »Symbol« nicht im psychoanalytischen Sinne aufgefaßt wird: GRÄTZ versteht unter Symbolzeichnungen solche Zeichnungen, bei denen z. B. die Beziehungspersonen des Klienten in abstrakten Symbolen gezeichnet werden. Der Begriff Symbol nimmt hier die Bedeutungsfacette »nichtgegenständlich« an. Die Deutung erfolgt nach metaphorischen Gesichtspunkten (rund – eckig, offen – geschlossen). In diesem Sinne könnte auch das Vorgehen, die Familienmitglieder als Tiere darstellen zu lassen, als Symbolzeichnen eingeordnet werden.

LINDER (1975) beschreibt eine Kunsttherapie, die mit der Aufgabe beginnt, zwei konzentrische Kreise auszufüllen. Die Zeichnungen im inneren Kreis werden als eigene Person, die im äußeren Kreis als bedeutungsvolle andere interpretiert.

Zeichnen nach archetypischen Themen

JACOBI (1969) selbst gibt einfache, archetypisch bedeutsame Themen vor, die dann im Sinne der Archetypenlehre JUNGS prognostisch und diagnostisch gedeutet werden. Solche Themen sind (S. 247): »Fisch, Vogel, Baum, Blume, Wut, Kreis – Dreieck – Viereck, Auge, Sonne – Mond, Stilleben, Mund – Nase – Ohr, ABC, Spinne, Feuer, Wasser, Schmuck, Uhr, Depression, Explosion, Freude, Teufel, Hexe usw.«

Märchen als Thema

BINIEK (1982) bezeichnet das Malen von Szenen aus Märchen als besonders fruchtbar. Gerade die Märchenthemen sind angetan, Kindheitserinnerungen wachzurufen. Darüber hinaus sei (S. 78) »immer wieder verblüffend, wie exakt die gewählten Märchenszenen zum Spiegel der gerade aktuellen Lebenssituation, vollzogener und noch nicht vollzogener Reifungsschritte werden«.

Traumzeichnen

Als Thema werden häufig Träume verwendet; JUNG und JACOBI z. B. arbeiten oft mit ihnen.

DERGALIS (1975) berichtet eine Therapie mit einem 10jährigen Mädchen, bei der das Zeichnen von Traumbildern wichtig wird. In der Therapie kann Kathy die feindseligen bzw. ambivalenten

Gefühle gegenüber ihrer Mutter erkennen und verbalisieren und auf dieser Grundlage neues Vertrauen aufbauen.

Es ist auch möglich, Angstträume, die im Traum mit einem plötzlichen Erwachen enden, zeichnerisch weiterzuführen. STONE (1975) läßt in einem Comicstrip die Phasen eines Angsttraumes zeichnen und den Klienten – schreibend – mit den gezeichneten Inhalten kommunizieren.

1. Beispiel: Viola wird im Traum von einem schrecklichen Gesicht verfolgt. Das Mädchen malt das Gesicht am Anfang einer Serie von Bildern und fügt folgenden Dialog hinzu: Das Gesicht: »Du bist nicht in der Lage, irgend etwas zu machen.« Selbst: »Warum kommst Du immer, geh bitte weg.« Die Klientin erkennt, daß sie dem Gesicht gegenüber die gleichen Gefühle wie ihrer Mutter gegenüber hat. Nachdem sie die Bedeutung ihres Angsttraumes entschlüsselt hat, kommt er nicht mehr wieder.

41, 42 Ein Alptraum wird in einer Zeichnungsfolge bis zum Moment des Erwachens nachgezeichnet und dann in den folgenden Zeichnungen einer Lösung zugeführt

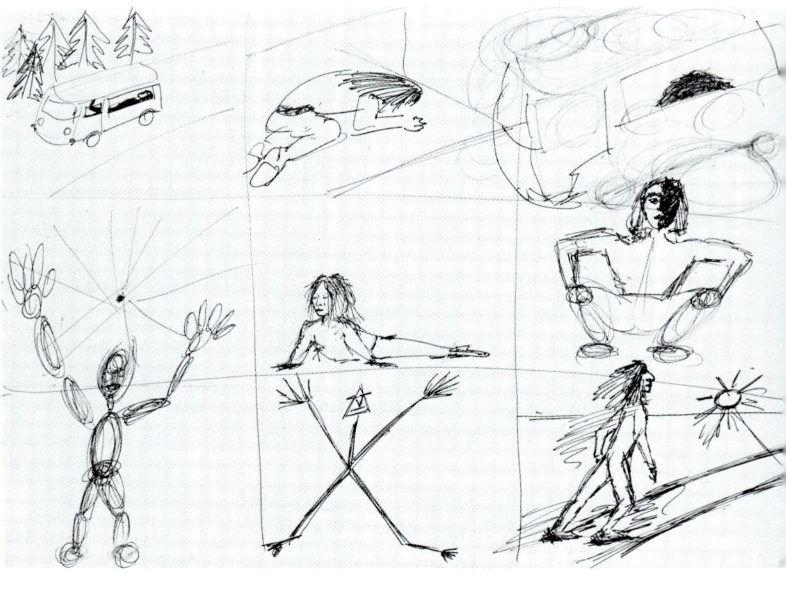

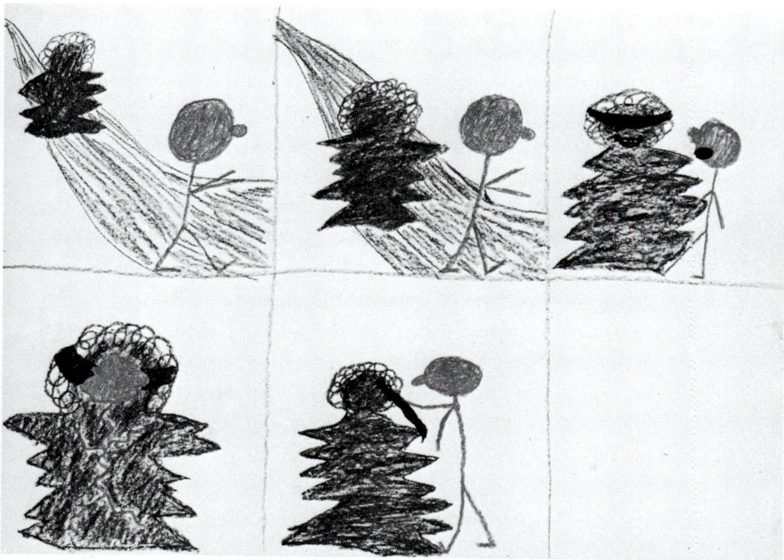

Die Bildtexte ermöglichen eine bewußte Verarbeitung der visuell kommunizierten Inhalte. Der Autor berichtet von einem hohen Prozentsatz erfolgreicher Therapien bei Ängsten und Alpträumen, wenn die oben beschriebene Technik eingesetzt wurde. Hier zwei weitere Beispiele aus der Erfahrung des Autors:

Ein 2. Beispiel ist Carla, die den Angsttraum hatte, sie werde von einem Schatten verfolgt, dem sie nicht ausweichen könne. Die Vorstellung, fliehen zu wollen und nicht fliehen zu können, ist in Alpträumen relativ häufig. Carla sollte nun ihren Traum bis zu der Stelle zeichnen, an der sie immer schweißgebadet und in Angst aufwachte (Abb. 41). Eine genaue Betrachtung des gezeichneten Schattens ergab, daß er Umrisse einer weiblichen Gestalt aufwies. Nun sollte die Sequenz in der Zeichnung weitergeführt werden. Was würde der Schatten mit Carla machen, wenn er sie erreicht hätte? Carla zeichnete, wie der Schatten sie aufnimmt und wie sie in dem Schatten verschwindet. In allen Szenen hat der Schatten eine Augenbinde an. Es fällt Carla spontan ein, daß auch ihr Kontakt – Blickkontakt – zu ihrer Mutter schlecht ist. In der zeichnerischen Lösung wendet sie sich dem Schatten zu, der jetzt die Binde abnimmt. Wenige Wochen später tauchte der Schatten im Traum wieder auf, aber Carla hatte keine Angst mehr vor ihm, sondern er wird in die Traumhandlung integriert.

3. Beispiel: Die Zeichnungen von Wolfgang (Abb. 42) belegen, wie der Traum früheste Erlebnisse aufgreift. Im Traum fährt Wolfgang in einem Auto, aber die Wände werden immer enger, der Druck wird immer stärker, er selbst wird zusammengepreßt und verliert seine Identität. An dieser Stelle ist der Traum zu Ende, und Wolfgang wacht mit Herzklopfen auf. Gemeinsam mit dem Therapeuten wird die Analogie zum Geburtserlebnis entdeckt, die sich auch in der abgebildeten Haltung Wolfgangs zeigt. Eine Fortsetzung des Traumes als Auftauchen aus der Enge (des Geburtskanales) und ein befreites Ausschreiten auf dem »Lebensweg« sind die logische Folge des traumatischen Erlebnisses.

JUNG (vgl. oben) war der Meinung, der Tagtraum lasse die seelischen Prozesse des Unbewußten sogar noch besser erkennen als der Traum. Tatsächlich haben sich Tagtraumbearbeitungen als außerordentlich wirkungsvolle Therapiemethode erwiesen (vgl. oben: Katathymes Bilderleben).

In der Kunsttherapie werden Instruktionen zu Phantasiereisen (z.B. plötzlich in ein fernes Land fliegen können oder in einem ganz fremden Land aufwachen usf.) gegeben, und einzelne Bilder dieser Tagträume werden gestaltet.

Gefühlszeichnen

Auch Gefühlserlebnisse können zum Zeichenthema werden. Die Hände sollen mit dem Farbstift oder mit der Fingerfarbe im Bewegungsduktus eines bestimmten Gefühls – etwa: Freude, Wut (vgl. Abb. 43), Depression – geführt werden.

Die kathartische Wirkung des Malens z. B. von Wut wird häufig betont (OAKLANDER 1984). Nicht ausgedrückte Gefühle oder Gefühle, die der Klient sich verbietet, können die positiven Gefühle und Erlebnisse völlig überdecken. Das Gefühlsmalen gewährt den Zugang zu solchen Blockierungen.

Beim Reizwortversuch von GRÄTZ (1978) soll der Klient auf vier Abschnitte eines DIN-A5-Blattes verschiedene Gefühle durch

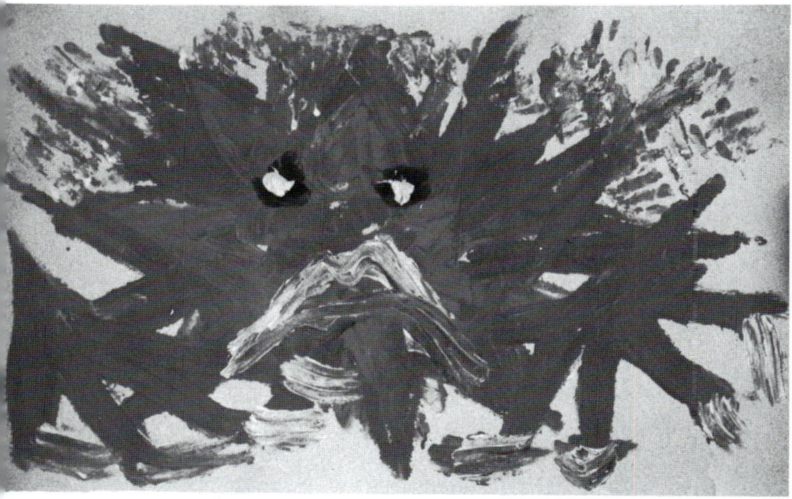

43 Mit Fingerfarben wird das Gefühl »Wut« gestaltet

Linien oder Formen ohne Abbildungsabsicht darstellen. Es werden die Reizworte vorgegeben:
Wut, Angst, Haß, Verzeihung (1. Seite),
Zuneigung, Eifersucht, Sehnsucht, Verzweiflung (2. Seite),
Widerstand, Geborgenheit, Angriff, Einsamkeit (3. Seite, es folgen zwei weitere Seiten).

Im Gespräch werden die metaphorischen Komponenten der Linie aufgegriffen und auf die Gefühlssituationen des Klienten bezogen.

Beispiel beim Reizwort »Angst« (S. 27): »Patient: Die erste Linie war ganz links. Die anderen habe ich dann noch davorgebaut. Ich weiß nicht, was jetzt richtig ist. Sichere ich unnötig viel? Oder die Angst ist wirklich so groß, die ich abzufangen habe – oder nur meine Erwartung? Ich glaube, das kann ich jetzt nicht lösen, darüber muß ich noch nachdenken.«

Auch der Therapeut bezieht sich auf die Merkmale der Linie und gibt metaphorische Deutungen (S. 29): »Wenn ich hier so der auslaufenden Bewegung folge – kommt mir die Frage, ob es nicht gelegentlich auch etwas Zugreifendes hier haben könnte?«

Der Reizwortversuch wird von GRÄTZ primär als diagnostische Methode vorgeschlagen, die einen schnellen Überblick über die emotionale Lage des Partners erlaubt. Allerdings weist GRÄTZ auch auf den therapeutischen Aspekt hin. Sie glaubt, dem Zeichner werden Zusammenhänge deutlich, die er vorher nicht bewußt erfassen konnte.

d Gemeinsames Malen von Klient und Therapeut

Die Interaktion ist »bildhaft« und daher weniger der bewußten Kontrolle unterworfen. Widerstände, die sich einer Deutung der Gestaltung möglicherweise entgegenstellen, werden so weniger auf den Plan gerufen. Der Therapeut kann im Bild Fortgänge anregen, zu denen der Klient keinen Mut hätte. Er kann Klienten, die sehr gehemmt sind, aktivieren. Das Sich-Ausbreiten über Flächen, das Platz-Beanspruchen und andere Interaktionsmuster des Klienten werden so erlebbar und für die Therapie zugänglich.

GRÄTZ (1978) beschreibt die Methode des »Kontaktzeichnens«. Der Patient muß auf eine Reihe von Vorgaben bildnerisch antworten. Abbildung 44 zeigt eine Folge von Anregungen und Antworten des Klienten. Das Verfahren ist eher von diagnostischer Bedeutung, weil der Therapeut nach einem festgelegten Schema von bildnerischen Anregungen vorgeht, die den Klienten einmal provozieren und ein anderes Mal stützen, so daß eine häufigere Verwendung sich nicht anbietet.

Andere Varianten des gemeinsamen Malens wurden veröffentlicht: WINNICOTT (1971) spricht von »Schnörkelspiel«. Der Therapeut gibt einen Schnörkel vor, der dann vom Kind zu Ende gezeichnet wird und umgekehrt.

Ein weiteres Beispiel bezieht sich auf eine recht spezielle Annahme des Therapeuten: das gemeinsame Zeichnen und der Wunsch, zu »verschmelzen« (KAPLAN 1983). Die Gemeinsamkeit selbst gewinnt metaphorische Bedeutung.

44 Beispiel für dialogisches Malen nach Grätz (1978). Der Therapeut zeichnet den (blauen) Strich 1, auf den der Klient mit dem (gelben) Strich 2 antwortet. (Nachbesprechung des Klienten: »Das kann ich auch – da ziehe ich gleich.«) Die unterbrochene grüne Reihe des Therapeuten wird dann vom Klient mit (roten) Verbindungsstücken geschlossen. (Nachbesprechung: »Verhältst Dich komplementär zur Formeinheit.«) Die Abfolge Therapeut 5, Klient 6 wird dann vom

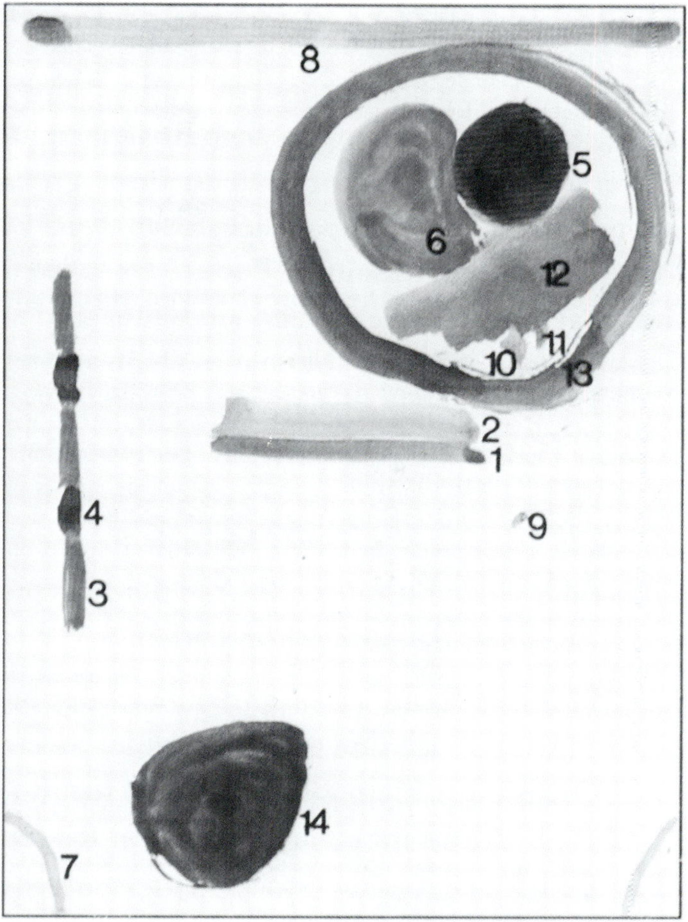

Klienten kommentiert: »Gefilterte Aggressivität, auch gedämpfte Aggressivität.« In 7/8 zieht sich der Klient ebenfalls in seine Ecke zurück und zeigt auch in der Folge 9/10 das gleiche spiegelbildliche Verhalten. Nachdem dies dem Klienten auffällt, antwortet er auf 11 mit der großen rosa Fläche 12. (Nachbesprechung: »Dann bin ich voll da, kann expansiv werden.«) Die als angenehm erlebte rote Umkreisung 13 wird mit einem kontrapostischen roten Fleck 14 beantwortet. (Nachbesprechung: »Da bin ich mit meinem ganzen Gefieder.«) Im zeichnerischen Dialog werden typische Kommunikationsmuster sichtbar, die dann mit dem Klienten besprochen werden

Die Arbeit folgt einer Theorie von SILVERMAN (1978). Er glaubt, die Reparierung symbiotischer Mängel aus den ersten Stadien der kindlichen Entwicklung könne den Therapieverlauf z. B. schizophrener und neurotischer Patienten günstig beeinflussen. Auch bei normalen Versuchspersonen konnte etwa die akademische Leistung durch die im folgenden beschriebene Prozedur verbessert werden: Es erfolgte eine »unterschwellige psychodynamische Aktivierung«. Dem Klienten wurde so kurzzeitig, daß er bewußt nur einen Lichtblitz wahrnehmen konnte, auf einem Dia der Satz dargeboten: »Mammi und ich sind eins.« Die Effekte waren noch stärker, wenn gleichzeitig ganz kurz ein entsprechendes Bild gezeigt wurde.

In der vorliegenden Studie wird der symbiotische Wunsch, mit den Eltern eins zu sein, durch das gemeinsame Zeichnen aktiviert. Dies scheint besonders deswegen möglich, weil der Therapeut in der Therapie aus der Sicht des Klienten die Rolle der Eltern übernimmt. Die Instruktion lautete: »Wir zeichnen nun zusammen auf dieses Blatt Papier. Einer von uns zeichnet irgend etwas auf das Papier, und der andere zeichnet etwas als Antwort. Wir werden das so oft machen, bis wir das Gefühl haben, daß das Bild fertig ist. Sie können sich das so vorstellen, wie einen gezeichneten Dialog oder wie ein Spiel, in dem man drankommt und Züge macht.«

Mit einer depressiven Patientin z. B. beginnt der Therapeut ein Quadrat zu zeichnen, und die Patientin antwortet mit einem anderen Quadrat. Der Therapeut verbindet beide Quadrate, und die Klientin zeichnet ein lachendes Gesicht in ihr Quadrat. Gleichzeitig sagt sie, daß sie sich nicht so fühle. Dennoch lächelte sie während des Zeichnens, und der Therapeut berichtet, die Depression sei in der folgenden Stunde weniger schwer gewesen. SILVERMAN schreibt (S. 80): »Es scheint plausibel zu sein, daß sowohl der Unterschied zwischen den verbalen und nichtverbalen Reaktionen während des Zeichnens als auch die folgende Lichtung der Depression durch die nichtverbale Kommunikation symbiotischen Verbundenseins entstand.«

e Fototherapie

Eine neue Methode innerhalb der Therapie mit bildnerischen Gestaltungen ist die Fototherapie. Zwei Grundideen sind zu unterscheiden: Anhand von Familienalben, also mit bereits bestehenden Bildern, werden Erinnerungen aktiviert (a). Wenn man bedenkt, in welchem Maße das menschliche Leben durch Fotografien dokumentiert wird, ist erstaunlich, daß sich die Psychologie dieses Datenmaterials bisher kaum bedient hat.

Im Gestalten von Fotografien entfaltet sich heilende Kreativität (b). Zwei kürzlich gegründete Zeitschriften (»Phototherapy Quarterly« und »Phototherapy«) berichten Methoden und erste Ergebnisse. Hier sollen zwei Beispiele gegeben werden:

1. Die Fotografie fungiert als »primäre visuelle Realitätskontrolle« (d. h., der Patient erhält durch die Fotografie absolut glaubwürdige Information über sich; SPITZING 1985) und kann in der Arbeit mit Problematiken des Selbstbildes, des Körperschemas oder auch wie im folgenden Beispiel bei einer Vernachlässigung des Äußeren eingesetzt werden.

Ein Gruppenfototherapieprogramm mit jugendlichen Delinquentinnen:
Jeder Teilnehmer soll vor der Kamera posieren und sich anhand des Bildes der Gruppe vorstellen.
Jetzt sollen die Teilnehmer Paare bilden. Ein Teilnehmer ist der Fotograf. Der andere Teilnehmer ist das Modell. Das Modell soll jetzt mit den Händen (alternativ: mit dem Haar) etwas ausdrücken. Es geht um eine Fortsetzung der Vorstellung jedes Teilnehmers.
Die Teilnehmer sollen Gegenstände aus der Frosch- und Vogelperspektive (oder aus einem anderen ungewöhnlichen Blickwinkel) aufnehmen, um eine flexible, kreative Wahrnehmung zu trainieren.
Die Teilnehmer sollen Dinge suchen, die ähnlich sind und die sie beeindrucken. Der Therapeut bekommt so Einblick in die persönliche Begriffsbildung, die persönlichen Konstrukte der Teilnehmer.
Jeder Teilnehmer soll eine Emotion darstellen, ohne daß der Fotograf weiß, welche Emotion es ist. Die Übung dient der Kontrolle und dem Training der nonverbalen Kommunikation.
Die Teilnehmer können selbst etwas aussuchen, was sie fotografieren und besprechen wollen.
Die Teilnehmer ziehen Kleidung von anderen Personen/Rollen an und üben sich so im Rollenverständnis.

Ein abschließendes Selbstportrait ermöglicht es, eventuelle Änderungen zu dokumentieren.

Wenn das Programm VARDELL u. a. (1982) auch keine meßbaren Veränderungen im Selbstbild hervorbrachte, so beobachten die Therapeuten, daß viele Mädchen zu ihren Fotos positiver Stellung nahmen und stärker auf ihre Erscheinung achteten. Einige wünschten sich oder erwarben neue Kleider.

Neuerdings erlangt die Videokamera in der Psychotherapie größere Bedeutung. Die nonverbale Kommunikation läßt sich mit ihrer Hilfe kontrollieren. Problematische Interaktionen können gespielt werden, und dem Klienten prägt sich bildhaft ein, wie eine erfolgreiche Interaktion aussehen würde. Körperverspannungen, habituelle Fehlhaltungen usf. können mit dieser Rückmeldung zum Gegenstand der Therapie werden (HEILVEIL 1984).

In Kliniken wurde ein Stationsprogramm ins Leben gerufen, das die Patienten neben den normalen Programmen einschalten können (STOLLER 1978). Die Mitwirkung an einem solchen Programm aktiviert die Patienten und vermittelt ihren Therapien die Aufmerksamkeit der gesamten Klinikgruppe. Nach einer ausgestrahlten Therapiestunde nehmen viele Menschen am Schicksal und an der positiven Entwicklung eines Menschen teil. Dies allein kann Heilungskräfte mobilisieren (vgl. FRANK 1985).

2. Bei der Arbeit mit Fotoalben dagegen geht es um Erinnerungen, um soziale Konstellationen (AKERET 1973). Fotoalben liefern viele Daten der vergangenen sozialen Interaktion: z. B. den Status, den Fotograf und Fotografierter hatten, den sozialen Kontext des Schnappschusses oder auch den Zweck, zu dem die Fotografie angefertigt wurde. Welche Personen stehen im Mittelpunkt, und welche sind gar nicht auf der Fotografie usf.?

Abbildung 45 stammt aus einem Familienalbum. Zwei Geschwister sind nebeneinander abgebildet. Beide lächeln und wirken wohlgemut, aber die jüngere Schwester ist eindeutig im Mittelpunkt des Bildes, während die ältere an den Rand gedrückt wird. Die jüngere Schwester schiebt ihre Schulter vor die ältere und arbeitet so an dieser Mittelpunktstellung aktiv mit. Noch bei den erwachsenen Töchtern spielt diese Konkurrenz aus der Kindheit eine Rolle.

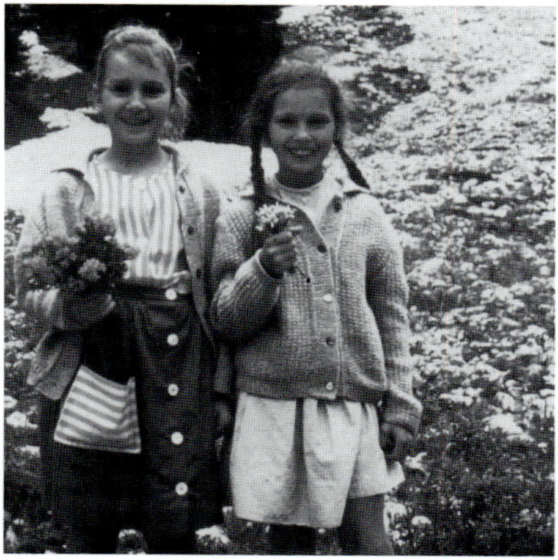

45
Familienalben geben Einsicht in die vergangene Familiendynamik; die Hauptperson steht in der Mitte des Bildes

Solche Informationen können zum Anlaß für ein therapeutisches Gespräch werden. Mit den alten Bildern stehen Abrufreize zur Verfügung, die Erinnerungen aus der Kindheit und Vergangenheit in reichhaltigem Maße zutage fördern. Eventuelle »Fehlwahrnehmungen« der Vergangenheit sind nun anhand des »objektiven« Materials Fotografie zu erspüren. Sie werden dem Klienten fragend zurückgemeldet.

h Gruppentherapie

Die meisten der erwähnten Methoden sind auch in Gruppensitzungen durchzuführen. Gruppensitzungen haben Vor- und Nachteile. Die Klienten fühlen sich entlastet, wenn sie erleben, daß andere Menschen die gleichen Probleme haben. Darüber hinaus kann das gemeinsame Urteil der Gruppe stark auf einen Klienten wirken. Schwache Mitglieder dürfen aber durch die Gruppe nicht unterdrückt werden. Gleichzeitig muß der Therapeut sichern, daß auch Aggressionen nicht destruktiv werden können.

Gerade in der Kunsttherapie werden häufig Gruppenstunden durchgeführt, in denen jeder Teilnehmer seine eigenen Probleme bearbeiten kann. Die Gruppe bespricht dann die Beiträge der Teilnehmer.

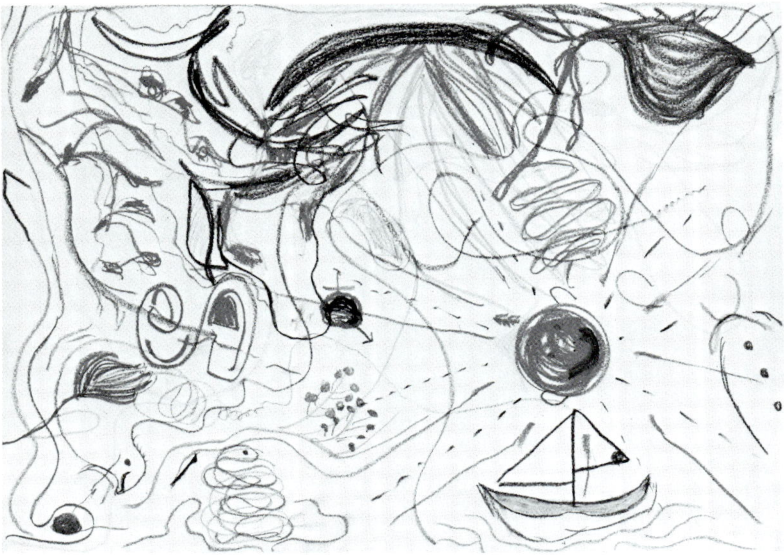

46 Das gemeinsame Malen einer Gruppe gibt Anlaß, über das aktuelle Sozialverhalten, aber auch über das Gefühl in der Gruppe zu sprechen

Gruppen schaffen aber auch gemeinsame Werke. Dabei wird mehr das aktuelle Sozialverhalten zum Gegenstand der Therapie. Wieviel Raum beansprucht ein Klient, wie kann er sich mit seinen Nachbarn bzw. Mitmalern arrangieren?

Das gemeinsame Malen führt außerdem zu einem Gruppenerlebnis, das den Zusammenhalt einer Gruppe begründen oder verbessern kann. Abbildung 46 zeigt ein Gruppenbild nach einem Wochenende, in dem sich nicht nur die Einzelleistung, sondern auch der Wunsch des harmonischen Zusammenspieles ausdrückt.

ASSAEL u. a. (1975) lassen ihre Patienten im Sinne der freien Assoziation spontan das zeichnen, was ihnen in den Sinn kommt. Was die anderen Gruppenmitglieder zeichnen, soll als Anregung verarbeitet werden. So entsteht nach Ansicht der Autoren eine symbolische Kommunikation, während verschiedene Mitglieder der Gruppe an der gleichen Szene arbeiten.

Gruppen können auf ausgearbeitete Programme zurückgreifen: VOGT und VOGT (1983) beschreiben ein »eklektisches« Programm für die Kunsttherapie in Gruppen. Der Gruppenleiter verhindert aufkommenden emotionalen Streß der Gruppe. In der ersten Sitzung stellt sich jeder Teilnehmer mit einer spontanen Zeichnung vor. Dann wird das Leben der Teilnehmer als »Muster« aufgearbeitet. Dabei stehen Übungen zur Verfügung, wie z. B. eine Collage aus Dingen, die man tun soll, und Dingen, die man nicht tun soll. Schließlich wird auch die Zukunft, wie sie sein sollte, visualisiert, und innere Quellen von Stärke werden aufgesucht. Die Autoren betonen, daß die Gestaltungen nicht nach einem festgelegten Kanon interpretiert werden können, vielmehr sei das Durcharbeiten der Gestaltungen eine kreative Arbeit der Gruppe.

Von den vielen anderen Methoden, die hier nicht erwähnt sind, sei noch auf die Sandtherapie hingewiesen, deren Material – das Sandkastenspiel – in ganz besonderem Maße Erlebnisse und Emotionen aus der Kindheit aufrufen kann (z. B. BRADWAY 1979).

4.2 Praktische Hinweise

Psychotherapie ist etwas für den Fachmann und sollte in Trainingskursen gelernt werden (vgl. dazu den Abschnitt über die Ausbildung). Wenn hier im folgenden praktische Hinweise gegeben werden, so wenden sich diese an den Therapeuten, der sich noch nicht mit gestalterischen Methoden versucht oder an den (Kunst-)Lehrer, der Weiterbildungen, z. B. in nichtdirektiver Gesprächsführung, absolviert hat.

– Malmaterial: Das Malmaterial sollte wenig technische Fertigkeiten verlangen. Weiche Pastellstifte eignen sich gut, aber auch Collagenmaterial kommt in Betracht, wenn ein Klient zu selbstkritisch über seine eigenen zeichnerischen Fähigkeiten denkt.

Zum Zeichnen von Gefühlen und regressivem Verwirklichen von Stimmungen sind Fingerfarben besonders geeignet. Ihre Verwendung erfordert große Malflächen (Tapete, Packpapier), die nicht verrutschen dürfen. Die Malflächen können z. B. mit Kleister auf einem Untergrund gehalten werden. Bei der Arbeit mit behinderten Patienten erweisen sich spezielle Materialien wie Mehl, Salz oder auch Samenkörner, die einfach mit der Hand von der farbigen Unterlage gewischt werden, als nützlich (BINIEK 1982).

Viele Kunsttherapeuten verwenden auch Ton: BINIEK (1982) erwähnt die ruhige streichende Bewegung, die bei der Arbeit mit dem Ton vorherrscht. Die Oberfläche und die haptischen Eigenschaften des Tones können in den Mittelpunkt der Aufmerksamkeit gerückt werden, um die Bewußtheit der Sinneswahrnehmungen zu steigern. Mit Ton läßt sich besser als mit Papier agieren. Man kann ihn kraftvoll kneten oder auch mit Fäusten auf ihn schlagen und die dabei verfertigte Figur zerstören.

– Therapiedauer: Jede Therapiestunde sollte gleich lang sein, damit bei dem Klienten nicht der Eindruck entsteht, er werde in der jeweiligen Stunde mehr oder weniger geschätzt oder seine Probleme seien mehr oder weniger wichtig. Andererseits kann die besondere Art der gestalterischen Aufgabe zu längeren oder kürzeren Therapieinteraktionen führen. Meist reichen aber die üblichen 45 Minuten für Gestaltung und Besprechung nicht aus. ULMAN u. a. (1977) empfehlen eine Therapiedauer von wenigstens 90 bis 120 Minuten.

Wenn die Bilder in der Therapiestunde verfertigt werden, bleibt natürlich weniger Zeit für die Bearbeitung. Viele Therapeuten ermutigen ihre Klienten auch, zu Hause Bilder zu malen und diese mit in die Therapiestunde zu nehmen. Dabei könnte aber zuviel relevantes Material anfallen, das dann nicht verbal bearbeitet werden kann.

– Therapieraum: Günstig ist ein Raum, der für die Zwecke der Kunsttherapie reserviert ist. In einem solchen Raum können die Werke der Klienten an den Wänden aufgehängt werden, und die Ausstattung erlaubt einen ungehinderten Umgang mit Farbe oder Ton. Gerade regressive Übungen, bei denen mit Farbe geschmiert wird, wären in einer kostbar ausgestatteten Praxis unmöglich.

– Die Bilder sollten im Besitz der Klienten verbleiben, damit nicht der Eindruck entsteht, es müßte für den Therapeuten gearbeitet werden. Es kann nützlich sein, die Bilder oder die Gestaltungen, die im Verlauf einer Therapie entstehen, in der Praxis aufzubewahren, um z. B. eventuelle Änderungen der Sichtweise am Bildmaterial demonstrieren zu können.

– Die »Schönheit« der Bilder sollte in der Therapie nur eine untergeordnete Rolle spielen (vgl. oben). Es geht bei den Bildern mehr um den seelischen Konflikt und seine persönliche Signifikanz. In bestimmten Zusammenhängen kann es auch einem therapeutischen Ziel dienen, wenn der Klient stolz auf seine Gestaltungen ist, wenn diese z. B. im Foyer einer Klinik ausgestellt werden. Bei Behinderungen tritt der Stolz auf die eigene Gestaltung als therapeutisches Prinzip in den Vordergrund.

– Wenn der Klient keine Themen vorschlägt und das Gespräch stockt, kann der Therapeut anregen, mit geschlossenen Augen ein Gefühl zu zeichnen usf. (s. WADESON). So werden die Gefühle und Erlebnisse des Klienten in die Zeichnung projiziert, und es liegt wieder relevantes Material vor, das bearbeitet werden kann.

Möglichkeiten weiterer Information

Vieles in der kunsttherapeutischen Praxis ist noch im Fluß: Neue Behandlungsmethoden werden vorgestellt, die Bewährung alter Methoden wird berichtet. Dieses Buch versucht, den Stand der Diskussion zu einem gegebenen Zeitpunkt wiederzugeben. Es kann natürlich die einzelnen Fälle nicht in der notwendigen Ausführlichkeit darstellen und auch nur sehr bedingt die kommenden Entwicklungen aufzeigen. Daher werden hier einige wichtige Zeitschriften besprochen, in denen sich der Leser über spezielle Probleme der Kunsttherapie weiterhin informieren kann. Die in- und ausländische Zeitschriftenliteratur bis 1984 ist in einer Bibliographie von AISSEM-CREWETT (1986) gesammelt. Frühere Bibliographien berücksichtigen vorwiegend die angloamerikanische Literatur: GANTT, L., und STRAUSS-SCHMAL, M.: Art Therapy, a Bibliography 1940–1973. Institute of mental health, USA, DHEW Publications No 74–51, 1974.

Kunst und Therapie (seit 1982)
Die Zeitschrift, von P. RECH und U. HEIN herausgegeben, erscheint zweimal im Jahr. Jedes Heft sammelt Beiträge zu einem vorgegebenen Thema, so daß für den speziell interessierten Leser auch Einzelhefte nützlich sind, die beim Verlag angefordert werden können. Da die Herausgeber aus der Kunstpädagogik kommen, sucht die Zeitschrift den Zugang zur Kunsttherapie weniger von der klinischen Psychologie her als vielmehr von der Kunst. Themenschwerpunkte, wie z. B. »Zum veränderten Verhältnis von Kunst und Wissenschaft heute«, sind als Grundlagenbeiträge der Kunst zur Kunsttherapie zu verstehen. Aus der Sicht der Kunstpädagogik geht es um die Phantasien, die die Kunst einer Gesellschaft vermittelt, darum, ob in den Tolkien-Gestalten die Verehrung der germanischen Helden wieder auflebt usf. Andere Hefte greifen in das Gebiet der Psychologie hinüber, etwa wenn das Verhältnis zwischen Bild und Wort, zwischen Sprache und Vorstellung untersucht wird. Die kunsttherapeutische Praxis soll in Zukunft stärker im Vordergrund der Arbeit stehen, wenngleich etwa ein Schwerpunkt wie »Therapeutische Konzepte in Kunst und Pädagogik« jetzt schon den Anschluß an die Praxisfelder herzustellen versucht. Auch in dieser Hinsicht soll die Zeitschrift noch weiterentwickelt werden.

Bekannte Autoren, wie Hartmut KRAFT, Peter PETERSON, Helmut HARTWIG, Hans BRÖG oder Günter OTTO, geben dem Leser die Garantie, den gegenwärtigen Diskussionsstand der Kunsttherapie, wie sie in der Kunstwissenschaft fundiert ist, vorzufinden.

Die Herausgeber gehören der Deutschen Gesellschaft für Kunsttherapie an, die Zeitschrift ist aber nicht deren Organ. Einschlägige Veranstaltungsankündigungen liegen jedoch oft bei. In Zukunft soll in einem aktuellen Teil stärker über berufsrelevante Ereignisse und auch über neue Bücher berichtet werden.

Confinia Psychiatrica (von 1957 bis 1980)
Die Artikel dieser Zeitschrift werden in Deutsch, Englisch oder Französisch veröffentlicht, wobei jeweils englische oder deutsche Zusammenfassungen existieren. Der Text wird durch viele Abbil-

dungen ergänzt. Es handelt sich um eine Zeitschrift über die Grenzgebiete der Psychiatrie, die von HEIMANN und JAKAB herausgegeben wurde. Die Confinia Psychiatrica widmete sich also nicht ausschließlich der Kunsttherapie; diese fand aber in ihr eine breite Würdigung. In ihr sind auch Arbeiten publiziert, die auf dem Internationalen Kongreß für Psychopathologie des Ausdruckes vorgetragen wurden. Stärker als in den erwähnten Zeitschriften ging es hier auch um die Themen »Kreativität und seelische Krankheit«. Dabei wurden viele einzelne Künstler in ihrer speziellen Form der Kreativität und der jeweiligen seelischen Konstellation vorgestellt. Wer also Kunsttherapie vornehmlich aus der Sicht des Künstlers und des Kreativen betreibt, findet hier vielfältige Anregung.

Aus der Tradition der Psychiatrie versteht es sich, daß die wiederum bekannten Autoren, z. B. BADER, JAKAB und viele andere, eher einer psychoanalytischen Theorie verpflichtet sind.

b Englischsprachige Zeitschriften

The Arts in Psychotherapy (1973 bis 1979: *Art Psychotherapy*)
Diese vierteljährlich erscheinende Zeitschrift hat Redaktionen für Schauspiel, Dichtung, Tanz, Musik und Kunst, umspannt also den gesamten Themenbereich der Kunsttherapie. Sie ist an Problemen der Praxis orientiert und gibt berufsrelevante Informationen (auch Ankündigungen der Gesellschaft »The American Art Therapy Association«). In jedem Heft werden wichtige neue Bücher besprochen.

Neue Techniken, wie z. B. die Fototherapie (vgl. oben) werden ausführlich gewürdigt, aber auch relevante theoretische Fragestellungen (z. B. »Kreative Blocks«) finden Aufmerksamkeit. Erste Versuche, die Kunsttherapie als eigenständige und unabhängige Therapie aufzufassen, stimulieren in dieser Publikation Ansätze der Effizienzbewertung. Die Autoren sind bekannte Spezialisten und Praktiker der Kunsttherapie.

The American Journal of Art Therapy (seit 1961)
Elinor ULMAN und H. GARDNER, beide bekannte Forscher in der Kunstpsychologie und Kunsttherapie, geben diese Vierteljahres-

zeitschrift heraus, die sich vorwiegend der Therapie mit den Mitteln der bildenden Kunst widmet. Als Mitherausgeber fungiert E. KRAMER (im Reinhardt Verlag: Kunsttherapie mit Kindern).

Hier findet der Leser wiederum viele Fallbeispiele, aber auch grundsätzlichere Überlegungen zu bestimmten Symbolen oder etwa zur Bedeutung der Farbe in Gestaltungen usf. Viele Abbildungen ergänzen die Artikel. Die Zeitschrift enthält immer einige Buchrezensionen, die wegen ihrer scharfen und manchmal nicht berechtigten Kritik selbst schon zur Zielscheibe der Kritik wurden. Weitere Serviceleistungen: die gegenwärtige Zeitschriftenliteratur in Titeln sowie Berufsinformationen (Kongresse, Veranstaltungen, Stellenanzeigen). Die Zeitschrift ist das Organ der Amerikanischen Gesellschaft für Kunsttherapie (American Art Therapy Association, AATA).

5 Kunsttherapie mit Theater, Tanz und Musik

In diesem Buch steht die Therapie mit den Mitteln der bildnerischen Gestaltung, sei es Modellieren, Malen oder Fotografieren, im Mittelpunkt. Kunsttherapien können sich aber auch anderer Kunstformen bedienen. Dabei gelten die eingangs beschriebenen Besonderheiten und Vorzüge der Kunsttherapie ebenfalls. Gleichzeitig haben andere Kunstformen aber auch eigene Möglichkeiten und Wirkungsprinzipien in der Psychotherapie.

5.1 Psychodrama

Unter dem Namen »Psychodrama« verbirgt sich eine Form der Kunsttherapie, die im Rahmen der Psychotherapien bis heute die größte Bekanntheit und auch die größte Anerkennung gefunden hat. Allerdings wird das Psychodrama meist nicht als Kunsttherapie bezeichnet. Aus der Sicht dieser Darstellung scheint dies aber völlig berechtigt.

Als Schüler von FREUD begann MORENO im Wien des frühen 20. Jahrhunderts mit Stegreiftheatergruppen ohne Buch und festgelegten Text persönliche Lebensereignisse zu spielen (MORENO 1923). Als Therapierationale kann dieser Satz MORENOS gelten: »Jedes wahre zweite Mal ist die Befreiung vom ersten.« Der Unterschied zwischen erstem und zweitem Erleben von schwierigen Situationen ist auf jeden Fall, daß das Neuerleben nicht mehr so ängstigend ist wie die erste Realsituation. Auch für andere Formen der Kunsttherapie ergab sich als wirksamstes Element das Neudurchleben oder auch das Neuformulieren im Gedächtnis gespeicherter traumatischer Ereignisse. Dabei greift das Psychodrama natürlich neben bildhafter Information auf kinästhetische Informationen, also Signale über Bewegungen, Verkrampfungen und Haltungen, zurück und kann so Ergebnisse erzielen, die den verbalen Therapien überlegen sind. Verbale Rationalisierungen spielen beim schauspielerischen Agieren keine so wichtige Rolle wie in anderen Therapieformen (PETZOLD 1978).

Wie auch bei der Kunsttherapie mit bildnerischen Mitteln, kann das »Stegreiftheater« durchaus aus dem Blickwinkel unterschiedlicher theoretischer Überzeugungen durchgeführt werden. Historisch steht dem Psychodrama natürlich die psychoanalytische Theorie am nächsten, aber auch die Theorie der Verhaltenstherapie erlaubt einen Einsatz der Technik des Psychodramas (STRAUB 1978).

FRANZKE (1983) beschreibt die Phasen der Therapietechnik:

1. Einleitungsphase: Die Teilnehmer der Gruppe erzählen Episoden aus ihrem Leben, die sie für das Durchspielen in der Gruppe anbieten. Eine Episode wird ausgewählt und jetzt vom »Protagonisten« gespielt. Der Protagonist als Hauptperson sucht aus, welche Gruppenmitglieder die anderen Rollen besetzen.
2. Spielphase: Der Protagonist zeigt, wie die Rollen gespielt werden sollen. Er beschreibt den Raum, in dem das Spiel stattfindet, und die Gegebenheiten des Raumes werden, soweit möglich, als Requisiten zur Verfügung gestellt. Um zu zeigen, wie die Rollen, die sich der Protagonist vorstellt, gespielt werden, kann er auch zu Demonstrationszwecken die Rollen der »Gegenspieler« übernehmen. So werden die vergangenen Erlebnisse und auch die vergangenen Gefühle in richtigen und falschen Spielversuchen aktualisiert. In der Doppelung des Protagonisten durch den Leiter oder auch durch die Gruppenmitglieder werden dessen Gefühle verbalisiert. Von verschiedenen Protagonisten können die persönlichen Varianten der gleichen Fehlhaltung oder des gleichen Problems durchgespielt werden.
3. In einer Diskussions- und Durcharbeitungsphase wird diskutiert, was die Teilnehmer in den Rollen erlebt haben und welche Entdeckungen über mögliche Verhaltensalternativen sie gemacht haben. Natürlich ist hier therapeutische Erfahrung erforderlich, um den Protagonisten nicht zu überfordern und um Angstgefühle zu vermeiden, die eine plötzliche Enthüllung von Fehlhaltungen oder Verhaltensalternativen beim Protagonisten auslösen könnte.

Allein schon ein einfaches Rollenspiel kommender Ereignisse oder ein Rollenspiel mit einer fiktiven Aufgabe (z. B. ein Aufenthalt der Gruppe auf einer einsamen Insel) geben Möglichkeiten für therapeutisches Arbeiten. Dabei beobachtet der Therapeut das aktuelle Verhalten in der Therapiestunde und ist nicht nur auf verbale Schilderungen angewiesen.

Im Rollenspiel können hypothetisch Kompetenzen »gespielt« werden, die der Klient eigentlich nicht besitzt. Ein solches Beispiel, in dem ein einfaches Rollenspiel therapeutisch wirksam wird, sei hier gegeben (STRAUB 1978, S. 248f.): »Frau K., 45 Jahre, hat seit ihrer Kindheit eine Katzenphobie. Trotzdem willigt sie, wenn auch widerstrebend, ein, ihrem 12jährigen Sohn, dessen einziger Weihnachtswunsch eine junge Siamkatze ist, diesen Wunsch zu erfüllen.« Allerdings bewältigt die Patientin die Situation mit der neuen Katze nicht, sondern gerät in Panik. »Es wird folgender Therapieplan mit ihr entwickelt: Die Patientin soll ihren Sohn im Umgang mit der Katze genau beobachten. Sie soll sich seine Mimik und Gestik, wenn er sich dem Tier zuwendet und es anfaßt, genau einprägen ... Sobald ihr das einigermaßen zufriedenstellend gelungen sei, soll sie, in Anwesenheit der Katze, die Rolle des Sohnes spielen und sich dem Tier genauso zuwenden, wie er es zu tun pflegt ... Nach sieben Monaten war sie so weit, die Katze nicht nur vollkommen angstfrei streicheln zu können, sie konnte sie auch herumtragen, und Annäherungen seitens der Katze bereiteten ihr keinerlei Unbehagen mehr.«

Das therapeutische Handeln mit den Mitteln des Theaterspiels haben viele Künstler bereits entdeckt. Hier sei nur ein Beispiel erwähnt; Goethe gibt in »Wilhelm Meisters Lehrjahre« (2. Buch, 9. Kapitel) die folgende Meinung wieder: »Ich finde diese Übung ... [das Spiel von biographischen Ereignissen] ... unter Schauspielern, ja in Gesellschaft von Freunden und Bekannten sehr nützlich. Es ist die beste Art, die Menschen aus sich heraus und durch einen Umweg wieder in sich hinein zu führen« (zit. nach PETZOLD 1978, S. 25).

5.2 Musiktherapie

Wie frühe Erinnerungen und Träume in bildhaften oder bildhaft-kinästhetischen Formen gespeichert sein können, so können gerade Töne den Zugang zu frühesten Erinnerungen öffnen. Musik machen und Musik hören provoziert und aktiviert Emotionen, die verschüttet oder unterdrückt waren. Im »hier und jetzt« des Musizierens werden soziale Verhaltensweisen und Einstellungen sichtbar, die dann der therapeutischen Interaktion zur Verfügung stehen. SCHWABE (1983) sieht gerade in diesem Punkt einen wichtigen Unterschied zur Maltherapie, wo seiner Meinung nach die Möglichkeit zur Beziehungsaufnahme nicht gegeben ist.

Die Musiktherapie ist geeignet, die Selbstachtung des Klienten aufzubauen und im Umgang mit der Objektwelt der Instrumente sein Ich zu stärken bzw. auch die Symptomatik zu umgehen. Die Erlebnis- und Genußfähigkeit der Person wird direkt zum Therapieziel.

Methoden der Musiktherapie

Die Vielfalt musiktherapeutischer Methoden kann hier nicht umfassend dargestellt werden. Einige Beispiele sollen das Spektrum des Möglichen verdeutlichen:

a ISO-Technik

Viele Therapeuten »spiegeln« Verhaltensweisen und Gefühle des Klienten wider. In der Gesprächstherapie gibt es die »Verbalisierung emotionaler Inhalte«, in der Hypnosetherapie nimmt der Therapeut die gleiche Körperhaltung ein wie der Klient und atmet im gleichen Rhythmus (pacing). In der Musiktherapie heißt diese Methode »ISO«.

Hier ein Beispiel für die ISO-Technik. Dem Kind wird die eigene Stimmung mittels der Musikinstrumente zurückgemeldet (ORFF 1984, S. 85): »Gegen Ende einer Behandlungsstunde ... kommt ein von mir als autistisch eingestufter Bub, 5 Jahre, in ein massives Schreiverhalten ... Er ... ist nicht zu beruhigen. Neuer Zustand für mich mit diesem Kind. Da sie gerade greifbar war, nehme ich eine Kinderharfe – leider wird sie wenig eingesetzt, da die Konstruktion die Saiten nicht hält, sie sind zum Teil lasch und verstimmt. Hier war das nun kein Hinderungsgrund, laut spielte ich alle Saiten an, schrie mit ihm und bestärkte sein Schreien. Wie manchmal beim Wetter – totaler Umschwung von finsterem Hagelwetter in Helle und Stille – so bei ihm, er strahlt mich an und meint wohl, ›das war genau das Richtige‹, hört auf zu schreien, beschäftigt sich selbst etwas mit der Harfe, läßt sich in der Aufmerksamkeit etwas verlängern und geht als zufriedenes Kind hinaus. Iso!«

b Musiktherapie mit Stimmlauten

CANAKAKIS (in Kursen am Fritz-Perls-Institut in Hückeswagen) instruiert Gruppenmitglieder, so zu weinen und zu jammern wie ein alleingelassenes Kleinkind. Solche Regressionen, also Rückschritte auf früheste Entwicklungsstufen, aktualisieren frühe Störungen und können kathartische Entladungen bewirken.

Die mögliche Vielfalt stimmlicher Äußerungen wird in solchen Gruppen geübt und in Gegensatz zu der »monotonen« Stimmlage alltäglicher Kommunikationen gesetzt. Mögliche Verkrampfungen des Stimmapparates werden entdeckt und gelockert.

Alle Komponenten des Sich-in-der-Welt-stimmhaft-Behauptens können eingeübt werden. Die Teilnehmer solcher Gruppen finden einen individuellen Summton oder stellen sich tonal, zusammen mit einer Geste, vor. Das Zusammentönen kann zu eigentümlichen Gruppenerlebnissen führen, wie ja auch das gemeinsame Singen von Chormitgliedern als erhebendes Gruppenerlebnis beschrieben wird und im Ritual der Kirche seine Anwendung findet.

c Musiktherapie in Gruppen

SCHWABE (1983) beschreibt drei Methoden seiner »Aktiven Gruppenmusiktherapie«:

– Das Gruppensingen: Gemeinsames Singen kann bei Populationen von Anstaltspatienten, aber auch bei geriatrischen Gruppen (s. oben) dramatische Stimmungsverbesserungen mit sich bringen und wenigstens »psychohygienisch« wirken.

– Die Instrumentalimprovisation: Hier wird spontan mit dem Orffschen Instrumentarium, das auch einem Laien klangvolle Musikproduktionen ermöglicht, musiziert. Folgende Instruktion leitet die Gruppentherapie ein (SCHWABE 1983, S. 144): »Wir haben die

Absicht, gemeinsam mit unseren Instrumenten zu spielen. Ich könnte mir denken, daß der eine oder der andere von Ihnen beim Anblick der Instrumente gewisse Bedenken hegt, ob er überhaupt musikalisch genug ist, ein solches Instrument zu spielen. Es könnte auch sein, daß Sie an Kindergartenspielerei erinnert werden und sich fragen, ob das für einen erwachsenen Menschen überhaupt zumutbar ist ... [Wir] wollen versuchen, uns einmal nicht mit der Sprache, sondern mit Hilfe der Instrumente auszudrücken und zu verständigen ...« Anfängliche Ängste und Gefühle der Ablehnung werden verbalisiert. Der Therapeut beobachtet nun das nonverbale Zusammenspiel, das anschließend in einer Feedbackphase verbalisiert wird. SCHWABE (1983, S. 102) gibt ein Beispiel für den Ablauf einer solchen Therapiestunde: »In einer dynamisch geführten Gesprächsgruppe negiert eine Frau mit Ehekonflikt ihre unabhängig von der aktuellen Konfliktsituation vorhandenen Dominanzbestrebungen ... Während der parallel laufenden Instrumentalimprovisation wird das Spiel ›Concerto grosso‹ vom Therapeuten vorgeschlagen ... Die Patientin gerät sehr schnell mit einem anderen Gruppenmitglied in eine rivalisierende Führungsposition und ›zeigt‹ ihr Dominanzstreben im konkreten Spiel eindeutig. Im anschließenden Feedbackgespräch wird ihr dies von der Gruppe verdeutlicht.«

Ein Teilnehmer kann dominant und »übertönend« sein, die Aktivität eines anderen Teilnehmers wird nahezu überhört. Der Gruppenleiter verbalisiert seine Wahrnehmungen der sozialen Interaktionen, er kann Interventionen aber auch in klanglichen Übungen durchführen, z. B. indem er den Wechsel der dominanten Stimme übt usf.

Der Gong mit seinen gewaltigen Schwebungen und Schwingungen gibt den rhythmischen Prozessen, die das Verhalten des Menschen steuern, in besonderem Maße Ausdruck und Identifikationsmöglichkeiten. Wie die Menschen sich im Popkonzert rhythmisch mitbewegen, so entsteht auch in der Musiktherapie der Wunsch nach spontaner, rhythmischer Bewegung. Hier grenzt die Musiktherapie an die Tanztherapie.

– Die Bewegungsimprovisation nach klassischer Musik: Hier wird der »Ausdrucksvollzug« zum Gegenstand der therapeutischen Bearbeitung. SCHWABE bezeichnet diese Übung als sehr schwer, weil dem Patienten keine Normen, keine Vorbilder zur Verfügung stehen, wie er sich nach der klassischen Musik bewegen soll.

Die tänzerische Musiktherapie greift dagegen stärker auf das Bewegungsrepertoire des Tanzes zurück. Hier stehen das Kontaktverhalten und auch die Beziehung zum anderen Geschlecht im Vordergrund der therapeutischen Bearbeitung.

Indikationen

Auch die Musiktherapie eignet sich für Klientengruppen, die Schwierigkeiten im normalen verbalen Kontakt haben, wie schizophrene Patienten oder autistische Kinder, sowie bei neurotischen Fehlentwicklungen und bei suchtkranken Patienten.

Entsprechend berichtet ORFF (1984) von vielen erfolgreichen Interaktionen mit autistischen Kindern, deren Trauma in den ersten Lebensjahren vermutet werden kann.

In der geriatrischen Station dient die Musiktherapie der Aktivierung und Antriebssteigerung. Das Gruppensingen und Chorsingen muß hier nicht primär als Psychotherapie angeboten werden, hat aber dennoch die Wirkung, seelische Prozesse in Gang zu bringen bzw. in Gang zu halten. Eine verbale Bearbeitung ist bei diesem Einsatz nicht immer notwendig (SCHWABE 1983). Die Musiktherapie geht hier in ein Training der Funktion über.

Bei Suchtpatienten wurde die Musiktherapie ebenfalls mit Erfolg eingesetzt. Die Patienten lernen z. B., auch ohne Alkohol etwas mit den Gruppenmitgliedern anfangen zu können. Verdrängte Gefühle werden bei den Instrumentalimprovisationen frei und können bearbeitet werden.

Auch das *Hören* von Musik beeinflußt seelische Prozesse. Wiegenlieder oder auch Marschmusik und religiöse Gesänge machen sich diese Wirkungsweise der Musik zunutze. HÖRMANN (1985) weist darauf hin, daß Kleinkinder sofort einschlafen, wenn man ihnen ein Tonband mit dem mütterlichen Herzschlag vorspielt.

Das Wissen um die heilende Wirkung der Musik ist alt. Die Pythagoräer glaubten z. B., das sanfte Saitenspiel der Lyra sei wegen seines ordnend-heilenden Charakters für Therapieprozesse besonders günstig (nach BINIEK 1982). ORFF (1984) macht deutlich, in welchem Maße Musik in der Lage ist, Gefühle zu wecken. In der Besprechung der Therapiegeneralisten war gerade die »gegenwärtige Emotion« für Therapieprozesse besonders wichtig. Die Musiktherapie verfügt über ein machtvolles Instrumentarium, um Emotionen aufzurufen.

5.3 Tanztherapie

Die freie Bewegung zu verschiedenen Rhythmen erlaubt es, aus körperlichen Verkrampfungen herauszukommen, die ein Spiegel starrer seelischer Haltungen sein können. »Körperpanzer« sind der Gegenstand einiger von W. REICH abgeleiteter Therapieformen. Die Lösung durch das Musik- und Tanzerlebnis kann die Klienten einer verbalen Therapieform zugänglicher machen, aber auch selbst den Fluß der Emotionen erleichtern.

Mittlerweile liegt auch für den deutschen Sprachraum eine ansprechende Einführung in die Tanztherapie vor (KLEIN 1983). Es wird auf die heilende Kraft von Tanz und Magie im Heilungsritual der Naturvölker verwiesen, wobei die Wirkung des Tanzes der Naturvölker auf sieben Prinzipien zurückzuführen sein soll (S. 24):

1. Erreichen eines erweiterten Bewußtseinszustandes mit außergewöhnlichen Kräften; Macht über den Krankheitsgeist (Heilungstanz)
2. Verbundensein mit dem Kosmos (Tanz als religiöses Phänomen)
3. Thematisierung von Anteilnahme an Übergängen von einer Lebensstufe zur anderen (Jugendweih- und Hochzeitstanz)
4. Kraftübertragung im und durch den Tanz (Jugendweih- und Hochzeitstanz)
5. Ausdruck der inneren Befindlichkeit, Verdichtung des eigenen Erlebens und Empfindens mit kathartischem Höhepunkt (Corroborri-Tanz)
6. Vitalisierung, Kraftgewinnung, Freisetzen von Energien (Fruchtbarkeitstanz)
7. Gefühl der Solidarität und Zusammengehörigkeit (soziale Vergnügungstänze)

Auch die Tanztherapie (dagegen weniger die sogenannte »Bewegungstherapie«) entsteht aus den praktischen Erfahrungen von Tänzern mit der therapeutischen Wirkung des Tanzes und des Ausdruckstanzes. Solche Erfahrungen, die nicht auf dem Boden der bestehenden psychologischen Lehrmeinungen wachsen, weisen die Wege für eine Weiterentwicklung der therapeutischen Kompetenzen. Eine solche Tanztherapie, die sich aus der Tanzkunst entwikkelt hat, ist die von Trudi SCHOOP (1973).

Trudi SCHOOP arbeitet mit psychiatrischen Patienten, bei denen andere Therapieversuche schon fehlgeschlagen waren. Sie versucht, die »Bewegungswelt« der Patienten ganz im Sinne des Konzeptes von ROGERS empathisch zu verstehen und spiegelt zu Beginn der Therapie die Bewegungen der Patienten wider. Sie signalisiert den Patienten, die sie nicht als krank, sondern als »fascinating personality« sieht, ihre Achtung, z. B. durch eine tiefe Verbeugung zur Begrüßung. Die Echtheit dieser Interaktion überzeugt, auch weil die Tänzerin mit ihren Patienten zusammen in dem psychiatrischen Krankenhaus lebt.

KLEIN (1983, S. 46f.) gibt ein Beispiel aus SCHOOPS Arbeit: »In der oben beschriebenen Art ging Schoop wochenlang mit Mary rastlos durch den Raum. Nach ein paar Wochen nahm Schoop eine Veränderung des Ablaufes vor, sie streckte Mary während des Gehens freundlich ihre Hand entgegen, doch Mary behandelte die Therapeutin wie Luft. Dennoch bot die Therapeutin ihre Hand weiterhin an, bis Mary nach etlichen Wochen die Hand plötzlich ergriff und sie auch ebenso abrupt wieder losließ. Ein weiteres einschneidendes Ereignis passierte an dem Tag, als sie zum ersten Mal mit der Therapeutin Blickkontakt aufnahm. Mary bewegte sich [mittlerweile] bereitwillig, sprach jedoch kein Wort. Eines Morgens nach einer anstrengenden Sitzung mit vielen Sprüngen sanken sie erschöpft zu Boden, saßen sich gegenüber und starrten sich schweigend an. In diesem Moment spürte die Therapeutin eine tiefe Enttäuschung ... [sie] durchbrach die quälende Stille, indem sie ganz offen ihre Gefühle der Patientin mitteilte. ›Weißt Du Mary, ich fühle mich wirklich sehr einsam.‹ Marys Augen wurden groß vor Erstaunen. ›Du fühlst Dich einsam, Trudi?‹ Der Durchbruch war gelungen. Zum ersten Mal seit drei Jahren sprach Mary wieder.«

Die Bewegungen stellen den Kontakt zu »vergessenen« Gefühlen wieder her. Stampfende Fußbewegungen können z. B. unterdrückte aggressive Gefühle hervorrufen. Auch die Stimme wird in die Bewegungsübungen einbezogen (s. oben, Musiktherapie).

Nachdem zuerst elementare Bewegungserfahrungen wie Schwingen, Rhythmus und das Erobern des Raumes geübt werden, geht es später darum, Gefühle, aber auch Traumbilder oder Halluzinationen zu gestalten. Diese angstbesetzten Inhalte werden so »manipulierbar« und verlieren ihren Schrecken. Natürlich gibt es Patienten, die sich mit Bewegungen besonders schwer tun, wie ja auch in den verbalen Therapien Patienten bekannt sind, die Schwierigkeiten haben, ein einstündiges Gespräch aufrechtzuerhalten. Auf der anderen Seite gibt es besondere Indikationen für diese Art der Tanztherapie. Gerade solche Patienten, die den Kontakt zur Umwelt völlig aufgegeben haben, wie z. B. autistische Kinder oder auch viele schizophrene Patienten, werden durch die Bewegungsempathie wieder in eine soziale Situation einbezogen. BETTELHEIM beschreibt ganz ähnliche Vorgehensweisen mit autistischen Kindern.

Sicher gibt es neben verbalen und bildhaften auch kinästhetische Informationen, d. h. Haltungs- und Bewegungsinformationen, die langfristig gespeichert sind und für die seelische Gesundheit oder Krankheit eine Rolle spielen. Während die Therapie mit bildnerischen Gestaltungen die bildhaften Erinnerungen aufarbeitet, mag es genauso berechtigt und wirkungsvoll sein, früheste Bewegungs- und Haltungsverkrampfungen aufzuarbeiten und zu lösen.

5.4 Bibliotherapie und Poesietherapie

In Romanen und Dramen finden sich Beispiele für menschliches Leiden und Vorbilder für Problemlösungen. Die Lektüre der Werke der Dichtkunst kann Emotionen hervorrufen und beeinflussen.

In der *Bibliotherapie* soll der Klient ausgewählte Werke der Literatur lesen (ALSTON 1962). Je nach Problemlage oder Konzentrationsspanne des Klienten empfehlen sich einfache Gedichte oder auch umfangreiche Dramen. Eine umfassende Aufarbeitung der therapeutischen Valenz der literarischen Werke liegt nicht vor, so daß der Therapeut auf seine Literaturkenntnis und auch auf eigene Hypothesen über die Art der Wirksamkeit der Lektüre angewiesen ist. Er muß entscheiden, ob die Lektüre kathartisch wirken oder aber Einsicht in die Problemlage des Klienten vermitteln soll. Möglicherweise spendet alleine der Vergleich des eigenen Schicksals mit ähnlichen literarischen Lebensentwürfen Trost und vermittelt Hoffnung. So gewinnt der Klient vielleicht ein differenzierteres Bild seines Innenlebens und kann sich widersprechende Empfindungen und bis dahin unverständliche Gefühle besser erklären.

Im Sinne JUNGs kann die Lektüre als eine Amplifikation des individuellen Konfliktes mit dem Material der Kultur verstanden werden. Die tiefe, auch archetypisch gespeiste Sicht des Autors bzw. Dichters ermöglicht es dem Individuum, eigene Reifungsprozesse einzuleiten. Andererseits ist wenig diskutiert, ob die Lektüre von Büchern und der anschließende Dialog zu sehr rein intellektuelle Verarbeitungsweisen anregt und zu wenig auf konkretes Verhalten bezogen wird.

In der *Poesietherapie* verfaßt der Klient selbst kurze Gedichte oder Textstücke. Die Phantasie, die in der Kunsttherapie mit bildnerischen Mitteln verwirklicht wird, läßt jetzt das Wort-Bild entstehen. Entsprechend ist die Poesietherapie nicht ohne weiteres den verbalen Therapieformen zuzuordnen. Auch hier werden innere Bilder bearbeitet; also kann auch die Poesietherapie alle Vorteile des Zugangs zu inneren Bildern (vgl. Kapitel 7) nutzbar machen.

Nonsensegedichte oder ungeplantes Schreiben erweisen sich wiederum (wie die Kritzelzeichnung) als geeigneter Zugang zu unbewußten Prozessen. Die Poesietherapie wurde häufig mit anderen Formen der Kunsttherapie verknüpft (z. B. LEEDY u. a. 1973). Ein Vergleich zwischen einem bildnerischen und einem literarischen Zugang zu den inneren Bildern und zu relevanten Erinnerungen würde eine weitere »Differentialdiagnose« zwischen Symptomen, die eine Kunsttherapie (mit bildnerischen Mitteln) oder eine Poesietherapie erforden, ermöglichen.

Sicher werden Therapeut und Klient eine gewisse Affinität zum Medium der Sprache haben, die sie diese Form der Kunsttherapie wählen läßt.

6 Kunst und Kunsttherapie

Künstler haben im Laufe der Geschichte »Heilungswissen« gesammelt. Schon in der Antike glaubte man, das Hören bestimmter Kompositionen sei heilkräftig. Besonders, seitdem die Werke geisteskranker Künstler Aufmerksamkeit finden, hat sich eine beachtliche Kenntnis von der positiven Kraft der kreativen Tätigkeit entwickelt.

6.1 Künstler als Therapieforscher

In Selbstzeugnissen haben viele berühmte Künstler darüber berichtet, wie ihnen die kreative Beschäftigung beim Bewältigen von Spannungen und Konflikten geholfen hat. Van Gogh etwa schreibt in den Briefen an seinen Bruder Theo, daß die Malerei ihm gegen die »unerträglichen inneren Spannungen« helfe. JACOBI (1969, S. 43) schildert Strindberg, der in manisch-depressiven Zuständen, »während deren er unfähig war, das Wort zu gebrauchen, wie besessen zu malen begann und sich damit psychisch über Wasser halten konnte«.

Die zeitgenössische Kunst betont die therapeutische Funktion der Kunst immer wieder. So geht es z. B. Buthe um Selbsterkenntnis, um Identifikation mit sich selbst (und viele andere Beispiele in HAASE 1982). Er will eine Art Priesterrolle übernehmen. METKEN (1972) beschreibt Spurensicherungen: Erforschungen der eigenen Kindheit, die direkt mit Therapietechniken vergleichbar sind. Insofern liegt Kunsttherapie auch in der Kunst »in der Luft«.

Kunstwerke können den flüchtigen und oft schwer zu beobachtenden seelischen Prozessen Form geben und den Menschen die eigenen Erlebnisse erklären, aber auch Lösungen für Lebensprobleme anbieten. Ausstellungen zeitgenössischer Kunst thematisieren diese neue Funktion (z. B. SMERLING u. WEISS 1986). Die Frage wird aufgeworfen, ob der Künstler nicht in Kontexte eingebettet ist, die die traditionelle Funktion als »Medizinmann«, als Schöpfer von Heilungssymbolen behindern. Viele zeitgenössische Künstler selbst sehen sich aber sehr wohl als Medizinmänner der modernen Gesellschaft. Beuys wollte in seiner Fluxus-Arbeit neue Symbole für die zwischenmenschliche Wärme schaffen und versuchte so in seiner häufig mißverstandenen Arbeit zur »Genesung« der Gesellschaft beizutragen. Michael Buthe produziert ein Kunstwerk für das Sterbezimmer, das ganz im Sinne der transpersonalen Psychologie Sterbehilfe sein kann. Eine große gelbe Sonne steht für das Licht, nach dem die Seele strebt.

Der Künstler Dieter Rübsaamen zeigt anläßlich einer bundesweiten Ausstellung über freie Berufe 1984/85 in seinen Denk-Bildern zum Thema »Arzt und Patient« die Spannung zwischen Begriff und Vorstellung. Er forscht nach der Bildsprache der Vorstellung, die unser Handeln vorbewußt beeinflußt, und hebt so, wie die Psychoanalyse, verdrängte Inhalte ins Bewußtsein (vgl. Abb. 47).

Gerade die zeitgenössische Kunst übernimmt häufig die magische Wirkung afrikanischer Gestaltungen (vgl. KOCH-HILLEBRECHT 1983) und kann deren Wirkung in den Dienst der Therapie stellen (vgl. Kapitel 1 zum Thema Schamanentum und Kunsttherapie).

RILKE hebt mehr auf eine Erweiterung der Selbsterfahrung ab, wenn er in seinen Briefen an einen jungen Poeten darauf hinweist, daß ein Wiederbeleben der Erinnerungen die Persönlichkeit stärken könne.

So wurden Erfahrungen gesammelt, wie die künstlerische Tätigkeit bei Psychosen – besonders des schizophrenen Formenkreises –, aber auch bei Objektverlusten oder bei der Weiterentwicklung der eigenen Person therapeutisch wirken kann.

Die Selbstheilungsversuche von Künstlern durch das kreative Schaffen sind aus psychoanalytischer Sicht an einigen Beispielen ausgearbeitet worden:

KRAFT (1981) bezeichnet Hodlers Studien seiner Verlobten Valentine als »magischen Versuch einer Rekreation«. NIEDERLAND (z. B.

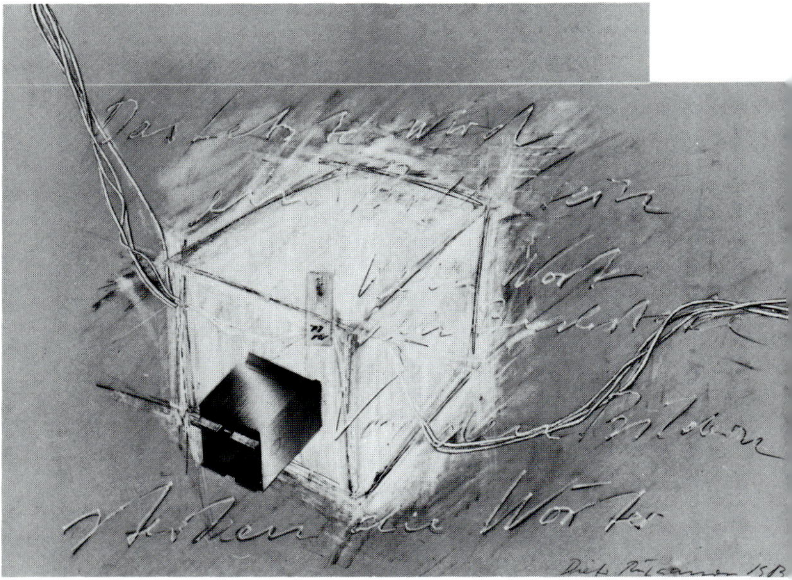

47 »Das Letzte wird ein Bild sein, kein Wort, vor den Bildern sterben die Wörter«, 1983, Arbeit des Künstlers Dieter Rübsaamen

1977, s. oben) diskutiert aus psychoanalytischer Sicht, ob das Schaffen des »Schönen« aus empfundenen narzißtischen Mängeln heraus motiviert, also die Kreativität auch Selbsttherapie ist.

Wenn auf die heilende Kraft des kreativen Tuns verwiesen wird, dann auch oft im Zusammenhang mit der Anerkennung, die der Künstler für seine Tätigkeit erlangt. Diese Anerkennung kann seine Persönlichkeit stabilisieren (man denke etwa an Picasso; vgl. TAYLOR 1981). SEGAL (1978) vergleicht in dieser Hinsicht Goethe und Heine. Er glaubt, Goethe habe sich durch die Anerkennung von einer jugendlichen Angstneurose heilen können, während Heine, der als jüdischer Autor nicht in diesem Maße die Gunst des Publikums fand, seine seelischen Konflikte nicht auf die gleiche Art lösen konnte.

Andererseits kann gerade die Anerkennung des Künstlers, wie sie sich durch die Bewunderung seiner Werke manifestiert, seine seelische Gesundheit gefährden. Wenn diese Werke – sei es durch den wechselnden Publikumsgeschmack, sei es etwa durch politische Veränderungen – nicht mehr geschätzt werden, bricht die Basis für die Selbstliebe zusammen, und es kann zu schweren seelischen Krisen kommen. REITER (1980) analysiert Kirchners Psychobiographie und kommt zu dem Schluß, daß es für Kirchner (der seine Werke zum Teil zerstörte) eine »narzißtische Katastrophe« war, als seine Kunst während des Dritten Reiches abgelehnt wurde. Zur Kunst hatte er eher Zugang als zu seinen Mitmenschen, und mit der Kunst identifizierte er sich.

Künstler können die monadische Isolation des Menschen überwinden, wenn sie ihre bildhaften Phantasien mit anderen Menschen teilen und die Reaktion dieser anderen aufnehmen (KRAFT 1933). Schließlich macht jede Form von Kunst das Sinnerleben bewußt.

Alle Informationen der Wahrnehmung werden zum Genuß, aber auch zur Produktion des Kunstwerkes benötigt. So führt das Kunstwerk zu einer gesteigerten »sensory awareness«, die an anderer Stelle auch als Grundlage für seelische Heilungsprozesse gesehen wird (BROOKS 1984). Die erfolgreiche psychotherapeutische Behandlung geht tatsächlich mit einer Veränderung der Geschmacksempfindlichkeit einher (FIKENTSCHER 1980).

6.2 Künstler als Therapeuten

Programmatische Papiere diskutieren das Für und Wider der Kunsttherapie, die von Künstlern angeboten werden könnte. GORSEN (1984, S. 150f.) äußert sich kritisch zu diesem Thema: »Sie [die am Projekt beteiligten Künstler] sind die eigentlichen Nutznießer der kunsttherapeutischen Projekte – die Bedürftigen. Das Ausdruckspotential einer Psychose oder einer Gefangenschaft wird als kraftspeichernde Batterie erfahren, um sich daran anschließen und phantasiemäßig aufladen zu können ... Möglicherweise ›heilt‹ hier das Projekt mehr den Therapeuten als den Therapierten!«

HARTWIG (1984) gibt zu bedenken, ob man wirklich die künstlerische Produktivkraft in der Kulturarbeit verbrauchen wolle. Nichtsdestoweniger nehmen sich die Kunsthochschulen und die kunstpädagogischen Institute dieses Themas dennoch gern an und entwickeln entsprechende Lehrpläne (vgl. Kapitel 8). Hier eröffnen sich dem Künstler neue Berufsfelder.

In der Psychotherapieliteratur finden sich erste Werke von Künstlern (BACHMANN 1985, in der Reihe »Konzepte der Humanwissenschaften«). Die Künstlerin hat aus der Praxis des Malateliers entdeckt, wie wichtig es ist, in einer entspannten Atmosphäre zu den inneren Bildprozessen zu gelangen (vgl. auch Kapitel 7). Als Künstler geht sie recht unkritisch mit psychologischen Theorieversatzstücken um, etwa wenn sie das Schweben von Figuren auf dem Blatt der Kinderzeichnung als Erinnerung an das Schweben im Mutterleib interpretiert. Tatsächlich schweben die Figuren, weil das Kind sich noch nicht für eine allen Figuren gemeinsame Grundlinie entschieden hat (vgl. »Kinderzeichnung«, in SCHUSTER 1985).

Ein Werk von WOLF (1986) erweckt den Eindruck, schizophrene Krankheitsverläufe seien allein durch ein behutsames künstlerisches Training zu beeinflussen. Vom Therapeuten werden eher künstlerische als psychologische Qualifikationen gefordert. Die vage Sprache mancher kunstwissenschaftlicher Beiträge wird übernommen und stellt meiner Meinung nach für die Weiterentwicklung der Kunsttherapie eher eine Gefahr dar.

In Amerika, wo die »Kunst der Geisteskranken« von Beginn an in der Nachfolge JUNGS mehr vom therapeutischen Gesichtspunkt betrachtet wurde, kamen Kunsttherapeuten bald auch aus Kunstkursen, ohne daß sie vorher professionelles Training in einem heilenden Beruf genossen hätten (z. B. Florence CANE 1951 und Margaret NAUMBURG 1966). Die Künstler tragen aus ihrer Sicht therapeutische Entdeckungen bei. CANE (1951) beobachtet etwa bei sich selbst, wie die großflächige Malbewegung »ganz neue Bilder freisetzt«, und wendet diese Beobachtung in Malkursen an. So stellt sie den Anschluß zu den heute so beachteten »Körpertherapien« her.

Hier wird mit viel größerem Selbstbewußtsein auch von Seiten des professionellen Künstlers die heilende Kraft der kreativen Beschäftigung hervorgehoben. KIVNICK und ERIKSON (1983, S. 602): »Es ist unsere zentrale These, daß es sich um einen Fehler handelt, die bestehenden therapeutischen Methoden solchen Aktivitäten aufzuzwingen, die in und durch sich selbst heilend wirken.« Sie geben sieben Gründe für die heilende Wirkung der kreativen künstlerischen Beschäftigung an:

– Die Balance von Aktivität und Inaktivität wird hergestellt. Als Beispiel wird der »Dialog« des Künstlers mit dem Bild angeführt.
– Die Vorhersagbarkeit der Reaktionen von Farben und des malerischen Materials schafft einen Raum, in dem der Patient sich der Ergebnisse sicher sein kann.
– Im Kunstwerk sind spielerische Haltung und phantastische Imagination auch denen erlaubt, die keine Kinder mehr sind.
– Die sinnliche Erfahrung wird angeregt, und die Kommunikation ist nicht auf Worte beschränkt.
– Die kreative Beschäftigung fördert die Konzentration, zieht aber gleichzeitig die Aufmerksamkeit von der Beschäftigung mit eigenen Problemen oder eigenem Versagen ab. Viele Menschen haben die Spannung beim Malen, Musizieren oder auch beim Schreiben einer Mathematikarbeit erlebt, die gewohnte Gedanken oder eingefahrene Selbstgespräche verschwinden läßt.
– Die kreative Tätigkeit erlaubt es, innere Gefühle wahrzunehmen und auszudrücken; sie müssen nicht unterdrückt werden.
– Die Erfahrung von Kompetenz und Stolz auf die eigene Leistung.

Abschließend stellen die Autoren fest (S. 617): »Wir glauben, daß dort, wo Menschen ermutigt werden, sich künstlerisch zu betätigen, fast jeder, wenn nicht jeder, die heilende Kraft erfahren kann, die in den Befriedigungen beim kreativen Arbeiten begründet liegt.«

Neue psychologische Motivationslehren erklären, warum allein das Malen in den Malateliers der Künstler positive Kräfte mobilisieren kann, ohne daß es zu professionellen therapeutischen Interaktionen kommt: Das Verhalten der Menschen wird – abweichend von den Thesen der traditionellen psychologischen Lehrbücher – eben nicht allein durch die äußere Belohnung oder den erwarteten Nutzen energetisiert. Es gibt auch »autotelische« Tätigkeiten, Tätigkeiten, die aus Spaß am Tätigsein, ohne ein weiteres Ziel durchgeführt werden. CSIKSZENTMIHALYI (1985) prägt für die Erfahrung bei solchen Tätigkeiten den Begriff »Flow«-Erlebnis. Er hat Schachspieler, Kletterer und Rocktänzer bezüglich dieses Erlebnisses näher untersucht, erwähnt aber auch Künstler und Naturforscher, die in ihrer Tätigkeit ebenfalls Flow-Zustände erleben.

Im Flow wird weder Langeweile noch Angst erlebt. Man vergißt sich selbst eine Zeitlang und denkt nicht an die eigenen Probleme. Dabei kann der Handelnde seine eigenen Fähigkeiten voll ausschöpfen und erhält eine Rückmeldung über seine Ergebnisse. Insgesamt ist der Prozeß des Handelns ein einheitliches Fließen.

Das kreative Handeln, d. h. etwas Neues auszuprobieren, ist eine wichtige Komponente des Flow-Erlebnisses. Beim Malen oder überhaupt bei der bildnerischen Beschäftigung kommt es zu solchen Flow-Erlebnissen. Sportler beobachteten bei sich selbst einen Zusammenhang zwischen dem Vorhandensein von Flow-Erlebnissen und der seelischen Gesundheit. CSIKSZENTMIHALYI registriert bei einem Entzug von Flow- bzw. Microflow-Erlebnissen im Alltag Niedergeschlagenheit und Bedrücktheit. Manche Elemente der Selbstbeschreibung bei Entzug des Flow-Erlebnisses erinnern an die Beschreibung von psychotischen Zuständen. Wenn ein Entzug solcher Erlebnisse die seelische Gesundheit beeinträchtigt, kann ein Hinführen zum Flow-Erleben diese vermutlich fördern.

Kreativität im Alltag ist die Grundlage für Veränderung, also auch für Selbstheilung. Möglicherweise bietet eine neue, bis dahin nicht versuchte Verhaltensweise mehr sozialen und Lebenserfolg als die eingeschliffenen Verhaltensmuster. SCHUSTER und WOSCHEK (1985) sprechen von »individueller« Kreativität, die im Gegensatz zur »gesellschaftlichen« Kreativität nicht zur neuen Erfindung oder Entdeckung führt, sondern ausschließlich »relativ« zur eigenen Vorgeschichte neue Verhaltensweisen hervorbringt. Die relative Kreativität, die sich schon in der Auswahl von seltenen und für das eigene Leben ungewöhnlichen Aktivitäten manifestieren kann, wird durch gestalterische Tätigkeiten angeregt. Der Mut, nicht nur auf einem Blatt Papier, sondern auch im Leben kreativ zu sein, wird gestärkt.

In Deutschland ist es z. B. Peter RECH (1990), der als Künstler die therapeutische Funktion kreativen Schaffens ins Zentrum seiner Arbeit rückt. Er vermutet, daß gerade die abstrakte Gestaltung die Möglichkeit birgt, konfliktauslösende Symbolkonstellationen der

48, 49 In der Praxis von Peter Rech entstehen abstrakte Gestaltungen. Die zarten ▷
Binnenräume bilden eine Analogie zur Differenzierung des Seelenlebens ▷▷

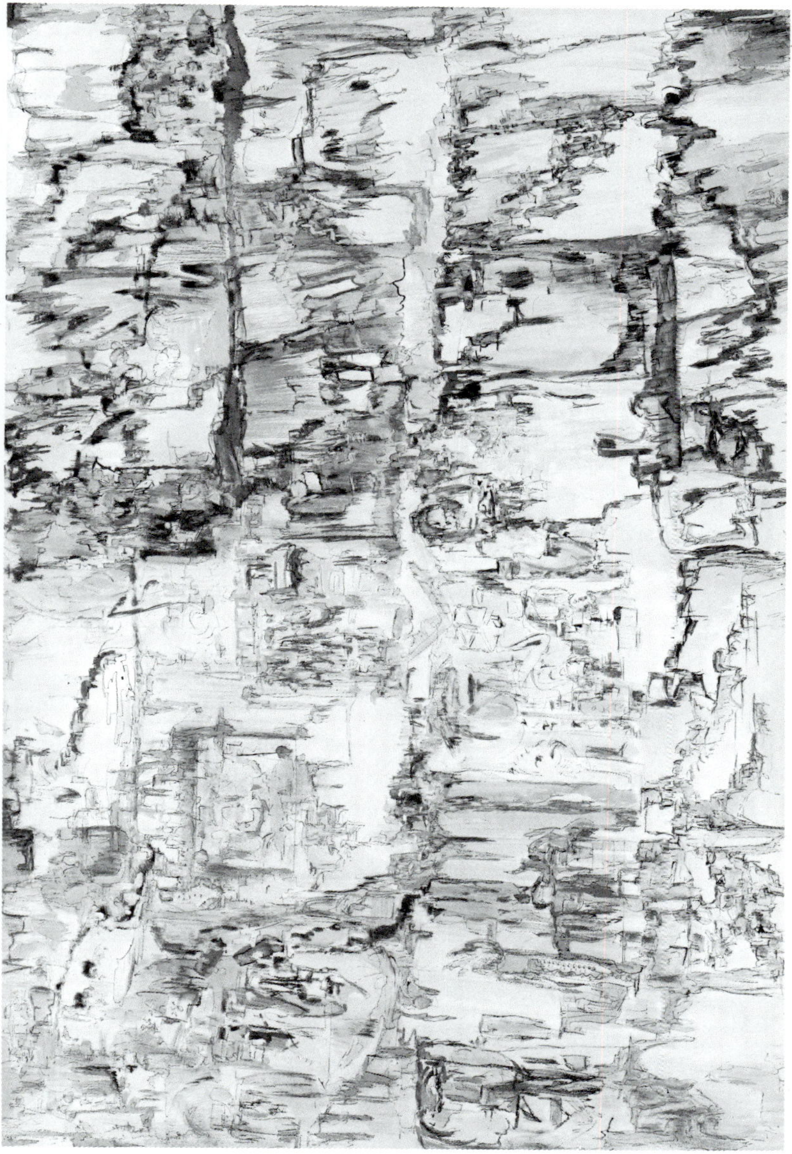

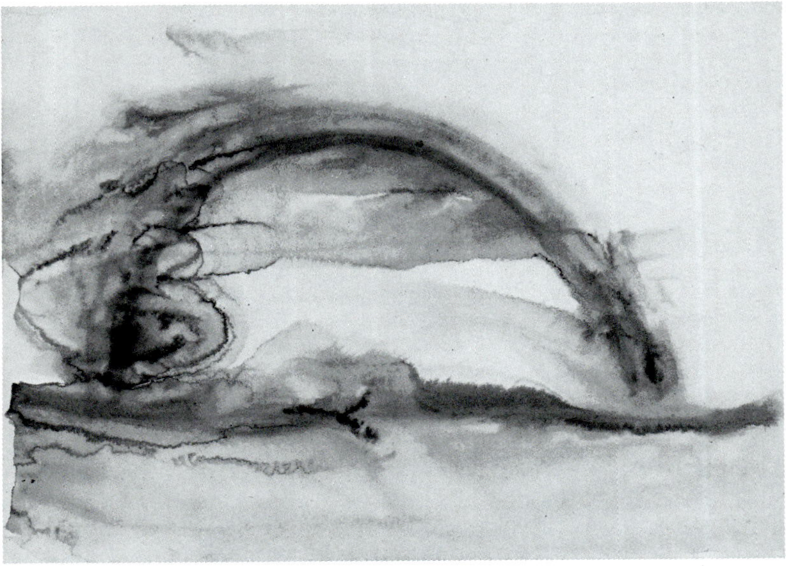

Umgebung zu vermeiden, und daß sie mit einem »Umherstreifen im Walde« vergleichbar sei. Gleichzeitig sieht er in der malerischen Gestaltung, wie z. B. auch beim Katathymen Bilderleben, die Möglichkeit zur Manipulation der Wirklichkeit. Die Abbildungen 48, 49 und 50 geben Beispiele aus RECHS Praxis. Die besondere Zartheit der Farbtöne erschließt dem Klienten auch weniger starke, möglicherweise zurückgedrängte Gefühle, die Kommunikation mit den bildhaften Assoziationen wird dem Bild als Schrift hinzugefügt.

Welches die Wirkungsmechanismen des unkonventionellen therapeutischen Handelns von RECH sind, wird in den theoretischen Darlegungen, die sich auch auf LACAN stützen, nicht völlig explizit. Ein Beispiel seiner therapeutischen Praxis gibt Einblicke in die symbolische Interaktion zwischen Therapeut und Klient:

Ein DIN-A3-Blatt wird in zwei Hälften geteilt. Der Therapeut zeichnet etwas auf »seine« Hälfte, und der Klient soll darauf mit einer Zeichnung auf seiner Hälfte antworten. Der Therapeut zeich-

50 Die Bilder aus der Praxis von Peter Rech können auch verbale Formen der Auseinandersetzung mit dem Bildmaterial enthalten ▷

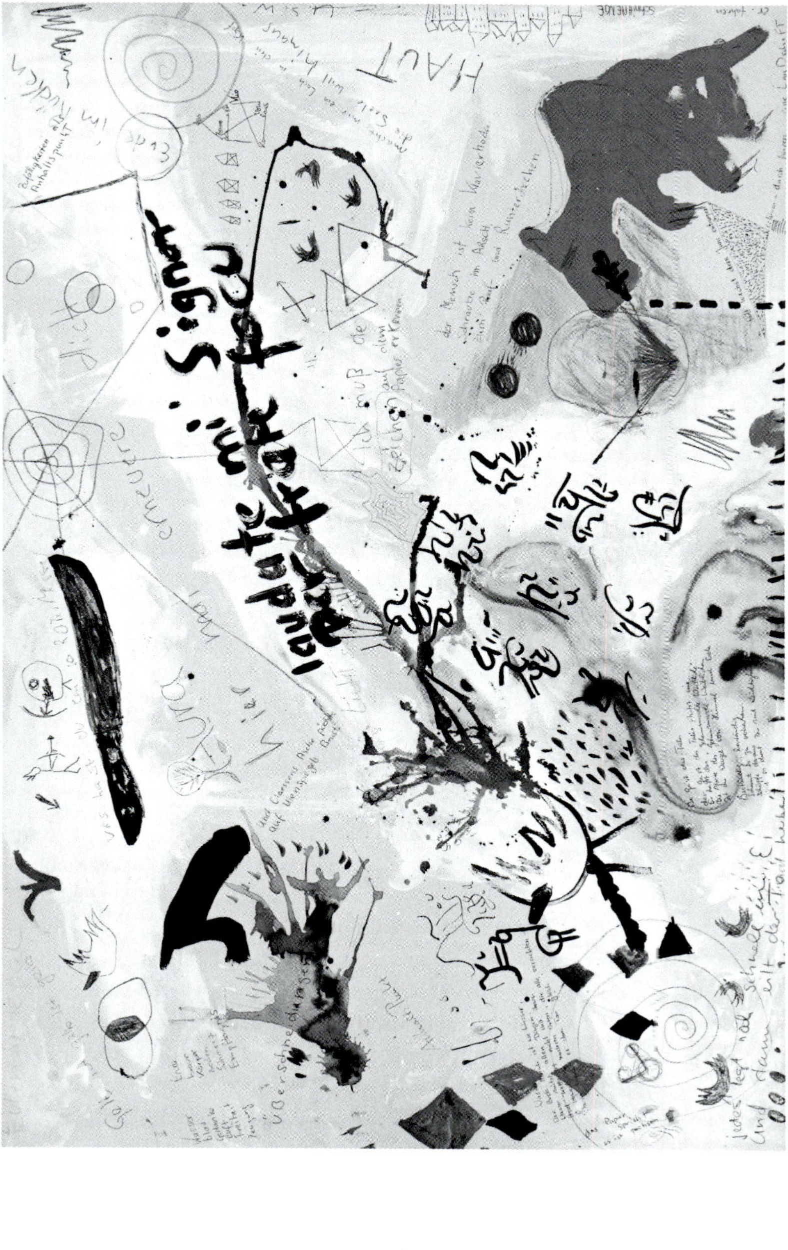
HAUT

net z. B. zuerst einen Kreis. Der Klient soll – so wird zu Beginn der Therapiesitzung vereinbart – nicht in die Blatthälfte des Therapeuten hineinzeichnen. Dies passiert aber in der Regel doch (1982, ohne Seitenangabe): »... Irgendwann sprechen wir dann über unsere Zeichnung, und zwar geht es da um Linien, Kreise, Durchkreuzungen usw.... und irgendwann schlägt dieses Gespräch dann um, und dieses Gespräch betrifft die wichtigen Sachen, derentwegen die Kunsttherapie gesucht, der Kunsttherapeut aufgesucht ist.«

Offensichtlich findet bei dieser Art des zeichnerischen Zusammenspiels eine Kommunikation über die Beziehung zwischen Therapeut und Klient statt. Ein Klient spricht von »dauerndem Einkreisen«.

6.3 Kunst als Manipulator seelischer Zustände

Die Kunstrezeption weckt Gefühle und konfrontiert den Menschen mit Problemen und Sichtweisen seiner Zeit und vergangener Zeiten. Auch das Wahrnehmen von Gestaltungen setzt seelische Prozesse in Gang und kann also therapeutisch wirken. Die Idylle des Biedermeierbildes läßt einen Moment lang die Mühen des Alltags vergessen; die Landschaft an der Wand tröstet über die triste Betonlandschaft in der Umgebung.

Solche Funktionen der Kunst sind beinahe allzu gegenwärtig, um noch bewußt wahrgenommen zu werden. Verschiedene Schutzheilige verbildlichen die Genesung von Krankheiten und die Genesungshoffnung. SCHADEWALDT (1986, S. 112f.): »Bartholomäus galt als Schutzpatron der Hautkranken, weil er nach der Heiligenlegende durch Schindung sein Martyrium fand; die Heilige Agathe war die Schutzpatronin der Brustkranken, weil ihr von heidnischen Schächern die Brüste amputiert wurden...« Es scheint sich um eine symbolische, aber gleichzeitig sichtbare Übernahme des Leidens des Patienten zu handeln, die Trost und Hoffnung spendet. Zu einer Intensivierung solcher Heilswirkung müßten derartige Prinzipien untersucht werden. Das »Abnehmen« und »Übernehmen« von Sünden, von Belastungen und Krankheiten wird auch in Märchen und

Mythen häufig thematisiert und eignet sich als Prinzip für kunsttherapeutische Rituale.

Der Isenheimer Altar setzt die Erkrankung an der Mutterkornseuche ins Bild. Diese (ernährungsbedingte) Krankheit wurde in dem Isenheimer Klosterkrankenhaus erfolgreich behandelt. Der Altar stellt sich also mit in den Dienst der Gesundung. Die Darstellung von Heilungen kann natürlich noch direkter die Hoffnung des Erkrankten aktivieren (etwa im Ospedale Maggiore in Siena, vgl. SCHADEWALDT 1986).

Kunstkauf und Wandschmuckauswahl ist insofern auch eine »Selbstmanipulation« der Phantasien und eine Auswahl bevorzugter Gedanken (vgl. zusammenfassend SCHUSTER 1985). STÜCK (1984) untersuchte den Wandschmuck in Gefängnissen. Eine mit Schmetterlingen gefüllte Tür drückt die Freiheitsphantasien des Gefangenen aus. Bilder von Frauen oder von Landschaften ersetzen das reale Erleben. Die imaginierte Vorstellung macht das Leben in der Haftanstalt erträglicher (Abb. 51). Im Krankenhaus wünschen sich die Patienten Bilder mit »positivem Inhalt« (KRAFT 1981), die es ihnen ermöglichen, ihren Befürchtungen einen Moment lang zu entfliehen.

Der Arzt und Kunstsammler Gerhard Ott sammelt Erfahrungen mit Kunstwerken im Krankenzimmer (SCHMIDT-WULFFEN 1986). Die zeitgenössischen Bilder sollen Denkanstöße geben. Die Patienten, die sich selber eher harmlose Tierbilder, pornographische Abbildungen oder je nach Alter Mickymausbilder wünschen würden, lehnen derartige Werke oft ab; SCHMIDT-WULFFEN (S. 120) gibt entsprechende Patientenäußerungen wieder: »Dat fiel mir direkt auf. Wie ich hier lag, mach de Augen auf – Ich denk: Wat is dat dann? Do war ich direkt wieder betäubt ... Wat dat soll, da blickt doch keen Aas durch.« Solche Ablehnung kann aber natürlich auch zu Herausforderung und intensiver Beschäftigung mit dem angebotenen Kunstwerk führen (»Weckamin-Bild«).

Die Patienten wünschen sich »Schönheit« und »Harmonie«, um von ihrer eigenen Situation abgelenkt zu werden, oder vertraute »Übergangsobjekte«, Abbildungen, die schon immer mit Lebensfreude und Gesundheit assoziiert sind, wie vielleicht eine Landschaft von Monet usf.

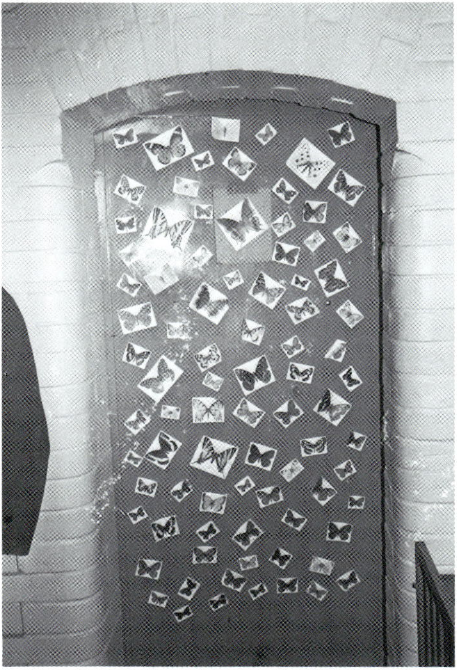

51 Die Schmetterlinge an der Tür des Strafgefangenen stimulieren Phantasien vom freien, ungebundenen »Wegfliegen«

Mitgebrachte Bilder können das Gefühl geben, zu Hause zu sein. Andererseits liegt Heilung auch in der Seele begründet, in der richtigen Erkenntnis, in der Harmonie von Welt und Erkennen, so daß die zeitgenössischen Werke, die sich oft der grundlegenden Probleme der menschlichen Existenz, wie z. B. dem Leiden und der Frage nach dem Tod, annehmen, eine notwendige Auseinandersetzung mit der eigenen Situation einleiten. Natürlich gibt es gegen eine solche Auseinandersetzung Widerstände, die sich z. B. in der Ablehnung der Bilder ausdrücken werden, die relevante Denkanstöße geben.

Eigene Studien (SCHUSTER u. KRÄMER 1982, SCHUSTER 1983) verweisen auf die selbstbezogenen Kognitionen, auf Stolz und Identifikation, die der Wandschmuck aufruft. Selbstgemalte Bilder sind besonders geeignet, eigene Vorsätze und Überzeugungen ins

Bewußtsein zu rufen. Gleichzeitig werden sie mit Stolz betrachtet. Die Anerkennung der abstrakten Malerei ermöglicht es auch dem Hobbymaler ohne technische Fertigkeiten, schöne und akzeptierte Gestaltungen zu erreichen. Insofern hat die Entwicklung der modernen Kunst erst die Möglichkeiten einer breiteren Hobbymalerei ermöglicht.

Es stehen Untersuchungen aus, welchen Einfluß die Kunstwerke auf das Erleben und Handeln der Menschen einer Zeit haben. JUNG (1932) interpretierte das Schaffen Picassos als Schattenreise. Er glaubt, der Künstler verwirkliche die in der modernen Welt verdrängte Seite des Bösen und Irrationalen und trage so zur Individuation seiner Zeitgenossen bei. Kunst könnte unter diesem Blickwinkel neu analysiert werden.

7 Chancen und Entwicklungen der Kunsttherapie

Obwohl in den Journalen und in verschiedenen Monographien in Europa und Amerika ein umfangreiches Schrifttum zur Kunsttherapie existiert, ist dieser »Literaturkörper« zu wenig aufeinander bezogen. Die vielfältigen Veröffentlichungen lassen Verweise auf Vorarbeiten zur gleichen Problematik vermissen. Das mag an einem Bewußtsein von Pioniergeist und Aufbruch liegen. Vergangene Veröffentlichungen zum gleichen Thema werden gar nicht erst erwartet. Ein anderer Grund wird die mangelnde Bekanntheit der amerikanischen Publikationen in Deutschland sein. Auch erst kürzlich veröffentlichte deutsche Monographien gehen ganz an dieser Literatur vorbei. Aber es kann nur einen Fortschritt in der Kunsttherapie geben, wenn auf den Vorarbeiten aufgebaut wird.

Allerdings ist auch fraglich, ob aus der Vorarbeit konkrete Lehren gezogen werden können. Nur wenn z. B. bei Fallstudien klare Bewertungen des Therapieerfolges vorgegeben sind und die Fälle nach den Kriterien des Therapieerfolges und der Symptomatik zusammengestellt werden, kann der Praktiker seine eigenen Verfahren einer kritischen Bewertung unterziehen. Daher soll hier die Evaluierung von Therapiemaßnahmen, speziell der Kunsttherapie, untersucht werden.

7.1 Evaluation der Wirkungen der Kunsttherapie

In der Therapieforschung gibt es einige Studien, die »Therapie« als einen einheitlichen Prozeß auffassen oder höchstens zwischen Verhaltenstherapie und psychoanalytischer Therapie unterscheiden und die Wirkung so gruppierter Therapiemaßnahmen registrieren.

Mit den Therapiegruppen werden Kontrollgruppen von unbehandelten oder zumindest nicht psychotherapeutisch behandelten Patienten verglichen, und es wird der Prozentsatz von gebesserten und nicht gebesserten Patienten gegenübergestellt. Dabei erweist sich, daß die Psychotherapie insgesamt nicht allzu wirksam ist: LUBORSKY, SINGER und LUBORSKY (1975) z. B. geben einen Überblick über 33 Veröffentlichungen zur Psychotherapie, und nur in 20 Untersuchungen zeigte sich eine größere Effizienz der Psychotherapie im Vergleich zu einer »Wartegruppe«.

Aber selbst bei solchen Vergleichen wird die Wirksamkeit von Psychotherapie insgesamt wohl überschätzt, weil sowohl Klient als auch Therapeut nach ihrem gemeinsamen Einsatz Grund haben, den Therapieerfolg in den Fragebögen der Forscher zu positiv einzuschätzen. Weniger erfolgreiche Therapien werden auch nicht so häufig veröffentlicht. Manche Therapeuten nehmen Klienten, deren Prognose sie nicht für günstig halten, erst gar nicht an.

Aussagekräftiger wären Studien, die den Erfolg einer definierten Therapie (hierbei wird eine genaue Erfassung des Therapieprozesses erforderlich) bei definierten Verhaltensproblemen oder seelischen Störungen feststellen. Da aber zwei Therapien nie ganz vergleichbar sind und auch die Störungen der Klienten nie vollständig einem Raster von Kategorien zuzuordnen sind und sich schließlich die Ereignisse außerhalb der Therapie unterscheiden, stieße ein solches Vorgehen auf unüberwindbare Schwierigkeiten. Deshalb darf aber nicht, wie dies gelegentlich von Therapeuten vorgeschlagen wird, auf eine Bewertung der Therapiemaßnahmen verzichtet werden, weil dies ohnehin nicht möglich sei. Dann entsteht eine Therapie, die dem Therapeuten am besten gefällt, aber keine wirkungsvolle Therapie.

GARFIELD (1982) schlägt nach einem Überblick über die Effizienzforschung in der Therapie vor, besonders solche Fälle zu veröffentlichen, in denen gute und dauerhafte Heilungserfolge erzielt wurden. Eventuell kann dann im nachhinein eine Gruppierung von Therapeutenvariablen, von Typen von seelischen Störungen oder auch von zufälligen Begleitumständen gefunden werden, die den Erfolg der Therapie bedingen. Nach meiner Meinung müßte eine Besserung der Symptomatik von einem völligen Verschwinden des Symptoms grundsätzlich unterschieden werden. Eine Besserung kann z. B. auch dadurch entstehen, daß Verhaltenssysteme aktiviert werden, die gegen das eigentlich weiterbestehende symptomatische Verhalten agieren. Nur bei einem Verschwinden des Symptoms kann ein Zugriff auf die Ursachen des Symptoms vermutet werden.

In der Kunsttherapie können die nicht enden wollenden Fallberichte kein Beweis für die Wirksamkeit des therapeutischen Handelns sein, weil über die Erfolge der Therapie oft nicht informiert wird (vgl. auch EDWARDS 1982). Im günstigen Fall des Erfolgsberichtes sind die Kriterien, nach denen eine Therapie als wirksam bewertet wird, unterschiedlich und oft vage: In einigen Fällen soll sich der Therapieerfolg in der gestalterischen Produktion selbst zeigen, in anderen Fällen im Verhältnis von Therapeut und Klient. Es hieße, einen geringen Anspruch an eine Psychotherapie stellen, wollte man nur eine momentane Stimmungsverbesserung erfassen, wie dies von GRODNER u. a. (1982) vorgenommen wurde. Sie lassen vor und nach einer Kunst- und Bewegungstherapie die Stimmung ihrer Klienten einschätzen und stellen eine »aufhellende« Wirkung der Therapiestunde fest. Tatsächlich können sie in ihrer Untersuchung nicht einmal zwischen dem Effekt der bildnerischen Tätigkeit und dem einer tänzerischen Bewegung unterscheiden.

In Monographien (z. B. OAKLANDER 1984) wird immer wieder auf die erfolgreiche Bewältigung eines Symptoms hingewiesen, die jeweiligen Fälle sind aber nur im Ausschnitt dargestellt. Dabei wird nicht deutlich, ob nur eine vorübergehende Besserung oder aber ein völliges Verschwinden des Symptoms erreicht wurde. Nachuntersuchungen nach einigen Monaten oder Jahren gab es nicht.

Nur in Ausnahmefällen wird eine dauerhafte Besserung des Symptoms berichtet. Viele Therapieversuche sind gar nicht auf ein spezielles Symptom gerichtet, so daß eine nachfolgende Bewertung des Therapieerfolges subjektiv und willkürlich sein muß.

Bei der Bewertung kunsttherapeutischer Unterfangen entstehen besondere Probleme, weil die Kunsttherapie gerade im Umfeld von Kliniken meist zusammen mit anderen therapeutischen Maßnahmen durchgeführt wird. Eine isolierte Einschätzung der Kunsttherapie ist dann natürlich nicht möglich. Darüber hinaus sind Kunsttherapeuten theoretisch unterschiedlich orientiert (vgl. Kapitel 2). Möglicherweise hat eine psychoanalytische Kunsttherapie ein anderes Indikationsfeld und andere Erfolge als eine gestalttherapeutisch orientierte Kunsttherapie. Um die spezifische Effizienz der Kunsttherapie bewerten zu können, müßte man Gruppen von Patienten vergleichen, die unter der gleichen theoretischen Orientierung mit und ohne bildnerische (oder musikalische usf.) Elemente therapiert werden. Dabei ergibt sich möglicherweise eine Überlegenheit der Kunsttherapie. Tatsächlich arbeiten die Kurztherapien z. B. der psychoanalytischen Schule, wie etwa Psychodrama oder Katathymes Bilderleben (vgl. oben) mit bildhaften Elementen. Solche Kurztherapien erreichen den gleichen Erfolg wie eine klassische Psychoanalyse in einer geringeren Zahl von Therapiestunden, obwohl sie oft schlechter angesehen sind. Also müssen sie wirkungsvoller sein als die rein verbale Form der psychoanalytischen Therapieschule.

Bei psychotischen Patienten wird man nicht überrascht sein, geringe Therapieerfolge zu finden (SERBAN 1972); andererseits scheinen bei autistischen Kindern einige Fälle erfolgreich abgeschlossen zu sein (vgl. Kapitel 3).

Jede Evaluation von Maßnahmen hat einen pragmatischen Wert. Sie gibt Aufschluß darüber, welche Maßnahmen zum Erfolg führen. Wenn die Evaluation auf eine Therapietheorie bezogen würde, die dann das therapeutische Handeln unabhängig von vielen Einzelvariablen leiten könnte, wäre der Nutzen der Erfolgskontrolle umfassender. Dies ist gerade für die Kunsttherapie nötig, die sich trotz ihrer oft überraschenden Wirksamkeit weitgehend im theoretischen Rahmen der klassischen Therapieschulen bewegt oder aber von Künstlern eher aus einer intuitiven Heilungstheorie heraus praktiziert wird.

7.2 Entwicklung der theoretischen Grundlagen

Erfolge im therapeutischen Handeln werden nur dann zu einer Verbesserung der Therapiepraxis führen, wenn sie auf eine entsprechende Theorie bezogen werden können. Ohne Vorannahmen über Wirkungsprinzipien einer Psychotherapie bleibt dunkel, welche speziellen Elemente einer veränderten Prozedur wichtig waren und welche nicht. Erst auf dem Hintergrund einer Theorie können Abweichungen, Überraschungen registriert werden, die eine Anpassung und Verbesserung der Theorie nach sich ziehen. Möglicherweise helfen Differenzierungen der Begriffe »Kreativität« und »Spontaneität« weiter:

7.2.1 Der Begriff der Kreativität

Die Grundüberzeugung aller Kunsttherapeuten, das kreative Tun wirke heilend, bleibt weitgehend ungeprüft. Natürlich gibt es bei den Therapiebegründern häufig die Stellungnahme, daß Kreativität im Lebensvollzug mit seelischer Gesundheit gleichzusetzen sei (vgl. WINNICOTT); aber es ist nicht erwiesen, daß eine Einübung von Kreativität im bildnerischen Gestalten ebenfalls gesund macht, wenn auch ein Probieren individuell neuer Alternativen die Vorbedingung jeder Veränderung ist.

Jede Kreativität ist zwar in MASLOWS Sinn eine Selbstentfaltung und erhöht die Selbstakzeptanz. Offen bleibt aber, ob Menschen mit hoher Selbstakzeptanz die Freiheit haben, sich kreativ zu verhalten, die Selbstakzeptanz also die Vorbedingung der Kreativität und nicht ihre Folge ist.

Oft behindert ein zu breites Bedeutungsspektrum eines Begriffes den Fortschritt einer Theorie. Qualitativ unterschiedliche Prozesse firmieren dann unter einem Namen. Diesen Eindruck habe ich hier vom Begriff der Kreativität. Unter Kreativität kann man einerseits die künstlerische und wissenschaftliche Erfindung verstehen, die den Rahmen bisheriger Denkschemata sprengt. Aber auch jedes gestalterische Hobby, jede nicht in rigiden Bahnen festgelegte Lebensführung ist kreativ; schließlich wird auch spontanes Verhalten, das nicht bewußt geplant ist und sich auf neue Möglichkeiten einläßt, als kreativ bezeichnet.

Die Psychologie der Kreativität ist eine Psychologie der originellen Denkleistung, nicht der spontanen und für individuell Neues aufgeschlossenen Lebensführung, auch nicht der Hobbykreativität. Es wäre wünschenswert, die postulierten Zusammenhänge zwischen kreativer Lebensführung, die neuen Verhaltensweisen und Erlebnissen gegenüber offen ist, und der seelischen Gesundheit zu erforschen und zu prüfen, wie weit gestalterische Hobbys psychohygienische Funktionen übernehmen können.

Folgende Wirkungsannahmen einer Kunsttherapie wären zu prüfen:

1. Kunsttherapie stimuliert die Kreativität und wirkt so auf die »relative« Kreativität der Lebensführung.
2. Kunsttherapie gibt dem Klienten das Vertrauen, etwas »schaffen« zu können.
3. Durch das bildhafte Tun werden die kreativen Prozesse des Unbewußten in den Dienst der seelischen Gesundung gestellt.

Weiterhin könnten aus der Psychologie des bildhaften Denkens Grundlagen für die Kunsttherapie gewonnen werden.

7.2.2. Bildhafte Denkprozesse und Therapie

Welche Rolle bildhafte Abläufe im therapeutischen Prozeß spielen, ist zwar bekannt, aber auch hier sind die theoretischen Grundlagen eher spärlich. Es käme darauf an, die Ergebnisse der Psychologie der Emotion und ihre Verbindung zu den bildhaften Denkprozessen zu studieren und auf das therapeutische Handeln zu beziehen.

Die Auflösung von Metaphern und die handlungssteuernde Funktion von solchen Metaphern sind Gegenstände, die in der Theorie der Kunsttherapie, speziell der Therapie mit bildnerischen Mitteln, einen zentralen Platz einnehmen können. Traumerlebnisse, Tagtraumerlebnisse, hypnagoge Zustände im Halbschlaf und Drogenerlebnisse geben Aufschluß darüber, wie Gedanken in bildhafter Form ausgedrückt werden (die Entschlüsselung solcher Bildmetaphern wurde bereits in Kapitel 2.3 besprochen).

Einige Kernpunkte einer solchen Grundlegung sind hier zu einem »Theoriefragment« zusammengestellt:

a Bildhafte Erinnerungen

Bildhafte und verbale Bedeutungsverarbeitungen gehorchen unterschiedlichen Regeln. Bei der Überprüfung der psychoanalytischen

These vom Kindheitstrauma haben z. B. ERDELY und BECKER (1974) entdeckt, daß bildhafte Erinnerungen nicht verblassen, sondern sogar immer genauer werden können, wenn sie ab und zu – ohne Rückmeldung – ins Gedächtnis gerufen werden. Sie nennen dieses Phänomen »Hypermnesie«. Traumatische Ereignisse werden oft – ganz unerwünscht – »filmartig« erinnert. Traumatische bzw. sehr bedeutungsvolle Ereignisse, die in bildhafter Form gespeichert sind und die sich eine Person ab und zu ins Bewußtsein ruft, werden also nicht einfach vergessen. Sie bleiben als bildhafte Speicherung bestehen und können das Verhalten beeinflussen.

Im Umfeld emotional besetzter Ereignisse (z. B. Tod von Kennedy, Rücktritt von Brandt) fallen den Menschen bildhafte Details ein (BROWN u. KULIK 1977, »Flashbulb memories«). Je stärker ein Erlebnis von Emotionen begleitet ist, um so eher vermag es bei späteren Erinnerungen bildhafte Assoziationen wachzurufen (LYMAN u. a. 1980). Insgesamt scheinen also bildhafte Denkprozesse und Erinnerungen enger mit emotionalen Erlebnissen verknüpft zu sein.

Dies wird durch neueste Erkenntnisse zur Spezialisierung der Gehirnhälften gestützt. Beim Rechtshänder bewältigt die linke Gehirnhälfte verbale und die rechte räumlich-visuelle Aufgaben. Bei Verletzungen der rechten Gehirnhälfte ist auch die Verarbeitung emotionaler Information gestört (Patienten mit Störungen der rechten Gehirnhälfte konnten eine Emotion nicht einem bestimmten Gesichtsausdruck zuordnen; KOLB u. a. 1980). Die rechte Gehirnhälfte scheint also gleichzeitig bildhaft-räumliche und emotionale Aufgaben zu bewältigen.

In der Kunsttherapie gelingt durch den Zugriff zu bildhaften Erinnerungen ein Aktualisieren von Emotionen und emotional bedeutsamen Ereignissen.

Es kann also aufgrund der experimentalpsychologischen Literatur zu bildhaften Speicherungen eine 4. Wirkungsthese formuliert werden (Wirkungsthesen 1 bis 3: s. oben Abschnitt »Kreativität«): In der Kunsttherapie werden die »bedeutungsvollen« Erinnerungen bildhaft aktiviert; dabei gelingt ein unmittelbarer Kontakt zu den beteiligten Emotionen.

b Ein Steuerungssystem mit geringem Sprachverständnis

Bei manchen intrapersonalen Kommunikationen (d. h.: Selbstgesprächen, Suggestionen usf.) werden Grenzen des Sprachverständnisses einer regulierenden Instanz sichtbar.

Bei Autosuggestionen, also Instruktionen, die man sich selbst im hypnagogen Zustand, meist unter Entspannung, gibt, soll eine Verneinung vermieden werden. Solche Instruktionen können lauten: Ich werde die Prüfung schaffen, aber nicht: Ich werde nicht durchfallen. Die Bedeutung »Durchfallen« würde sich einprägen, die Verneinung würde »überhört«. Insofern ähnelt dieses System dem von FREUD beschriebenen *Unbewußten,* in dem es keine Negation von Bedeutungen gibt. Gleichzeitig ist man an Untersuchungen zum Sprachverstehen der rechten Gehirnhälfte erinnert. Nur einfache, grammatisch unkomplizierte Mitteilungen können auch von der rechten Gehirnhälfte alleine verarbeitet werden.

Werden die verbalen Kommunikationen komplizierter, kommt es zu Mißverständnissen. Es gibt eine Unzahl von Fallberichten über ein »Wörtlich«-Nehmen von Sprachbildern und Metaphern. FREUD erwähnt viele Beispiele, etwa folgendes: Die schizophrene Patientin klagt zu Beginn der Krankheit, die Augen seien ihr verdreht und sie sehe alles verkehrt. Gleichzeitig beschuldigt sie ihren Verlobten, ein Augenverdreher zu sein. Ein weiterer Fall, von dem Freud berichtet, setzt die Redensart »es geht nicht mehr weiter« in eine psychogene Lähmung um. Die metaphorische Redewendung wird also im Wortsinn in ein Symptom umgesetzt.

BETTELHEIM schilderte in einem Vortrag den Fall einer jungen Frau, die völlig zurückgezogen lebt, aber eine besondere Fähigkeit entwickelt hat, das Wetter vorherzusagen. In der Psychoanalyse ergibt sich, daß sie ein Gespräch der Eltern über das Wetter (weather) als »we eat her« mißverstanden hatte und nun zwanghaft mit den Wetterphänomenen beschäftigt war.

Die Bedeutungskommunikation ist bildhaft: Es gibt keine Verneinung und keine übertragene Bedeutung der Kommunikation. Offensichtlich kommt es nur in emotionalen Extremsituationen, aber auch in hypnotischen Zuständen bzw. veränderten Bewußtseinszuständen zu einer solchen wörtlichen Auffassung übertragener Bedeutungen.

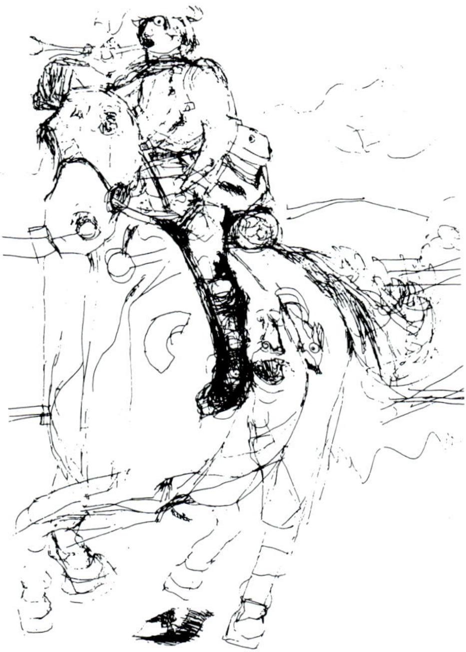

52 a, b
Ein autistisches Kind zeichnet im Alter von drei Jahren auf einem Niveau, wie es etwa Skizzen von Leonardo da Vinci (rechts) haben. Die Beobachtung des Kindes wird nicht durch konzeptuelle Prozesse verfälscht

Weil den emotionalen Prozessen kein eigenes Sprachverständnis bzw. keine Sprachgeneration zur Verfügung steht, werden die Erklärungen für dieses Geschehen von der linken Hälfte »nachgeliefert« (ROGERS 1983). Solche Nachlieferungen sind in der Therapieliteratur als »Rationalisierungen« bekannt. Dabei gibt der Klient viele plausible Ursachen für sein Verhalten, stößt aber nicht zu den wahren Gründen vor, weil diese ihm nicht bewußt sind.

Wenn die verbale Kommunikation schwer gestört ist, wie bei dem autistischen Kind Nadja, so sind doch erstaunliche Leistungen im Abbilden von beobachteten Szenen möglich. Abbildung 52 vergleicht eine Skizze von Leonardo da Vinci mit einer Zeichnung von Nadja im Alter von ca. drei Jahren. Das Stagnieren der begrifflichen Entwicklung erlaubt erst die ungewöhnliche Entfaltung der bildnerischen Fähigkeiten der rechten Gehirnhälfte. Auch KLÄGER (1977) beschreibt den Fall einer hospitalisierten Patientin mit geringen ver-

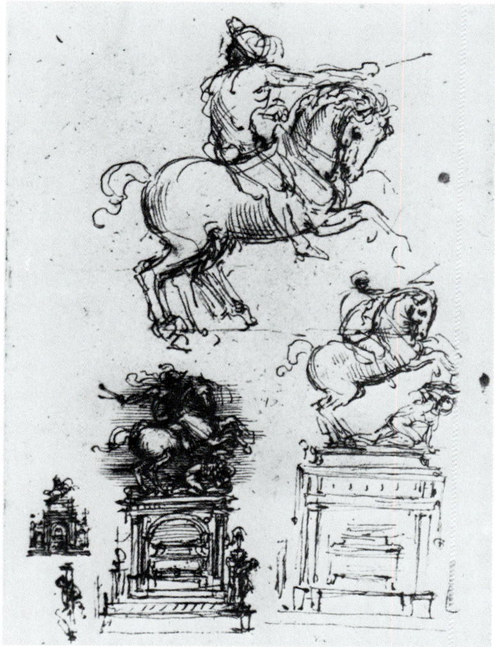

balen Kommunikationsfähigkeiten, die in der Gestaltung von Wandteppichen ein hohes künstlerisches Niveau erreicht (Abb. 53).

Als 5. Wirkungsthese kann formuliert werden: Die bildhafte Kommunikation hat ein Format, das von einer wichtigen regulierenden Instanz, je nach Terminologie, dem Unbewußten oder der rechten Gehirnhälfte, verstanden wird. So kann auch in diese Prozesse eingegriffen werden.

c *Die Beeinflussung von Körpervorgängen*

Viele Mitteilungen in der Psychotherapieliteratur verweisen auf ein grammatisch wenig versiertes System, das alles wörtlich nimmt (s. oben) und gleichzeitig einen viel mächtigeren Zugriff zu den Körpervorgängen hat als unser Bewußtsein.

Im Autogenen Training (SCHULTZ 1973, KRAFT 1984) gelingen Veränderungen, z. B. der Durchblutung, aber auch anderer physio-

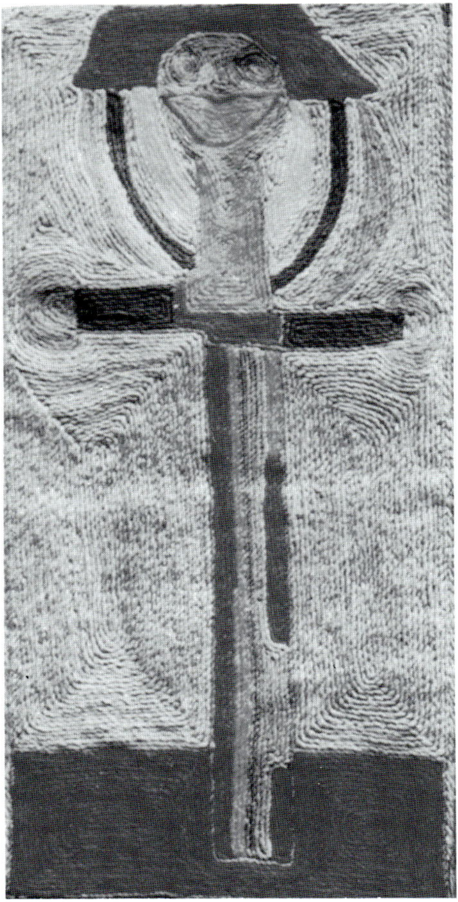

53 Patienten, deren verbale Fähigkeiten gestört sind, können dennoch eindrucksvolle Gestaltungen schaffen (hier Jane C.)

logischer Parameter, durch einfache Suggestionen. Einfache Kommunikationen können direkt Einfluß auf körperliche Vorgänge nehmen. So kam z. B. ein Patient mit Brandblasen in die Sprechstunde des Hypnotherapeuten, nachdem dieser vergessen hatte, die Instruktion zurückzunehmen, der Patient liege in der Sonne.

Die Hypnose hat sich bei der Linderung der Leiden durch die Krebsnachsorge (Chemotherapie) bewährt (ROSEN 1984). Aus FIN-

KELSTEIN und HOWARD (1984, S. 51) stammt die folgende Hypnoseinstruktion, die den Patienten anregt, seine Abwehr gegen die Krankheit zu verstärken: »Du bist Dir bewußt und Du spürst, daß in Deinem Körper Abwehrmechanismen eingebaut sind, um Dich vor Krebs zu schützen. Diese Abwehrmechanismen zerstören Krebszellen, und sie tun dies schon seit Deiner Geburt. Mit dem Wissen hierüber, dem festen Willen dazu und all Deinen Fähigkeiten kannst Du Verantwortung übernehmen dafür, daß diese Mechanismen mit höchster Wirksamkeit tätig sind. Du kannst sie weiter zum Schutze Deines Körpers wirken lassen, so daß sie auch weiterhin alle Krebszellen zerstören, wo immer sich solche bilden mögen.«

Auf die Möglichkeiten des eigenen Immunsystems angesprochen, entwickelt ein Patient spontan (BURKHARD u. GERL 1984, S. 67) »die Halluzination eines Schwarmes Piranhas, die ein weißes Krokodil angriffen und zerfetzten ... Nach Auskunft seines Arztes und seiner Frau war nach dieser Stunde alle Weinerlichkeit und Passivität des Patienten schlagartig verschwunden.«

Sportler, die einen komplexen Bewegungsablauf durchführen wollen, üben sich im »mentalen Training«. Der Bewegungsablauf wird nur in der Vorstellung durchgeführt, was die Steuerung der Bewegungsprozesse verbessert und trainiert.

Die 6. Wirkungsthese lautet also: Die bildhafte Kommunikation der Kunsttherapie ist also vermutlich mehr als die verbale Interaktion vieler Psychotherapien geeignet, Körperprozesse zu beeinflussen.

d *Konflikte zwischen den Steuerungssystemen*

Ist die Verbindung der Gehirnhälften unterbrochen, kann es zu Konflikten im Handlungsplan eines Menschen kommen (vgl. SPERRY 1968). Der Patient will mit einer Hand seine Frau schlagen, kommt ihr mit der anderen (von der anderen Gehirnhälfte gesteuerten) Hand zu Hilfe. Solche Phänomene erinnern ebenfalls an FREUDS Unterscheidung zwischen bildhaft-triebhaftem Unbewußten und verbalem Ich, deren Kommunikation in der Neurose gestört sein kann (z. B. RESTAK 1979 äußert diesen Gedanken).

Verschiedene Aspekte des gleichen Verhaltens sind höchstwahrscheinlich in unterschiedlichen Speichern niedergelegt. Verbal kann gespeichert sein: »Ich soll immer nett mit meinen Klassenkameraden umgehen.« Als Bild und Körperempfindung kann gespeichert sein, wie die Mutter schimpft, wie eine Strafe verabreicht wird, oder auch, wie das Verhalten im Idealfall aussehen soll.

Allerdings können in den verschiedenen Speichersystemen auch unterschiedliche Informationen abgelegt sein: Verbal kann wiederum der Satz gespeichert sein: »Ich soll mich mit meinen Klassenkameraden vertragen.« Als Bild könnte aber die Mimik der Mutter gespeichert sein, die mit Stolz von den Untaten ihres Sprößlings erzählt: »Und er prügelt sich sogar mit Älteren, da läßt er sich nichts gefallen.« WATZLAWICK (1978) beschreibt solche paradoxen Kommunikationen, die als Ursache psychischer Erkrankung gesehen werden können.

In der Kunsttherapie werden die Speicherungen und Gedanken der rechten Gehirnhälfte mit den rationalen Möglichkeiten der linken Gehirnhälfte bearbeitet (7. Wirkungsthese). So können Programmdifferenzen vermieden werden.

e Der Zugang zu bildhaften Denkprozessen

Es ist einigermaßen evident, daß bildhafte Vorstellungen und verbale Prozesse sich gegenseitig ausschließen (z. B. GOWAN 1978). Erst wenn die verbale, dominante Form der Denkprozesse wie bei der Meditation ausgeschaltet ist, kann das Denken zu den inneren Bildern – und deren handlungssteuernden Anteilen – vorstoßen. Die bildhaften Erlebnisse wie z. B. Traum oder Tagtraum treten erst auf, wenn im Zustand der Entspannung oder des Schlafes die verbalen Gedanken zurücktreten. Dies läßt sich mit der »Stimulus release Hypothese« (JACKSON 1932) erklären: Die Reizstärke der internen bildhaften Prozesse ist relativ gering, also können sie erst dann wahrgenommen werden, wenn die Stimulationen durch die Sinne zurücktreten.

Wenn, wie in der Kunsttherapie, bildhafte Denkprozesse und Erinnerungen bearbeitet werden sollen, muß also erst ein Zugang zu solchen Inhalten hergestellt werden. Nur wenn das verbale Denken ausgeschaltet werden kann, treten bildhafte Vorstellungen ins Bewußtsein. Hier helfen z. B. verschiedene Meditationstechniken, die die verbalen Anteile des Denkens mit einem gleichförmigen, irrelevanten Mantra belegen. So ein Mantra kann das englische Wort »one« sein, aber auch der Laut »omm«, das der Meditierende häufig wiederholt. SCHWÄBISCH und SIEMS (1982) empfehlen ein Mantra, das den gesamten Atemzyklus begleitet. Beim Einatmen verwenden sie das bekannte »omm«, das Ausatmen wird von der Silbe »ah« begleitet, und eine kurze Pause zwischen Ein- und Ausatmen wird mit der Silbe »hum« gefüllt. Unter tiefer Entspannung, z. B. in der Oberstufe des Autogenen Trainings (SCHULTZ 1973), kommt es ebenfalls zu bildhaften Erlebnissen.

Auch rhythmisch wiederholte Bewegungen, wie z. B. beim Tanzen (etwa bei den tanzenden Derwischen oder in afrikanischen Riten), beim Joggen und ausdauernden Fahrradfahren, sind geeignet, aus einer dominant-verbalen Steuerung in andere Bewußtseinszustände überzuführen.

Die bildhaften Denkprozesse sind in Traum und Tagtraum zwar allgegenwärtig, sie können aber anscheinend nur unter speziellen Bedingungen die Schwelle des Bewußtseins übertreten. Die Kunsttherapie muß solche Bedingungen nicht nur durch eine entspannte spielerische Atmosphäre der Therapiestunden, sondern auch durch gezielte Entspannungs- und Meditationsübungen herstellen.

Das gleiche Thema kann von Therapieklienten in einer bewußt kontrollierten Malweise oder nach dem Erleben von Bildprozessen in der Entspannung sehr unterschiedlich gestaltet werden. Solche Unterschiede können erste Hinweise auf eventuelle Differenzen im Erleben der beiden Denkmodi sein. Natürlich wird das Gestalten unter bewußter Kontrolle viel stärker auf Malkonventionen und Darstellungskonventionen zurückgreifen oder sich eben auch an bildhaften Erinnerungen orientieren.

In einer Ausbildungsgruppe entstanden die folgenden Beispiele zum Thema »Fluß«, das im Katathymen Bilderleben eingesetzt wird, um den Fluß der seelischen Energie zu erforschen und eventuelle Stauungen oder Hindernisse aufzufinden.

Beispiel 1; Abb. 7, 8, 9 (S. 50f.): Die Darstellung zur Instruktion »Zeichne einen Fluß« zeigt einen ruhigen, harmonisch schwingenden Fluß, der von einer Naturlandschaft mit Zelten und einem Lagerfeuer umgeben ist. Nach der Entspannungsinstruktion und der Aufforderung, einen Fluß zu imaginieren, entsteht eine Quelle, die unter Geröll versteckt ist und die eine stürmische, bewegte Stimmung vermittelt. In Abbildung 9 schießt das Wasser wild in ein Quellbecken, in dem die Zeichnerin unter besonderer Betonung ihrer Weiblichkeit badet. Die sinnliche Stimmung auch der umgebenden Landschaft, in der ein roter Vogel dargestellt ist, findet in der bewußten Darstellung keine Entsprechung.

Beispiel 2; Abb. 54, 55: In der bewußten Darstellung entsteht ein eher bedeutungsarmes, aber sehr schönes Bild, auf dem man einen in warmen Farben gemalten breiten Fluß erkennen kann. In der Entspannung erlebt die Malerin einen Fluß in einer Landschaft mit einer Moschee, mit Palmen, und sie sieht eine Schildkröte, die sie als Symbol des Alters und der Weisheit identifiziert. Die Zeichnung ist nun detailreich und bedeutungsvoll.

Beispiel 3; Abb. 56, 57: In der bewußt entstandenen Zeichnung sieht man einen prototypischen Fluß mit einem Wasserfall. Im Bilderleben unter Entspannung sieht die Zeichnerin zu ihrer Überraschung ein ausgetrocknetes Flußbett, in dem eine Wurzel liegt. Sie berichtet, manchmal mit ihrem Mann in solchen Flußbetten Wurzelstücke zu sammeln. In einem nachfolgenden geleiteten Katathymen Bilderleben werden Geröll und ein felsiger Berg zum Bild für vielfältige Leistungsanforderungen, deren Aufforderungscharakter der Zeichnerin sogar verbietet, ihre Mußestunden zu genießen.

Beispiel 4; Abb. 58, 59: Hier wird noch einmal deutlich, wie die bewußte Gestaltung schematisch und mit einem gewissen Widerstand gezeichnet ist, während das Bilderleben eine aussagekräftige Gestaltung ergibt.

Bilder, die aus den Quellen der Bildgestaltungen der Seele gespeist werden, sind also im allgemeinen expressiver und oft kreativer als die üblichen Gestaltungen des Zeichners. Insofern haben derartige therapeutische Techniken auch für solche Menschen einen Sinn, die

54, 55 Die bewußte Konzeption des Themas »Fluß« wird mit dem inneren Bilderleben verglichen. Das Motiv »Schildkröte« taucht unvermutet auf ▷

56, 57 Der bewußte Fluß ist prototypisch. Im Bilderleben taucht aber ein ausgetrocknetes Flußbett auf ▷▷

58, 59 Die bewußte Darstellung ist schematisch. Im Bilderleben löst sich diese Schematik auf ▷▷

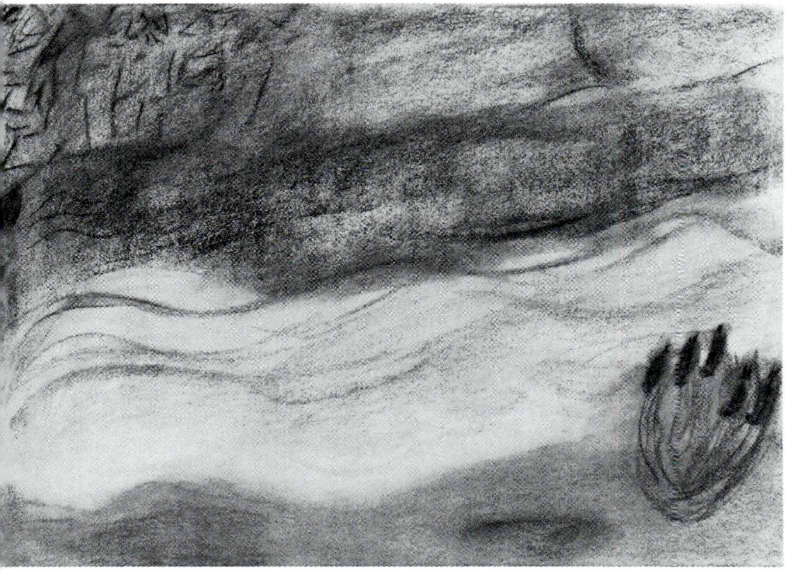

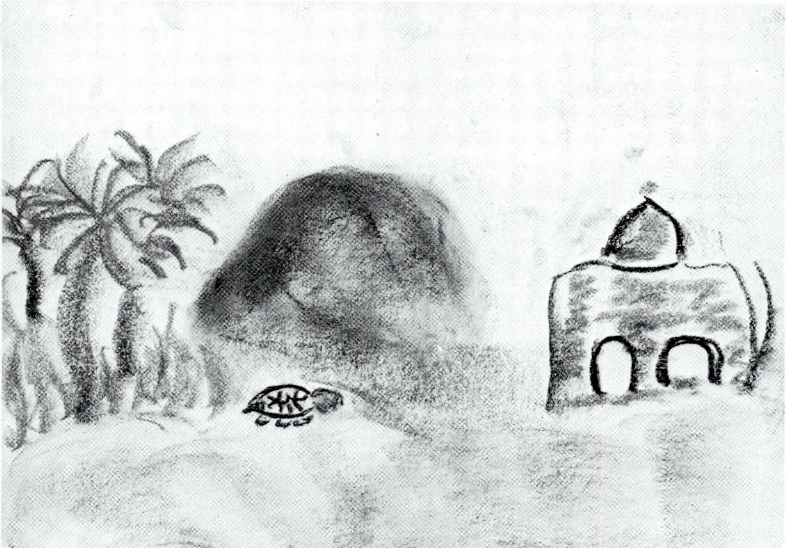

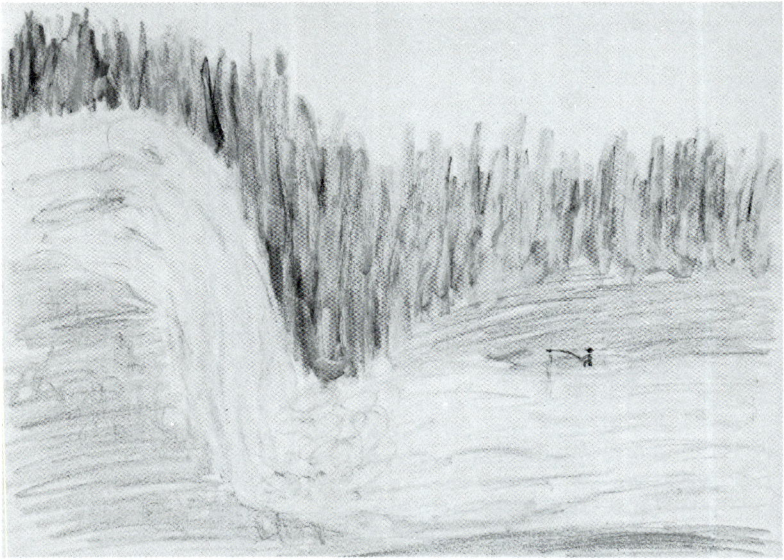

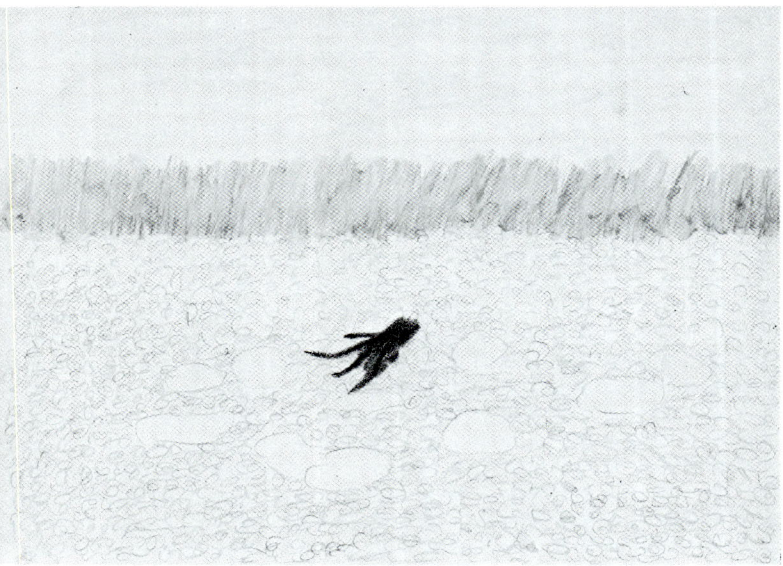

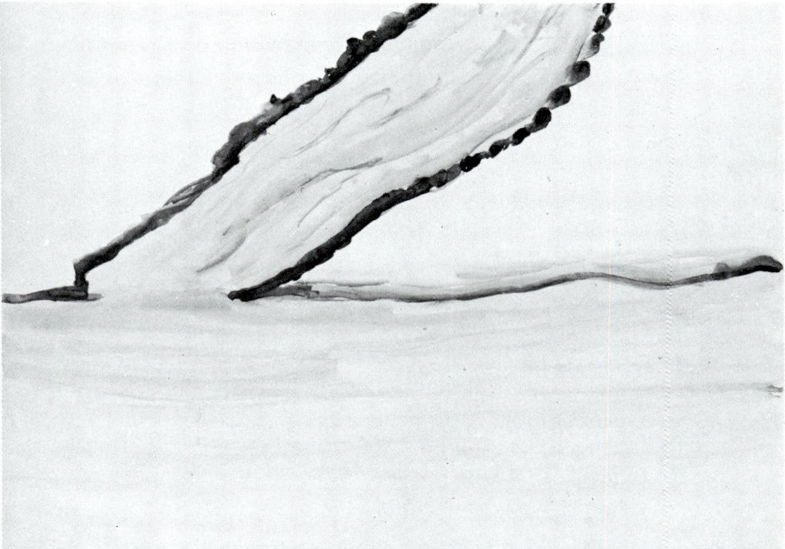

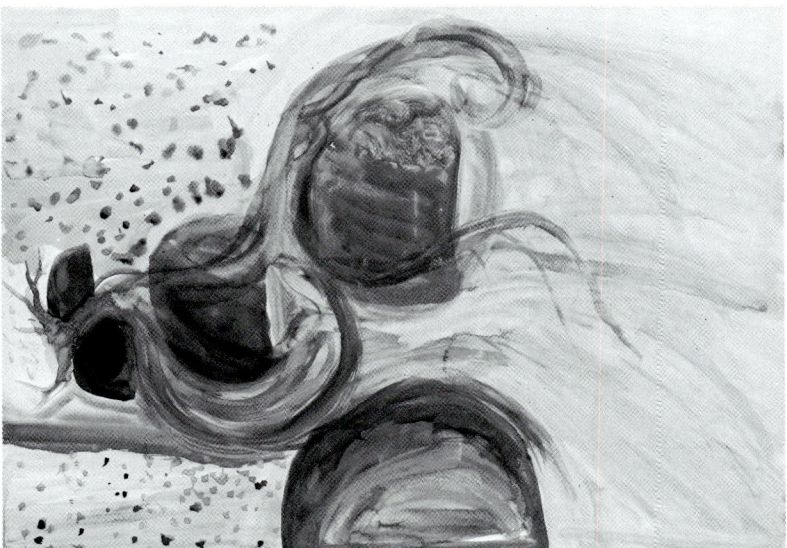

Fortschritte in der malerischen Gestaltung erreichen wollen oder die mit der malerischen Gestaltung die eigene Person erforschen wollen.

Die 8. Wirkungsthese formuliert eine Bedingung für den kunsttherapeutischen Prozeß: Es sollte gelingen, in der Kunsttherapie Kontakt zu den inneren Bildprozessen herzustellen.

f Kreativität und bildhafte Denkprozesse

Es ist überliefert, wie einige bedeutsame kreative Leistungen durch bildhafte Denkprozesse zustande kamen. So wird Kekule durch den Flug eines Funkens zum »Tagtraum« einer sich in den Schwanz beißenden Schlange angeregt (vgl. das Symbol des Ouroboros bei JUNG). Diese Vorstellung führt Kekule zu der plötzlichen Erkenntnis, das Benzolmolekül könne kreisförmig sein. Da das kreative Denken dem Bewußtsein so wenig zugänglich ist (vgl. WERTHEIMER 1945, BÜHLER 1907), sind hier räumlich-bildhafte und nichtverbale Prozesse wesentlich.

Die 9. Wirkungsthese spezifiziert These 1: Möglicherweise können durch die Aktivierung des bildhaften Denkens kreative Potentiale der Menschen geweckt werden, die sich dann in den Dienst eines gesunden Seelenlebens stellen.

g Der Stoff, aus dem der Wahn ist

In der Kindheit werden Mythen, Sagen und religiöse Überlieferungen aufgenommen. Im schizophrenen Wahn können Bildvorstellungen, die in der Kindheit als bedrohlich erlebt wurden, mit der Realität verwechselt werden. FLORU (1975) schildert, wie ein arabischer Gastarbeiter den Wahn entwickelt, ein Engel reiße ihm das Herz aus dem Leib, um es zu reinigen. Der Autor kann dieses Bild detailgetreu in einer Koransure nachweisen. In dem Wahn europäischer Patienten spielen Teufel und Engel eine allgegenwärtige Rolle. Die Religionen, Mythen und Märchen geben offensichtlich einen Teil des bildhaften Materials ab, aus dem Wahnvorstellungen oder (im milderen Fall neurotischer Fehlentwicklungen) unbegründete Ängste gespeist werden. Natürlich erzeugen Märchen, Mythen oder religiöse Vorstellungen keinen Wahn. In emotionalen Extremsituationen werden solche in der Kindheit gespeicherten Bildvorstellungen aktiviert und nicht mehr korrekt gegen die Realität getestet. Die gleichen Vorlagen dienen der Kunst als Motiv und liegen in vielfältigen Gestaltungen vor.

10. Wirkungsthese: Die Kunsttherapie verfügt im Kunstschaffen der Jahrhunderte über bildhafte Verwirklichungen von Mythen und religiösen Gedanken. Beim Einsatz dieses Materials kann sie zu den bildhaften Keimen von Speicherungen vordringen, die die Anpassung des Einzelnen gefährden.

Ein Beispiel für bildhafte Denkprozesse und die Steuerung des Verhaltens durch bildhafte Denkprozesse ist einer LSD-Therapie von GROF (1978) entnommen. Der Zugang zu den bildhaften Erlebnissen wurde hier mit LSD-Gaben erreicht. Die bildhafte Umsetzung von problematischen Situationen (vgl. Kapitel 2.2) und der therapeutische Prozeß können mitvollzogen werden, weil die Klientin Renata Bilder von ihren LSD-Erlebnissen anfertigte.

Renata zeichnete die LSD-Erlebnisse (Abb. 60 a–m). Das traumatische Erlebnis ereignete sich in ihrer Kindheit, als ihr Stiefvater in der Badewanne eine Gans schlachtete. Die Mutter war fortgegangen, und der Vater forderte das kleine Mädchen im Badezimmer zu sexuellen Handlungen auf, während derer er sie digital deflorierte und die in einer Fellatio mündeten. Renata hat als Erwachsene große Schwierigkeiten mit ihrer eigenen Sexualität, ihr Verhalten provoziert aggressive sexuelle Annäherungen.

Das Beispiel macht ein System sichtbar, dem bildhafte, emotionsbezogene Speicherungen zur Verfügung stehen und dessen Sprache archaisch bildhaft ist. Gleichzeitig verfügt dieses System über erhebliche Möglichkeiten, in körperliche Vorgänge einzugreifen. Eine bildhafte Kommunikation scheint also bei den entsprechenden Störungen das Mittel der Wahl zu sein: Bildhaft kann man diesem System, sei es nun als das Unbewußte oder als rechte Gehirnhälfte benannt, Mitteilungen machen und dort Änderungen eintragen.

Die subjektive Realität der Bildwelten und der Bilderfahrung darf aber nicht mit einer »objektiven Wahrheit« solchen Bilderlebens verwechselt werden, wie es z. B. in EPSTEIN (1985, S. 53) in naiver Weise getan wird: »Die Imagination wirkt als Laserstrahl, der die jenseits unseres materiellen Körpers existierende Welt aktiviert und klärt. Diese Wirklichkeit erscheint uns normalerweise als inkohä-

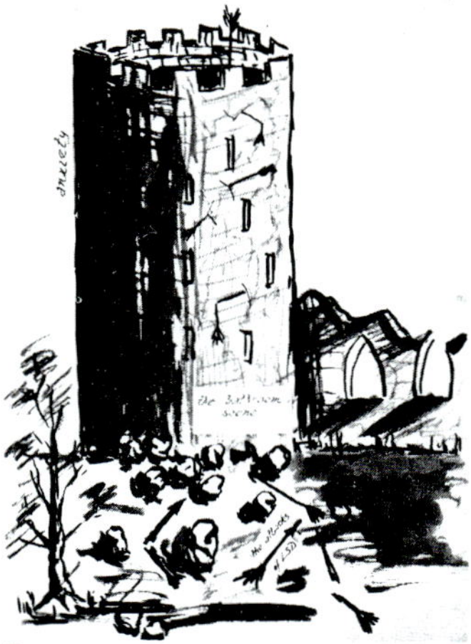

a

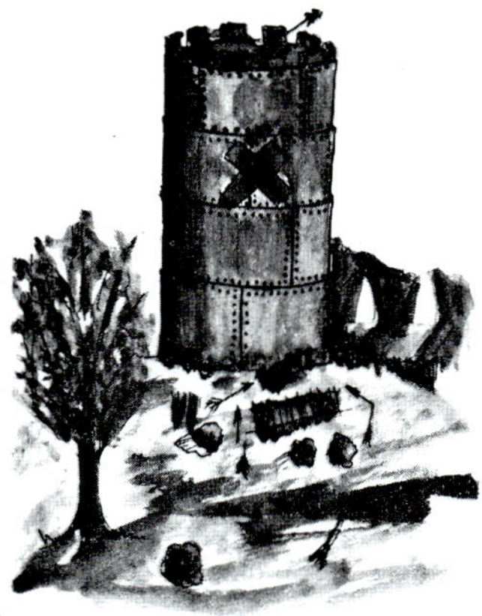

b

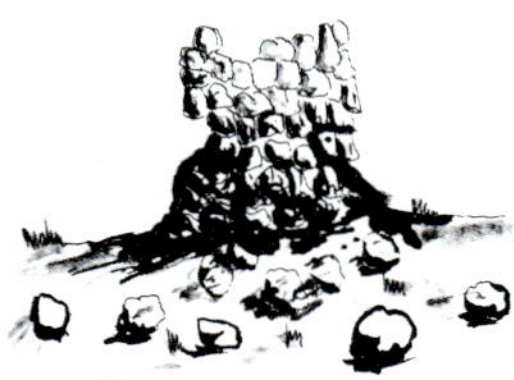

c

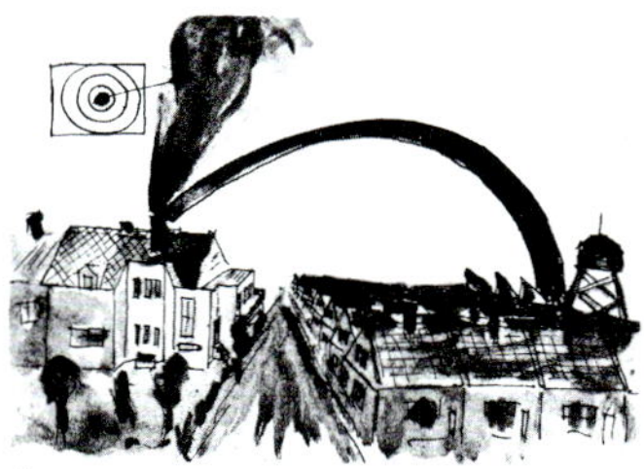

d

60 a–m Zeichnungen nach einer LSD-Therapie (Grof 1978)

a Als sich Renatas Erinnerungen der Badezimmerszene nähern, sieht sie einen Turm, der ein Bild für die Abwehr gegen eine Bewußtwerdung der Erinnerungen ist. Der Turm wird von den LSD-Pfeilen angegriffen. Turm und Pfeil wären in der Symbolsprache der klassischen Psychoanalyse eher Phallussymbole. Die Deutung, die hier angemessen ist, greift den metaphorischen Aspekt auf

b Der Turm ist durch die Therapie angegriffen, wird aber mit Stahlplatten neu geschützt. Außen am Turm erscheint ein Bildelement der traumatischen Erinnerung: das Heftpflasterkreuz, welches das Rote Kreuz auf dem Verbandschränkchen im Badezimmer und gleichzeitig eine »Verwundung« der Abwehr ins Bild setzt

c Die traumatische Erinnerung wird wieder bewußt: Der Turm der Abwehr zerbricht, und zwischen den Steinen fließt das Blut der Gans bzw. das Deflorationsblut

d Eine sexuelle Symbolik: der große Schornstein des »Vaters« beugt sich zu dem Elternhaus, in dessen Dach sich das Badezimmer befand

e Der Turm ist eine Ruine, auf der – metaphorisch – neues Leben sprießt. Ein Fernsehschirm in der Wand erlaubt eine klare Wahrnehmung der Badezimmerszene

f Das traumatische Erlebnis wird wiedererlebt. Das Wiedererleben ist von einem vorübergehenden »Ich-Zerfall« begleitet

g Der Therapeut sammelt die Stücke dieses »Zerfalls« auf

h Jetzt entsteht ein neuer Turm. Die Abwehrmechanismen werden neu errichtet, allerdings weniger hoch

i In diesem Bild schildert Renata ihre wechselnde Einstellung zum Therapeuten, die jetzt auch sexuelle Motive einschließt

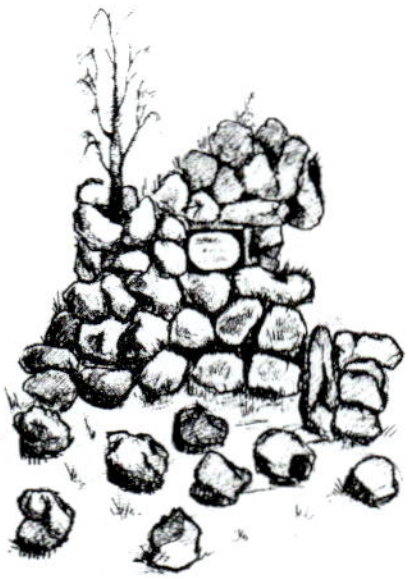

e

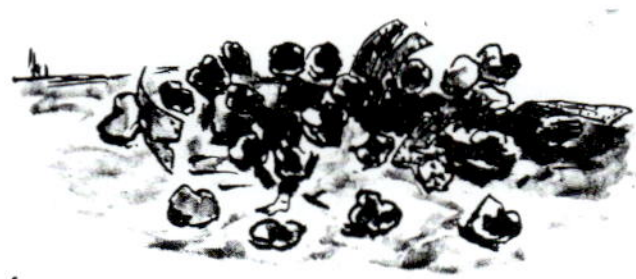

f

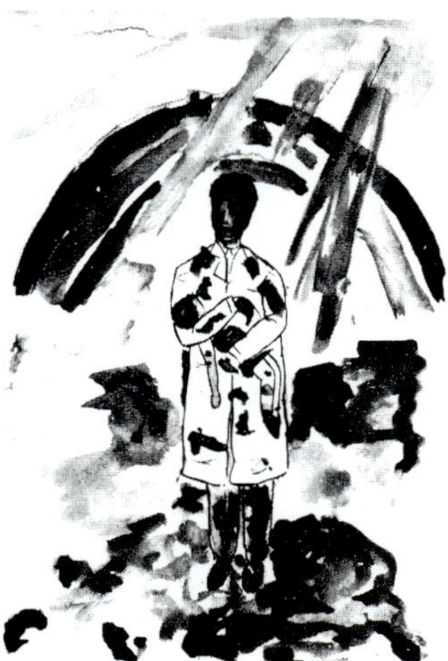

g

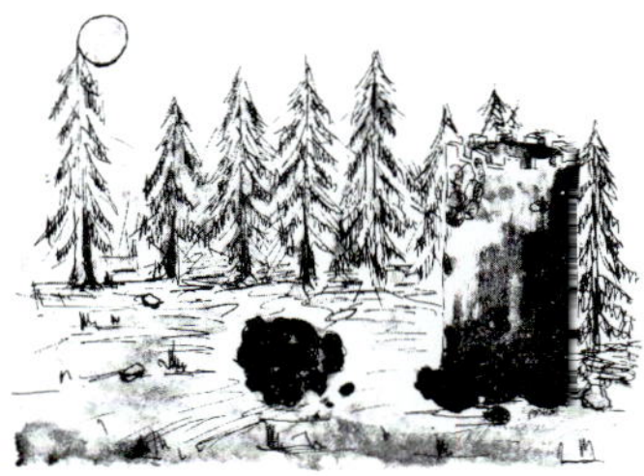

h

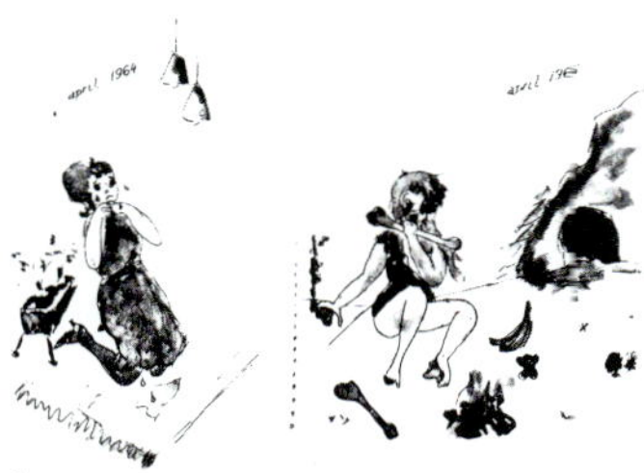

i

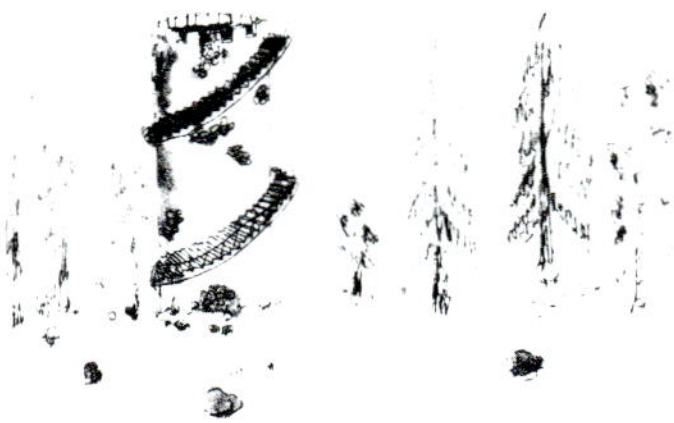

j

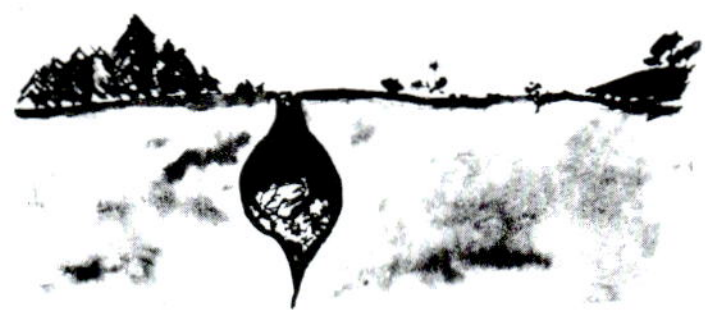

k

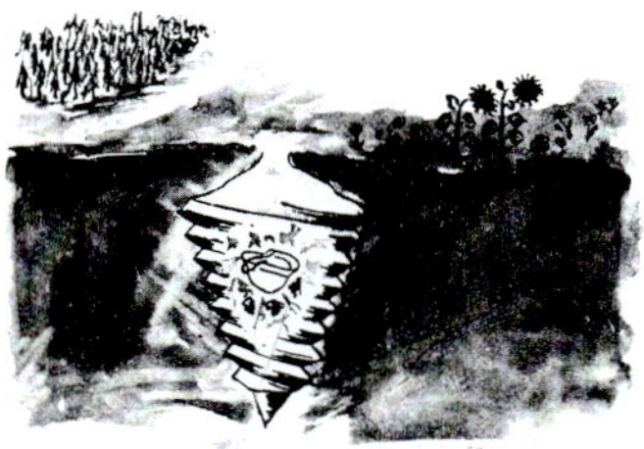

l

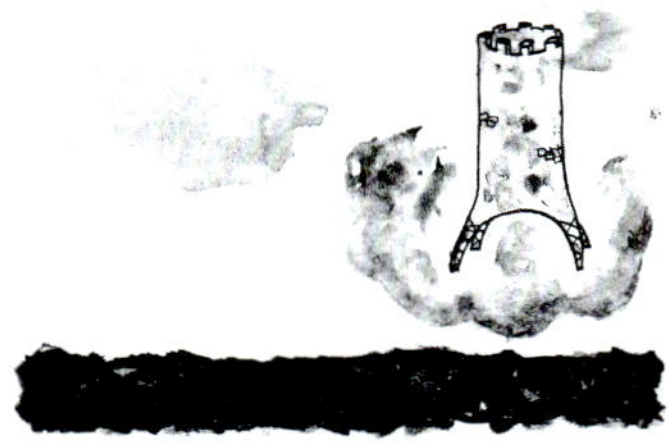

m

j Der Turm hat eine Wendeltreppe; die ehemaligen Ereignisse im Badezimmer können überblickt werden, und Renatas Horizont hat sich erweitert

k Wo der Turm gestanden hatte, erscheint jetzt ein Loch im Boden. Grof (S. 108): »Dies fiel zeitlich zusammen mit dem Prozeß der Umwandlung der Angst in libidinöse Gefühle und mit der Entdeckung ihrer Weiblichkeit.«

l Das Loch vertieft sich durch eine spiralförmige Schraube. Der Helm steht für Renatas Ehe

m Grof (S. 108): »Dies ist die letzte Vision der ›Turm-Serie‹. Das ursprünglich feste Bauwerk erscheint als eine Fata Morgana wieder, ein Trugbild über einer heißen Wüste.«

rentes Liniengewirr oder Interferenzmuster, dessen wir uns im allgemeinen nicht bewußt sind. Und doch enthält dieses Interferenzmuster alle verfügbaren Informationen über das Universum, in dem wir leben. Wie das Hologramm gibt es seine Information nur preis, wenn der Laserstrahl, das heißt die Imagination, Corbins ›hinter der Realität liegendes Wahrnehmungsorgan‹, direkt auf das Interferenzmuster auftrifft.«

Solche unbewiesenen Annahmen sind verführerisch, weil jeder Mensch gerne an solche in ihm bereitliegenden Zugriffe zur Information des Universums glauben *möchte.* Zudem ist die magische These mit einigen Versatzstücken moderner Technologie, z. B. der Lasertechnologie, verbrämt und kann so dem Laien imponieren.

Therapien, die direkt in die bildhaften Erinnerungen *bildhaft eingreifen* und vergangene traumatische Erinnerungen verändern (»reframing«: BANDLER u. GRINDER 1984, LEUNER 1985), berichten schnelle und überraschend eindeutige Therapieerfolge. Genauso erfolgreich ist es, das Zielverhalten bildhaft zu verwirklichen (z. B. in der Verhaltenstherapie: »self-modelling«, DOWRICK u. GERMAINE 1985; im Sport: mentales Training; im Psychodrama und in der Verhaltenstherapie: Rollenspiel des Zielverhaltens, Vorstellung des geglückten Zielverhaltens).

Ein Schlüsselkonzept der Kunsttherapie wie der Psychotherapie im allgemeinen kann die »unvollendete Handlung« sein (vgl. den ZEIGARNIK-Effekt). Die Erledigung kann bildhaft nachvollzogen und ein Stück persönlicher Geschichte bildhaft neu gestaltet werden.

LAMB (1982) berichtet eine Therapie, die eine »unerledigte« Situation der Vergangenheit einer Neubearbeitung zuführt: Eine 35jährige Klientin hat extreme Angst vor Zahnärzten und trotz des schlechten Zustandes ihrer Zähne seit 15 Jahren keinen Zahnarzt aufgesucht. Die Klientin glaubt, daß ihre Angst von einem traumatischen Erlebnis stamme. Im Alter von sechs Jahren war eine zahnärztliche Behandlung nötig. Zwar hatte ihre Mutter versprochen, der Zahnarzt würde nicht bohren. Als aber dennoch gebohrt wurde, war sie nicht angemessen anästhesiert und hatte extrem starke Schmerzen, während sie von der Mutter und vom Zahnarzt festgehalten wurde.

Die Hypnose ermöglichte eine Regression zum Alter von sechs Jahren. In einem Wiedererleben der Situation soll die Klientin jetzt eine ordnungsgemäße Betäubung verlangen. Die Patientin stellt sich vor, dem Zahnarzt zu drohen, sie werde ihn schlagen oder beißen, wenn er sie nicht ausreichend betäube. In der Vorstellung gibt der Zahnarzt mehr Novocain, und nach einer Pause erlaubt die Klientin das weitere Bohren.

Die Klientin berichtete nach der hypnotischen Sitzung, sie habe das Gefühl, das traumatische Erlebnis mit dem Zahnarzt habe sich nie ereignet. Durch das veränderte Nacherleben war die Situation nun »erledigt«. Tatsächlich war die Klientin nach dieser Therapiestunde in der Lage, eine umfangreiche Zahnbehandlung ohne Angst über sich ergehen zu lassen. Die Autorin äußert die Meinung, ein »unvollendetes« Erlebnis könne geradezu eine Besessenheit erzeugen und über Jahrzehnte in das Leben der Person hineinwirken. Möglicherweise ist das Umschreiben von Erinnerungen oder auch nur von dominanten Phantasien in vielen Fällen die Ursache eines für die heutigen Therapieverhältnisse ungewöhnlich schnellen Heilungsprozesses.

Angesichts dieser Tatsachen muß für die Musiktherapie und die Tanztherapie, die weniger mit bildhaften Vorgängen arbeiten, eine eigenständige theoretische Grundlage geschaffen werden. Es ist denkbar, daß auch kinästhetische Speicherungen oder die emotionalen Möglichkeiten der Musik eine ähnliche Wirksamkeit wie die bildnerischen Gestaltungen entwickeln. Dies müßte aber eigens geprüft werden.

7.3 Entwicklung der Therapiepraxis

Immer noch kennen die meisten Schulen der Psychotherapie keine speziellen Indikationen, sondern die Standardform der Therapie wird vom Therapeuten der jeweiligen Schule in jedem Fall angewandt. Das wäre mit einem Vorgehen zu vergleichen, bei dem die gleiche Tablette bei allen Störungen verschrieben wird.

Die Kunsttherapie kennt eine solche Vielfalt von Methoden und Techniken, daß sich Erfahrungswerte ergeben könnten, welche Techniken bei welchen Symptomen am besten ansprechen. Eine speziellere Indikationsstellung für verschiedene therapeutische Vorgehensweisen könnte entwickelt werden. Dies ist heute noch am weitgehendsten in der Verhaltenstherapie verwirklicht. Aber auch dort wurde auf dem Kongreß für Verhaltenstherapie 1985 eine weitere »Individualisierung« der Behandlung gefordert. EYSENCK z. B. lieferte überzeugende Daten dafür, daß introvertierte und extrovertierte Klienten auf verschiedene Therapiemaßnahmen unterschiedlich reagieren. Eine symptom- und personenspezifische Therapeut-Klient-Interaktion scheint auf lange Sicht erfolgversprechender als eine Generaltherapie.

Die Kunsttherapie selbst hat allerdings schon spezielle Indikationen. Sie hat sich besonders mit Klienten bewährt, deren Möglichkeiten zur verbalen Interaktion eingeschränkt sind, also mit Kindern, besonders mit autistischen Kindern, aber auch mit Stotterern oder mit schizophrenen Patienten. Aus solchen Praxisfeldern wurden auch bereits sehr früh erfolgreiche Therapien berichtet (z. B. MORGENSTERN 1926 mit einem – vermutlich – autistischen Kind).

Kunsttherapie wird heute in der Praxis häufig im Rahmen der Beschäftigungstherapie durchgeführt, die als eine historische Wurzel der Kunsttherapie betrachtet werden kann. Die Beschäftigung diente dem Zeitvertreib und auch der Aktivierung der Patienten in psychiatrischen Krankenhäusern. Neben Malaktivitäten wurden und werden die Patienten auch in der Feld- oder Gartenarbeit sowie bei einfachen Werkaktivitäten eingesetzt, die ein Beschäftigungstherapeut leitet. Vom Beschäftigungstherapeuten werden heute in der Regel keine selbständigen Therapieversuche erwartet, wenn sie überhaupt zugelassen würden. Im Rahmen der Beschäftigungstherapie könnten aber nach einer entsprechenden Weiterqualifikation der Mitarbeiter vielfältige Anwendungen der Kunsttherapie entstehen. An der Stelle von Beschäftigungstherapeuten könnten Kunsttherapeuten – mit ihren speziellen Qualifikationen – versuchen, zum Fortschritt in der Therapiepraxis beizutragen.

Allerdings müßte eine entsprechende Therapiepraxis mit den Möglichkeiten der medikamentösen Therapie und mit anderen psychiatrischen Behandlungsmethoden verglichen werden. Die Schwere der in der Psychiatrie behandelten Fälle wird die Erfolgsquote einer Kunsttherapie nicht in einem rosigen Licht erscheinen lassen. Hier sollte den neuen Kunsttherapeuten Gelegenheit gegeben werden, ambulante Fälle zu behandeln oder aber eine Beratungsstelle zu betreiben, in der das Fallspektrum der normalen psychologischen Praxis mit den Möglichkeiten der Kunsttherapie behandelt wird.

Solche Beschäftigungstherapien waren schon immer eine Schnittstelle zwischen Kunst und Therapie. Der Künstler A. Hill z. B.

betrieb Malateliers, in denen tuberkulösen Patienten die Gelegenheit zu kreativer Beschäftigung gegeben war (vgl. BADER u. NAVRATIL 1976). In Amerika waren die Malateliers wesentlich an der Entwicklung der »art therapy« beteiligt, die ja viel stärker auch als die Therapie in Europa mit Künstler-Therapeuten arbeitete.

In der heutigen kunsttherapeutischen Praxis sollten bewußt auch Künstler motiviert werden, an der Entwicklung einer wirksamen Psychotherapie mitzuwirken. Ihre kreative Einstellung und Lebensführung könnte der Therapie ganz im Sinne von BERGIN und STRUPP (1972) wichtige Anstöße geben. Sie sind frei von den theoretischen Vorurteilen der Therapieschulen. Darüber hinaus könnten sie die psychohygienischen Möglichkeiten kreativen Tuns in einer Freizeitgesellschaft in den Dienst der Menschen stellen. So könnte neben der »heilenden« Tätigkeit auch eine Lebensberatung entstehen, die die Reifungsprozesse der Person fördert und der Entstehung von Krankheiten vorbeugt. Solche präventiv-therapeutischen Eingriffe sollten allerdings wegen der großen Schwierigkeit der Effizienzmessung auf dem Hintergrund einer bewährten Therapiepraxis erwachsen.

Viele Aufsätze heben den *diagnostischen* Wert von bildnerischen Gestaltungen immer wieder hervor. Meiner Meinung nach ist dabei Skepsis angebracht. In der Therapiesituation kommt es ja oft nicht so sehr darauf an, Gruppen von Personen zu unterscheiden, wobei eine gewisse »Fehlerquote« hingenommen werden kann. Vielmehr geht es darum, dem Einzelfall gerecht zu werden. Dann sind aber alle diagnostischen Hinweise und Merkmale immer zu unsicher und vage. Es ist ausgeschlossen, anhand von Zeichnungen etwa Diagnosen wie »schizophren«, »depressiv« usf. zu stellen, wenn sich solche Erkrankungen auch manchmal in den bildnerischen Gestaltungen zeigen mögen. Kunsttherapeuten können eine psychiatrische Diagnose aufgrund der bildhaften Gestaltungen ohnehin nicht treffender stellen als Laien (ULMAN u. LEVY 1984).

Die Diagnose muß immer alle Hinweise, die dem Therapeuten zur Verfügung stehen, einbeziehen. Schließlich sei darauf hingewiesen, daß jede Diagnose nur dann eine Funktion hat, wenn ihr auch abgestimmte spezielle Maßnahmen folgen. Das ist aber in der Therapie (s. oben zur Indikation) kaum der Fall. Aus diesem Grund verzichten viele Therapeuten überhaupt auf eine diagnostische Tätigkeit.

Das kreative Gestalten vermittelt auch in der Form, wie es in psychiatrischen Anstalten als Beschäftigungstherapie betrieben wird, der Person ein Sinnerlebnis (vgl. FRANKL 1972, Logotherapie). Das Sinnerleben kann die psychische Gesundheit verbessern und den Erfolg anderer Therapieversuche ermöglichen. Auch die Hobbykreativität, die sich aus kunsttherapeutischen Anstößen entwikkelt, trägt zur Sinngebung bei und fördert so die Lebenszufriedenheit der Menschen.

Die Kunsttherapie wird im Kanon der Therapiemaßnahmen in Zukunft einen gesicherten Platz haben. Möglicherweise wirkt sie auch in die Kunst und die Fortentwicklung der Kunst hinein. Einige Strömungen der zeitgenössischen Kunst sind ohnehin auf dem Wege, im weitesten Sinne »therapeutisch« zu wirken. Das »Geistige in der Kunst«, wie es Kandinsky formuliert hat, findet hier eine neue Grundlage.

8 Zur Situation der kunsttherapeutischen Ausbildung *(von Peter Rech)*

Zum Kunsttherapeuten kann man sich auf verschiedenstem Wege ausbilden lassen. Es gibt noch keine vereinheitlichte Professionalisierung der Kunsttherapeuten, doch zeichnen sich drei Auffassungen hierüber ab. Es sind dies: 1. die Idee der anthroposophischen Kunsttherapie, die sich bisher am meisten durchgesetzt hat; 2. die Konzepte verschiedener Psychotherapieschulen, darunter vor allem die der Gestalttherapie, welche sich im Verbund verschiedenster Spezialisierungen um staatliche Anerkennung bemühen und besonders erfolgreich die Berufsverbandspolitik betreiben; und 3. die Auffassung von Kunsttherapie, die in der musischen Tradition steht und heute vor allem die Kunstpädagogik um ein weiteres Anwendungsfeld bereichert. Für all diese Auffassungen gilt mehr oder weniger, daß sich die Ausbildung zum Kunsttherapeuten dreiteilig aus den Komplexen Kunst als Praxis, Psychologie als Wissen und Selbsterfahrung als menschliche und berufliche Bewährung zusammensetzt.

Der Bereich Selbsterfahrung spielt in den psychotherapeutischen Instituten die größte Rolle. Selbsterfahrung ist dort in der Art legitimiert, wie sie sich besonders in den psychoanalytischen Vereinigungen herausgebildet hat. So gesehen ist dieser Komplex der undurchsichtigste. Zur Problematik der psychoanalytisch-professionellen Sozialisation bemerkt H. PETRI (in: Psyche 6/1985, S. 487f.): »Wenn man als Insider eine Art Brainstorming über die Literatur zu Ausbildungsfragen durchführt und die Beschreibungen zu einem Puzzle zusammenfügt, läßt sich etwa folgendes Bild zeichnen: Ausbildungsorgane sind ›Fortpflanzungsorgane der psychoanalytischen Bewegung‹, die in ihrer ›hierarchischen Strukturierung‹ ›Kaderschmiede‹ für ›Infantilisierte‹, ›angepaßte Musterschüler‹ darstellen. Die ›Unterwerfung‹ erfolgt durch ›Gewalt in der Ausbildung‹, ›Einschüchterung‹, ›Disziplinierung‹, ›Zwang‹, wobei die Institutionalisierung von ›Unfreiheit‹ durch ›Initiationsriten‹ gefördert wird, die durch ›autoritäre Techniken‹ und ›dogmatische Verkündigung‹ den ›Gehorsam‹ und eine ›Über-Ich-Impression‹ der Kandidaten bewirken. Die Machtstrukturen entsprechen denjenigen einer ›religiösen Glaubensgemeinschaft‹ bzw. einer ›Sekte‹, die durch ›Unaufrichtigkeit‹, ›Unehrlichkeit‹, ›Anspruch auf Unfehlbarkeit‹, ›Absolutheit‹ sowie durch ›Intoleranz‹ gekennzeichnet ist und deren ›Proselyten-Macherei einem priesterlichen Moralismus‹ entspringt. Durch ›Isolierung nach außen‹ kann auch das ›Herrschaftsinstrument‹ der ›Geheimhaltung‹ nach innen erhalten bleiben, wobei die ›Herrschaftsverhältnisse‹ durch ein ›elitäres Bewußtsein‹ gesichert werden. Hier wurde nicht Orwell zitiert, sondern Balint, Bernfeld, Richter, Parin, Spiegel und Speier als Vertreter des eigenen Faches. Wie läßt sich das Bild deuten? In seiner Verdichtung drückt es affektiv sehr viel Zorn, Verachtung und Enttäuschungswut aus – jene analen Züge, die es kritisiert. Das Bild stellt eine trotzige Verkehrung ins Gegenteil dessen dar, was psychoanalytische Ausbildung sein will: eine Schule zur Befreiung von innerer Unterdrückung und zum Widerstand gegen äußere.«

Die Überfunktionalisierung der Selbsterfahrung in den psychotherapeutischen Instituten hat zur Folge, daß das psychologische Wissen dort indirekt und relativ vereinseitigt mitverhandelt wird.

Da sich die kunstpädagogischen Institute entweder an erziehungswissenschaftlichen Fakultäten oder kleineren pädagogischen, kunstwissenschaftlichen oder sprachwissenschaftlichen Fachbereichen von Universitäten, Pädagogischen Hochschulen und Kunsthochschulen befinden, an denen insgesamt in verschiedenster Form Psychologie vertreten ist, wird das psychologische Wissen dort außerhalb des kunsttherapeutischen Angebotes erworben. Der Komplex Selbsterfahrung wird an den kunstpädagogischen Instituten wenig realisiert, weil die universitäre Organisation des Lehrens und Lernens dafür kaum Raum gewährt. Dies ist sicherlich ein Manko, welches die dezidiert als Aufbaustudium deklarierte Berliner Ausbildung, auf die ich unten zu sprechen komme, durch die Auslagerung des klinischen Teils wettmacht.

Am ungebrochensten wird der Komplex Kunst innerhalb der anthroposophischen Ausbildungsstätten vertreten. Dort bedeutet das Studium der Kunsttherapie ein grundständiges Kunststudium unter den besonderen geistigen Voraussetzungen der anthroposophischen Lehre Rudolf Steiners. Zwar gibt es flankierende theoretische Anteile, die Aneignung kunsttherapeutischer Praxen und des entsprechenden Wissens vollzieht sich aber hauptsächlich im Kunststudium selbst; dieses birgt die Bereiche pychologischen Wissens und der Selbsterfahrung als Erkenntnis- und Simulationsmodalitäten künstlerischer Anverwandlung des Lebens.

In den psychotherapeutisch orientierten Studien, die in der Regel private Zusatz- und Weiterbildungsangebote in Anlehnung an die psychologische Weiterbildung (z. B. wie für die Nachgraduierung von Diplompsychologen zu Gesprächspsychotherapeuten) sind, ist die künstlerische Praxis – wenn überhaupt – nur stiefmütterlich vertreten.

Innerhalb der kunstpädagogischen Institute, in denen kunsttherapeutische Veranstaltungen angeboten werden, ist im Sinne kunstdidaktischen Argumentierens das Verhältnis zur Kunst nicht so ungebrochen wie in den anthroposophischen Einrichtungen; Kunstpädagogik konstituiert sich bestenfalls immer aufgrund eines ideologischen oder wissenschaftlichen Rekurses auf die Kunst (besonders bezüglich ihrer sozialen Wirksamkeit) und hat von daher eo ipso keine eindeutig positive Relation zur Kunst; meistens orientiert sie sich darüber hinaus – auch dies gegenüber der Waldorfpädagogik – an den aktuellen Äußerungsformen der Kunst.

Die einflußreichste und traditionsreichste Ausbildungsstätte für Kunsttherapie ist jedenfalls die im Mai 1967 von Siegfried Pütz gegründete und von Rose Maria Pütz weitergeführte **Freie Kunst-Studienstätte Ottersberg** in der Nähe der berühmten Künstlergemeinde Worpswede bei Bremen. Die Ottersberger Institution verdient in jeder Hinsicht Beachtung. Sie stellt einen bisher in der Bundesrepublik einmaligen Versuch dar, eine Hochschule unter ganzheitlichen Gesichtspunkten als Lehr-, Lern- und vor allem Lebensraum funktionieren zu lassen und dabei dennoch nicht an den staatlichen Anforderungen vorbeizugehen, die an eine Hochschulgründung gestellt werden, damit die Studierenden nach dem Bafög-Modell gefördert werden können und der Abschluß nach staatlich oder arbeitsamtlich verbrieften Rechten öffentlich anerkannt wird.

Zum letzteren ist zu sagen, daß es der Leitung der Schule (und damit vor allem Rose Maria Pütz) immer darauf ankam, die Staatlichkeit der Hochschule als insgesamt positiv orientierten Kompromiß aufzufassen, denn die Intentionen der Schule ließen sich am besten frei, d. h. ohne staatliche Einwirkung, verwirklichen. Das Prinzip der Lehre in Ottersberg ist bis hin zur Abschlußprüfung das der Selbstautonomisierung, d. h. der Studierende hat über Selbst-Einsicht den Grad seiner Professionalisierung zu bestimmen. Das Studium ist auf Begegnung, Beratung und Intensität hin angelegt; die ganztägige Anwesenheit des Studierenden während der Woche wird als selbstverständlich angesehen. Es hat sich für jeden einzelnen Studierenden als sehr wertvoll herausgestellt, daß er während des ganzen Studiums in solchen Wohngemeinschaften mit Kommilitonen wohnt, welche bewußt Lernen, Wohnen und Geborgenheit verbinden helfen. In diesem Zusammenhang ist es sehr wichtig, daß das offen und vielgestaltig angelegte Gebäude der Ottersberger Hochschule sehr charakteristisch in ein norddeutsches Landschaftsgebiet am Rand einer kleinen Gemeinde eingebettet ist. Vor all dem ist einzusehen, warum sich die psychoanalytisch tradierte, also letztlich einzelwissenschaftlich abgehobene – und mehr noch: die ohnehin zeitlich segmentierte – Selbsterfahrung während eines solchen Lebensstudiums erübrigt.

Zu den Ottersberger Aufnahmebedingungen gehört in der Regel die Reifeprüfung (allgemeine Hochschulreife, Fachhochschulreife, verschiedene Abschlüsse von Waldorfschulen). Mehr noch wird eine abgeschlossene Berufsausbildung oder ein abgeschlossenes Hochschulstudium als Vorteil gesehen, aber nicht unbedingt vorausgesetzt. Nach der Bewerbung findet ein Vorstellungsgespräch statt, in dem eine gegenseitige Beurteilung eigener künstlerischer Arbeiten eingeschlossen ist und in dem vor allem die zwingenden Motive und lebensgeschichtlichen Voraussetzungen der kunsttherapeutischen Berufswahl Thema sind. Die Leitung der Ottersberger Hochschule achtet darauf, daß unter den Studierenden die beiden Geschlechter gleich verteilt sind.

Die Einteilung des Studiums vollzieht sich – wie schon angedeutet – nach Gesichtspunkten einer bewußt orientierten Symbiose von Leben und Lernen. Das Studium umfaßt zwölf Trimester in vier Studienjahren. Das Grundstudium besteht aus drei Trimestern und das Hauptstudium aus neun Trimestern. Die Ausbildung vermittelt vor allem die künstlerischen Verfahren des Aquarellierens, des Zeichnens mit Kohle und des aufbauenden plastischen Gestaltens mit Ton. Gegen Ende des Studiums kann der Studierende freie künstlerische Ausdrucksformen finden. Die ersten drei Trimester gelten als Orientierungseinheiten. In ihnen werden die Grundlagen der Malerei, des Graphischen und Bildhauerischen gemäß der lebensphilosophischen Auffassungen der Anthroposophie, der Morphologie und der Farben- und Formenlehre in der Goetheschen Tradition (des Deutschen Idealismus) vermittelt. Die Qualität der künstlerischen Arbeiten und die persönliche Weiterentwicklung geben dem Kollegium Aufschluß darüber, eine Empfehlung zum Hauptstudium auszusprechen. Die bisher erworbenen handwerklichen, bildnerischen, bildhauerischen und allgemein gestalterischen Fähigkeiten werden im Hauptstudium unter personalen Aspekten vertieft und einem künstlerischen Überstieg zugänglich gemacht. Die beiden letzten Trimester des Hauptstudiums dienen der selbstverantworteten Vollendung und Lösung künstlerischer und verwandter theoretischer Probleme des Sozialen der bildenden Kunst. Die Themen werden den eigenen Studienerfahrungen entsprechend selbständig erkundet und formuliert. In dieser Intention absolvieren die Studierenden nach dem fünften, nach dem sechsten und nach dem neunten Trimester Praktika in sozialen Einrichtungen nach Absprache mit den Dozenten, welche auch die Nachbereitung dieser Praktika mit bestreiten.

Neben den hauptsächlichen Inhalten der bildenden Kunst gibt es – wie schon angedeutet – ein flankierendes theoretisches Angebot. Dieses setzt sich zusammen aus anthroposophischer Anthropologie, Medizin, Psychiatrie, Pädagogik, Soziologie, Psychologie und Kunstgeschichte. Der Besuch der entsprechenden Lehrveranstaltungen ist für alle Studierenden verpflichtend.

Außerdem finden Übungen zur praktischen Anwendung kunstpädagogischer und vor allem kunsttherapeutischer Verfahren statt. Sämtliche Studienergebnisse sowie die schon erwähnte selbstgewählte Abschlußarbeit bedeuten (im Rahmen eines Rundganges vor den Arbeiten der in Frage kommenden Studierenden) einschließlich bestimmter Kolloquien die Beendigung des kunsttherapeutischen

Studiums. Rein formal wird der Titel des »Diplom-Kunsttherapeuten« erworben, der für die Ottersberger Hochschule in einem initiativ übergeordneten Sinne zur ständigen fachlichen und menschlichen Auseinandersetzung mit der Tätigkeit des Kunsttherapeuten anregen soll und der als Berufsabschluß ideell und intentional, aber nicht im Sinne eines abgeschlossenen kunsttherapeutischen Wissens gemeint ist. Mit dem Titel des »Diplom-Kunsttherapeuten« haben die Absolventen jedenfalls die breiteste und arbeitsamtlich abgesichertste Möglichkeit, in Schulen, Heimen, Krankenhäusern und Rehabilitationszentren beruflich eingesetzt zu werden, wenn auch die meisten Ottersberger Kunsttherapieabsolventen sich für den Einsatz in anthroposophischen Einrichtungen entscheiden. Natürlich können die Absolventen auch freie künstlerische Institute eröffnen. So intensiv auch die Ottersberger Ausbildung ist, so vorsichtig gehen die Absolventen mit ihren Fähigkeiten um. Insgesamt suchen sie in der Regel noch weitere berufliche Ergänzungen und Konfrontationen, um ihren Patienten mit der bestmöglichen Einfühlung entgegentreten zu können.

Eine weitere Möglichkeit, sich anthroposophisch zum Kunsttherapeuten ausbilden zu lassen, bietet die **Alanus-Hochschule der Musischen und Bildenden Künste** in Alfter bei Bonn. Vergleicht man diese Hochschule mit Ottersberg, so ist dort die kunsttherapeutische Ausbildung nur eine »Klasse« – neben anderen Klassen wie Eurhythmie, Sprachgestaltung, freie Kunst, Bildhauerei, Musik und Architektur. Die Alanus-Hochschule ist eine Art Kunstakademie auf anthroposophischer Grundlage, während sich die Ottersberger Hochschule, die insgesamt ein größeres Unternehmen mit längerer Tradition ist, ganz der kunsttherapeutischen Ausbildung widmet.

Auch die Alanus-Hochschule liegt in landschaftlich reizvoller Umgebung und nutzt bewußt die Infrastruktur einer ländlichen Gemeinde aus. Anders aber als in Ottersberg spürt man die Nähe der rheinischen Industrie, die sich in der weiten Umgebung Kölns mindestens am Horizont überall durchsetzt. Die Alanus-Hochschule verfügt ebenfalls über ein sehr schönes Gebäude, das besonders durch einen Geschlossenheit vermittelnden Innenhof für öffentliche Veranstaltungen und durch versteckte Gärten für die Bildhauerei auffällt. An der Alanus-Hochschule kann man das Studium schon nach dem vollendeten 18. Lebensjahr aufnehmen. Allerdings wird der Abschluß einer Berufsausbildung oder die Ableistung eines sozialen Jahres gerne gesehen. Zur Bewerbung werden eigene künstlerische Arbeiten vorgelegt. Es findet ein Aufnahmegespräch statt. Das Studium in der kunsttherapeutischen Klasse gliedert sich in ein drei- bis vierjähriges freies Studium der bildenden Kunst und in ein ein- bis zweijähriges berufsorientiertes Aufbaustudium. Die Studienjahre sind in künstlerische und soziale Trimester eingeteilt. Im Grundstudium wird (gegenständliches und ungegenständliches) Zeichnen, Malen, Drucken (Holzschnitt, Radierung, Siebdruck) und Schriftgestaltung angeboten. Teile des freien Studiums können ebenso in der Bildhauerei absolviert werden. Die Themen der Bildhauerei sind anthroposophisch an den »Urformen«, dem »Lebendigen«, »Beseelten« und »Menschlichen« orientiert. Im ersten Studienjahr durchlaufen sämtliche Studierende alle genannten Klassen. Im zweiten Jahr haben sie an flankierenden Veranstaltungen zu Anthroposophie, Pädagogik, Anthropologie, Geometrie, Musiklehre, Politik, Ästhetik und Kunstgeschichte teilzunehmen.

Während des Aufbaustudiums lernt der Studierende der Kunsttherapie die Kunst in ihren therapeutischen Wirkungen kennen. Dazu finden in jedem zweiten Trimester Praktika in sozialen Einrichtungen statt, die von den Dozenten in eigenen Übungen nachbetreut werden. Sowohl am Ende des Grundstudiums wie am Ende des Aufbaustudiums haben die Studierenden thematisch selbst gewählte künstlerisch orientierte Arbeiten vorzulegen, am Ende des Grundstudiums eine Art Examensarbeit, am Ende des Aufbaustudiums eine künstlerische Arbeit und ein Referat. Nach dem Grundstudium wird ein hochschuleigenes Diplom erteilt. Die Absolventen arbeiten mit Ärzten zusammen in Krankenhäusern, in der Psychiatrie, in der Heilpädagogik und in der Drogenberatung.

Eine dritte anthroposophische Hochschule für Kunsttherapie ist die 1987 als Fachhochschule staatlich anerkannte **Freie Kunstschule Nürtingen,** Stiftung des bürgerlichen Rechts. Auch diese Hochschule ist getragen von einem besonderen Genius loci, diesmal vom Inneren eines atmosphärischen Gebäudes, des ›Äußeren Werkhauses‹, am Rande einer schwäbischen Kleinstadt. Inzwischen ist die Fachhochschule hervorragend in umgebauten Atelierhallen untergebracht. Das Studium umfaßt acht künstlerische Semester von mindestens 2200 Stunden. Von der Freien Kunstschule Nürtingen liegen ausgezeichnete Selbstdarstellungen vor, in denen zugleich die theoretischen Hintergründe dieser Hochschule dokumentiert sind (K. H. TÜRK, Jürgen THIES, Hrsg.: »Therapie durch künstlerisches Handeln«, Stuttgart 1986; »Freie Kunstschule Nürtingen. Orientierung und Dokumentation«, herausgegeben aus Anlaß des zehnjährigen Bestehens, Nürtingen 1987).

Neben den anthroposophischen Hochschulen für Kunsttherapie gibt es viele anthroposophische Fachschulen für Kunsttherapie. Ein Beispiel ist die **Margarethe-Hauschka-Schule für künstlerische Therapie und Massage** in Boll bei Göppingen. Eine einfühlsame Einführung in die anthroposophische Auffassung, wie sie in der Schule eine Rolle spielt, geben die Lehrenden Monika DORP und Olivia SCHALL in ihrem Diskussionsbeitrag »Unsere Praxis« in: »Kunst und Therapie«, Heft 3, 1983.

Die Schule ist 1962 gegründet worden. Von den Teilnehmern werden vor Beginn der Ausbildung anthroposophisches Wissen, eine künstlerische Vorbildung und praktische Erfahrungen mit kranken Menschen erwartet. Das Mindestalter bei Beginn der Ausbildung beträgt 25 Jahre. Die ersten drei Ausbildungsmonate gelten als Probezeit. Über die Eignung entscheiden alle Dozenten. Die Ausbildung dauert zwei Jahre (als durchgängige Schulzeit mit Ausnahme der Ferien). Die kunsttherapeutische Ausbildung bezieht sich auf das Malen, das Zeichnen und das plastische Gestalten und findet Tag für Tag statt. Die theoretischen Angebote beziehen sich auf die Anthroposophie, auf eine Krankheitslehre von der Kunst her, auf Farben- und Formenlehre und auf Kunstgeschichte.

Die erste staatliche Hochschule, die einen kunsttherapeutischen Studiengang anbietet, ist die **Hochschule der Künste (HdK) in Berlin.** Dort kann man am Fachbereich 11, Ästhetische Erziehung (in der Arbeitsstelle für Weiterbildung), seit 1982 Kunsttherapie im Sinne der Weiterbildung studieren. Der Fachbereich 11 ist aus dem kunstpädagogischen Institut der ehemaligen Pädagogischen Hochschule Berlin hervorgegangen. Dieses Institut hat sich besonders durch die Entwicklung einer (dem rein Musischen gegenüber) gesellschaftskritischen und (im Hinblick auf die Kunst als einer rein elitären Institution) kulturtheoretisch aufgefaßten Kunstpädagogik ausgezeichnet. Um so überraschender war für die Fachöffentlichkeit, daß ausgerechnet dort eine kunsttherapeutische Ausbildung institutionalisiert worden ist. Die äußeren und organisatorischen Bedingungen waren für eine solche bildungspolitisch aufsehenerregende Neuerung (wahrscheinlich wegen der erwähnten Integration des kunstpädagogischen Instituts in die HdK als aufnehmende Hochschule) so günstig, daß die Lehrenden dieses Instituts auf die veränderten Arbeitsbedingungen der Künstler und Kunsterzieher als erste in der Bundesrepublik reagieren konnten.

An anderen Hochschulorten wurden auch schon seit Mitte der siebziger Jahre kunsttherapeutische Veranstaltungen angeboten (z. B. Münster, Gießen, Köln), aber es folgten aus äußeren Schwierigkeiten (bestehender Prüfungsordnungen usw.) weder institutionelle noch professionalisierende Konsequenzen.

Der erwähnten Konzeptionalisierung des ehemaligen PH-Instituts entsprechend war die kunsttherapeutische Ausbildung in Berlin besonders kulturpädagogisch ausgerichtet, d. h. sie war keiner ideologisch, weltanschaulich, kunst-normativ aufgefaßten Kunsttherapie verpflichtet. Vielmehr bezog sie die theoretischen Grundlagen aus der Pychologie und Sozialpsychologie, wobei künstlerische Praxis als symbolische Erfahrungsverarbeitung und/oder Aneignung der inneren und äußeren Wirklichkeit auf möglichst breiter (in der Regel auf Hochschulstudien zurückgehender) Basis vorausgesetzt wurde.

Das Zusatzstudium dauert insgesamt vier Semester. Während der Semesterferien nehmen die Studierenden an umfangreichen Praktika in Kliniken teil, die von Analytikern für einzelne Studierende oder Studierende in Gruppen im Rahmen von 400 Behandlungsstunden betreut werden.

Das Studium ist inzwischen so ausgerichtet, daß die Studierenden mit ihrer eigenen Lebensgeschichte tiefenpsychologisch konfrontiert werden. Bisher erworbene künstlerische Kompetenzen werden auf psychiatrische und sonderpädagogische Resonanzen hin untersucht. Der Selbsterfahrungsanteil ist in Qualität und Quantität sehr hoch angesetzt. Er wird für kommende Neuanfänge noch mehr ausgebaut. Insgesamt wird die Tendenz zum klinischen (wenn auch sonderpädagogisch ausgerichteten) und weniger zum kulturpädagogischen Kunsttherapeuten hin zunehmen.

Das kunsttherapeutische Weiterstudium in Berlin ist nach dem Modellversuch der Künstlerweiterbildung (1976–1981) entstanden. Darin war die Kunsttherapie nur ein Schwerpunkt unter anderen. Kein Studienangebot der kulturpädagogischen Arbeitsstelle der HdK hat aber einen solchen Anklang gefunden. Ein anderes kunsttherapeutisches Weiterstudium, das innerhalb des Modells der Künstlerweiterbildung entstanden ist, ist seit Jahren mit Erfolg an der Bayrischen Akademie der Bildenden Künste in München angesiedelt. Es berücksichtigt mehr als jedes andere kunsttherapeutische Studium die künstlerischen und individuell lebensgeschichtlichen Faktoren seitens der Teilnehmer und Teilnehmerinnen.

Bisher gab es in der Bundesrepublik keine anderen staatlichen Angebote in Kunsttherapie, schon gar nicht grundständige Angebote, wie sie für die anthroposophischen Hochschulen typisch sind. Die Aussicht auf ein grundständiges kunsttherapeutisches Studium ist aber seit 1989 innerhalb der Entwicklung des Studiums zum Diplom-Heilpädagogen gegeben, in dem Kunsttherapie zunächst als Schwerpunkt (Wahlpflichtfach) angeboten wird. Die Vorbereitungen dafür sind an den Heilpädagogischen Fakultäten der Universität zu Köln und der Universität Dortmund getroffen worden. Dieses Studium ist demnach heilpädagogisch ausgerichtet und kommt den Erwartungen an eine behinderungsspezifische Kunsttherapie entgegen. Damit ist eine Kunsttherapie gemeint, die sich besonders an die Behinderten und weniger an die neurotisch gestörten und psychotischen Patienten wendet. Eine solche Ausrichtung zeichnete sich im übrigen auch schon in Berlin ab; ein Umstand, der mit der engen Verzahnung der dortigen kulturpädagogischen Arbeitsstelle mit der Lehrerausbildung zusammenhängt.

Weitere kunsttherapeutische Studienangebote gibt es an der Staatlichen Kunstakademie Münster, innerhalb der Studienrichtung Vorschulerziehung im pädagogischen Diplomstudiengang an der Universität Münster, innerhalb der Studienrichtung Familienpädagogik und Pädagogik der frühen Kindheit im pädagogischen Diplomstudiengang an der Erziehungswissenschaftlichen Fakultät der Universität zu Köln und bisher an den kunstpädagogischen Instituten der Universitäten Augsburg, Frankfurt, Köln. (Eine Dokumentation der universitären Anstrengungen in Sachen Kunsttherapie ist in Heft 2, 1982, von »Kunst und Therapie« zusammengestellt. Vgl. Helga SCHAFARCZYK, Wolf SPEMANN: »Ausbildungsangebote für Kunsttherapeuten in der BRD«, S. 144ff.)

Es war vorauszusehen, daß sich bei inhaltlicher Ausrichtung und Tradition der staatlichen Hochschulen dort eine eher animatorische als klinische Professionalisierung des Kunsttherapeuten herausgestellt hat. Für eine klinische Etablierung der Kunsttherapie sind die Hochschulen personell wie strukturell nicht vorbereitet, es sei denn, man verlagert die psychiatrische Praxis (wie in Berlin) in die entsprechenden nichtuniversitären oder universitären Institutionen. Grundsätzlich gehört die sogenannte Selbsterfahrung als Bestandteil klinischer Professionalisierung nicht zu den universitären Lehr- und Lernformen, nicht einmal innerhalb der Psychologie.

Eine klinische Kunsttherapieausbildung können indes eigentlich nur die privaten psychologischen Institute leisten. Sie bilden im Sinne von Fort- und Weiterbildung aus. Ihr Vorbild sind die vielen psychologisch-psychotherapeutischen Zusatzausbildungen (Gesprächspsychotherapie, Verhaltenstherapie, Jugend- und Kinderpsychotherapie, Gestalttherapie, Interaktionsanalyse, Neurolinguistisches Programmieren, Tiefenpsychologie und verwandte Formen). Weil niemand Therapeut/Therapeutin durch das Universitätsdiplom in Psychologie wird, gibt es in Anlehnung an die Adlerianischen Ausbildungen seit langem die verschiedenen Selbsterfahrungsausbildungen. In ihnen werden im Umfeld *paramedizinischer Ausbildungen* heterogene ›Grundberufe‹ zusammengebracht: Ärzte/Ärztinnen, klinische Psychologen/Psychologinnen, Diplom-Pädagogen/Pädagoginnen mit Zusatzausbildung (Heilpraktikerbrief), geistliche

Berufe, Logopäden/Logopädinnen, verwandte Heil- und Hilfsberufe. In die kunsttherapeutischen Ausbildungen werden zusätzlich Künstler und Künstlerinnen aufgenommen. Die verschiedenen Schulen sind in verschiedenen Berufsverbänden zusammengefaßt. Diese wiederum bemühen sich auf verschiedenen amtlichen Ebenen um die Anerkennung des kunsttherapeutischen Berufsbildes:

Deutsche Gesellschaft für Kunsttherapie und Therapie mit kreativen Medien (Köln), mit folgenden Kooperationsschulen (in der Reihenfolge ihrer Aufnahmen):

- Deutsche Gesellschaft für Integrative Bewegungstherapie (Hükeswagen)
- Münchner Institut für Kunst- und Gestaltungstherapie (München)
- Institut für Weiterbildung im Deutschen Arbeitskreis für Gestaltungstherapie (Stuttgart)
- Fritz Perls Institut (Düsseldorf)
- Seminar für Bildende Kunst und ihre Didaktik, Universität zu Köln
- Institut für Psychodrama und Figuration (Liestal bei Basel)
- Institut für analytische Kunsttherapie Hannover
- Deutsche Gesellschaft für Poesie- und Bibliotherapie (Siegen)
- Berufsverband Klinischer Musiktherapeuten (Hamburg)
- Hochschule der Künste, Studiengang Kunst und Therapie (Berlin)
- Fritz Perls Akademie für Integrative Therapie und Therapie mit kreativen Medien (Hückeswagen)
- Deutsche Gesellschaft für Therapeutisches Puppenspiel (Darmstadt)
- Kölner Schule für Kunsttherapie
- Arbeitsgemeinschaft für psychoanalytische Kunsttherapie (München)
- Deutsche Gesellschaft für Tanztherapie (Pulheim bei Köln)
- Modellversuch ›Bildnerisches Gestalten und Therapie‹, Akademie der Bildenden Künste (München)
- Ausbildungsinstitut für klientenzentrierte Kunsttherapie (Siegen)

Berufsverband für Kunst-, Musik- und Tanztherapie – Dachverband für künstlerische Therapien (Münster), in Verbindung mit der **Forschungsstelle für Musik- und Tanztherapie** an der Deutschen Sporthochschule Köln
(anthroposophischer) **Berufsverband künstlerische Therapie** (Freiburg)
Internationale Gesellschaft für Kunst, Gestaltung und Therapie (Acona)

Die bekannteste private Einrichtung ist das Fritz Perls Institut (FPI, Mainz und Düsseldorf), dem die **Fritz Perls Akademie für psychosoziale Arbeit und Kreativitätsförderung** am Berversee bei Hükkeswagen im nordrhein-westfälischen Bergischen Land als eine staatlich anerkannte Bildungsstätte angeschlossen ist. Die Fritz Perls Akademie hat ein sehr differenziertes »Curriculm in Integrativer Kunst- und Kreativitätstherapie« vorgelegt. Aus diesem ist zu ersehen, daß sich jeder Teilnehmer einem vier- bis fünftägigen Auswahlseminar und einem Eingangsinterview zu stellen hat, bevor die Zulassung ausgesprochen wird. Einen endgültigen Ausbildungsplatz kann man erst nach einem Jahr Vorbereitungszeit zugeteilt bekommen. An der Ausbildung, die berufsbegleitend organisiert ist, kann nur teilnehmen, wer Arzt, Psychologe, Sozialarbeiter oder Lehrer (aber nicht Künstler) ist. Es handelt sich um eine therapeutisch weiterbildende Maßnahme, in der Selbsterfahrung und Supervision eine zentrale Rolle spielen. Die Ausbildung erstreckt sich über vier Jahre. Sie enthält die Schwerpunkte »Selbsterfahrung« mit ca. 500 Stunden, »Theorie« mit ca. 260 Stunden und »Praxis« mit ca. 500 Stunden. Ziel der Ausbildung ist im wesentlichen, die Fähigkeit zum Erlebnis, zum Konflikt, zur Intervention in Krisen, zur Selbsterfahrung und zur Supervision über kreativitätstherapeutische Grundtechniken (Bildnerisches Gestalten, Psychodrama, Traumarbeit, Poesie- und Bibliotherapie) zu erwerben. Gemeinsame therapeutische Basis ist die Gestalttherapie.

Eine »kunsttherapeutische« Ausbildung, die bewußt nicht auf künstlerische Intentionen setzt, wird vom **Deutschen Arbeitskreis Gestaltungstherapie** (DAGTP, Mannheim, Heidelberg, Stuttgart) angeboten. Von den anderen Ausbildungen unterscheidet sie sich dadurch, daß sie sich ganz auf die Arbeit im Krankenhaus konzentriert. Den Schwerpunkt erachtet sie in der Behandlung struktureller und narzißtischer Persönlichkeitsstörungen. Diese Ausbildung hat den Vorteil, daß sie unmißverständlich das kunsttherapeutische Tätigkeitsfeld einschränkt und damit die Professionalität gerade für die stationären und ambulanten Anforderungen erhöht. Dabei sucht der Deutsche Arbeitskreis (auch mit eigenen Publikationen, wovon besonders zu erwähnen sind Michael CZERNY: »Gruppendynamik in der Gestaltungstherapie«, Stuttgart 1983; Helena SCHRODE: »Gestaltungstherapeutische Einzelbehandlung«, Stuttgart 1984) ständig Kontakt zu anders ausgebildeten Kunsttherapeuten, die eher präventiv, entwicklungsfördernd und pädagogisch arbeiten, um einerseits an der allgemeinen Weiterentwicklung der Kunsttherapie teilzunehmen, um sich aber auch andererseits von einer pädagogischen Kunsttherapie zugunsten einer ärztlich orientierten Kunsttherapie abzusetzen. Die Ausbildung zum Gestaltungstherapeuten vollzieht sich als Weiterbildungsmaßnahme über folgende Schritte: Teilnahme an einem Einführungsseminar zum Kennenlernen, erste Selbsterfahrung über gestaltungstherapeutische Trainingsgruppen (30 Stunden), erweiterte Trainingsgruppen (120 Stunden), Teilnahme an einem dreijährigen berufsbegleitenden Weiterbildungskurs, Teilnahme an Fortbildungsseminaren.

Eine weitere vierjährige Weiterbildung in Gestaltungstherapie bietet das **Institut für Humanistische Psychologie** (IHP) in Eschweiler an. Pro Kursjahr werden drei Wochen und fünf Wochenenden an Ausbildungszeit abverlangt. Die Ausbildungsweise richtet sich nach der Themenzentrierten Interaktion. Die Prinzipien und Regeln der Themenzentrierten Interaktion gewichten zu gleichen Teilen die Bereiche Gruppe, Individuum und Thema. Im ersten Jahr steht die intensive bildnerische Selbsterfahrung und Persönlichkeitsentwicklung im Vordergrund. Die kommunikativen Aspekte bildnerischer Gestaltungen werden auf das Erlebnis hin reflektiert. Im zweiten Jahr stehen die verschiedenen ergänzenden Methoden der Humanistischen Psychologie im Mittelpunkt. Der Schwerpunkt der Ausbildung liegt auf der Einübung bestimmter Gesprächsverfahren innerhalb der Gruppe. Die Aufnahmekriterien sind eine abgeschlossene

Berufsausbildung und mindestens dreijährige Berufserfahrung. Zum Abschluß wird ein Zertifikat vergeben, in dem die persönlichen Qualifikationen bescheinigt werden. Nach der zweijährigen Weiterbildung besteht die Möglichkeit, in einer Supervisionsgruppe weiterzuarbeiten.

Eine kunsttherapeutische Ausbildung, die von ihrer Entstehung her künstlerisch ausgerichtet ist, bietet das **Ausbildungsforum für Analytische und Klinische Kunsttherapie** (A. K. T.) in München an. Wer an dieser Ausbildung teilnehmen will, nimmt zuerst an zwei offenen Gruppen teil. Zur Aufnahme sind mindestens 20 eigene künstlerische Arbeiten vorzulegen. Über die Zulassung zum Studium wird in einem Vorgespräch entschieden. Es handelt sich auch hier um eine berufsbegleitende Ausbildung. Den Kern der Ausbildung bildet die Selbsterfahrung im Sinne der Lehranalyse (allerdings in bildnerischer Auseinandersetzung; 400 Stunden). Flankierend dazu werden verpflichtende Methodenseminare und Theorieseminare und weitere freiwillige Kurse angeboten. In ärztlich betreuten Praktika, in denen verantwortlich gehandelt wird, hat jeder Studierende 700 Stunden (35 Wochen à 20 Stunden) und zusätzlich 35 Stunden Supervision zu absolvieren. Zum Schluß legt der Studierende eine Fallstudie (Diplomarbeit) vor, die sich im allgemeinen aus den Erfahrungen im Praktikum herleitet, und nimmt an einer mündlichen Abschlußprüfung (Rigorosum) teil. Die Diplomarbeit ist den Lehrenden zur Vorkorrektur vorzulegen. Das Publikationsrecht für sie liegt beim A.K.T.

Ein weiteres berufsbegleitendes kunsttherapeutisches Studium wird in Hannover von **Elisabeth Wellendorf** und ihren Mitarbeitern angeboten. Dieses vierjährige Studium konzentriert sich auf den einfühlsamen Umgang mit Bildern auf dem Hintergrund der Tiefenpsychologie. Besondere Anerkennung hat diese Ausbildung in der Kinder- und Jugendpsychiatrie gefunden. Strukturell wird dort die Kunsttherapie als Komplementierung behinderter, unterdrückter oder gar zerstörter Sprachlichkeit verstanden. Teilnehmen können an dieser Ausbildung Psychologen, Lehrer, Sozialarbeiter, Beschäftigungstherapeuten und Künstler jeweils mit mindestens dreijähriger Berufserfahrung. Nach einem Eingangsinterview hat jeder Teilnehmer an einem Auswahlseminar teilzunehmen (zweimal viertägig). Die Weiterbildung findet an zehn Wochenenden und einer einwöchigen Veranstaltung pro Jahr statt. Die Ausbildung gliedert sich in Selbsterfahrung mit gestalterischen Mitteln (höchstens 10 Teilnehmer, 240 Stunden), zusätzlich externe Lehranalyse (150 Stunden), Kontrollanalyse in Gruppen, Supervision (80 Stunden) und Theorie- und Methodenseminare. Die Ausbildung umfaßt insgesamt 730 Stunden. Nach dem zweiten Ausbildungsjahr arbeitet jeder Studierende selbständig mit Klienten in dafür kontaktierten Krankenhäusern. Während des Verlaufes der Ausbildung ist ein bildnerisches Tagebuch zu führen. Es werden besonders für die einigen zusätzliche Grundkurse angeboten, die über nur geringe künstlerische Erfahrungen verfügen. Der Abschluß des Studiums setzt sich zusammen aus der Fertigstellung einer schriftlichen Arbeit und der Teilnahme an einem zweistündigen Kolloquium.

Es gibt noch viele kleinere Institute, Malateliers und Vereinigungen, die regional verstreut sich mit kunsttherapeutischen Praxen beschäftigen, sich aber noch keine Ausbildungsordnungen im engeren Sinne gegeben haben – so das Hannoveraner **Malatelier Hanna Over** als Beispiel für persönliches Engagement oder das **Insitut für pädagogische Lernfeld- und Berufsfeldforschung, Sozialgeschichte der Pädagogik** (im Fachbereich 9, Erziehungswissenschaft, Westfälische Wilhelms-Universität Münster) in Zusammenarbeit mit dem **Deutschen Institut für soziale Kreativität** (DISK, Haus Vortlage, Lengerich im nördlichen Münsterland), die als Beispiel einer persönlichen und Gruppeninitiative besonders Diplompädagogen sozialkreative Praxis vermitteln. Alle Institute und Vereinigungen aufzuführen, würde den Rahmen dieses Beitrages sprengen. Sie lassen sich am besten selbst erfragen. Darüber hinaus gibt es auch noch private Initiativen kunsttherapeutischer Lehre, die bewußt keine Öffentlichkeit hegen und deshalb hier nicht aufgeführt zu werden brauchen, damit sie sich den entsprechend Interessierten durch andere als dokumentatorische Unterrichtungen »in den Weg stellen«.

Zum Schluß dieser Ausführungen ist noch auf Ausbildungsanstrengungen hinzuweisen, die sich weder als Gesellschaften des öffentlichen Rechts (ökonomisch und/oder in Auslegung der Weiterbildungsgesetze), auch nicht im Sinne der psychologischen Institute (wie das FPI), noch privat im Sinne persönlichen Engagements (wie das Malatelier Hanna Over), sondern als nachuniversitäre Projekte verstehen. Ihr Vorbild sind im weitesten Sinne einerseits die Aktivitäten der **Free International University** (ehemals die **Deutsche Studentenpartei** des Joseph Beuys) in den 60er Jahren, andererseits die Kreativhäuser in den Niederlanden, deren erste deutsche ›Nachahmungen‹ in den 70er Jahren in Münster entstanden sind **(Vereinigung zur Förderung der Kreativität).**

Eine solche Einrichtung ist z. B. die **Kölner Schule für Kunsttherapie.** Die Kölner Schule ist ein gemeinnütziger Verein, der sich neben der psychotherapeutischen Ausbildung um die experimentelle Weiterführung der Kunsttherapie in bildende Kunst, Theater und Religion bemüht. Sie bietet eine Zusatz- und Weiterbildung für Absolventen der Psychologie, Pädagogik und Kunsterziehung aus dem Kölner Raum an, weniger weil die Strukturen der Universität einfach nicht für eine kunsttherapeutische Ausbildung geeignet sind, sondern vielmehr die kunsttherapeutische Ausbildung einer Effizenz in Diagnostik *und* Therapie unterstellen, welche die ›Künstler‹ und ›Künstlerinnen‹ nicht mehr (im Sinne Rimbauds) ›weit genug wirken lassen‹, so daß sie nämlich selbst ›Opfer‹ ihrer professionellen Anstrengungen werden: die künstlerische Persönlichkeit, die nicht in die Weite hinein wirken kann, wird schließlich selbst zum klinischen ›Fall‹. Die Kölner Schule verschließt sich bewußt nicht diesem Dilemma. Sie reprivatisiert bisher erworbene passende Studienanteile aus Kunst und Pädagogik und ergänzt diese durch Selbsterfahrung mittels künstlerischen Ausdrucks. Sie versteht sich letztendlich als eine gegenüber den staatlichen Stellen unbequeme Institution, mit der die Studenten eher zu ihrem Recht auf differenzierte Studienangebote kommen. Sie konnte bis jetzt weiter bestehen bleiben, obwohl kunsttherapeutische Studienanteile an den Universitäten eingeführt worden sind.

Selbsterfahrung wird ein typisch außeruniversitäres Versatzstück bleiben, das diejenigen, die Therapeuten und Therapeutinnen werden wollen, seit jeher in privater und oft ›alternativer‹ Initiative zu erwerben gezwungen sind.

Dieser kleine Abschnitt über kunsttherapeutische Ausbildungsmöglichkeiten zeigt letztlich, wie unübersichtlich die kunsttherapeutische Bildungslandschaft ist. Deshalb kam es dem Verfasser auch nicht darauf an, eine Einheitlichkeit der kunsttherapeutischen Ausbildungen vorzugaukeln. Vielmehr wollte ich die Ausbildungssituation persönlich kommentieren, ohne sie aber strukturell oder qualitativ zu beurteilen. Die Vielfalt der kunsttherapeutischen Szene birgt immerhin bildungspolitisch nachahmenswerte Chancen eines ausgewogenen Verhältnisses von Bildung und Ausbildung. Aus diesem gegebenen Anlaß möchte ich deshalb noch auf drei Veröffentlichungen hinweisen, in denen Ordnungen der Kunsttherapie hinsichtlich der Berufswahl, der Institute überhaupt und schließlich deren Geschichte versucht werden. In einem Literaturbericht ordnet Meike AISSEN-CREWETT Kunsttherapie als »Psychotherapie unter Einsatz von bildnerischen Mitteln« derart, daß daraus die professionellen Wahlmöglichkeiten zwischen pädagogischer und klinischer Kunsttherapie deutlich werden (»Kunsttherapie«, in: Kunst und Unterricht, Heft 94, 1985, S. 14–16 und 42). Wer über sämtliche Ausbildungen informiert werden will, sollte die tabellarische Übersicht »Kunsttherapeutische Ausbildung im Vergleich« von Karl-Heinz MENZEN geschrieben (im Auftrag der Sektion Bildnerisches Gestalten der Deutschen Gesellschaft für Kunsttherapie und Therapien mit kreativen Medien) lesen (in: Kunst und Unterricht, Heft 99, 1986, S. 6–15). Aus der anfänglichen Geschichte der einzelnen Institute ergeben sich wesentliche Anhaltspunkte, um die kunsttherapeutische Vielfalt aus persönlicher Sicht interpretieren zu können. Was diesen Komplex betrifft, liegt inzwischen die Untersuchung »Zur Entwicklung und inhaltlichen Bestimmung des Begriffes ›Kunsttherapie‹ und verwandter Begrifflichkeiten« von Jutta DUNKEL und Peter RECH vor (in: Hilarion PETZOLD, Ilse ORTH, Hrsg., »Die neuen Kreativitätstherapien«, Bd. I, Paderborn 1990). Zum Schluß seien auch noch die Zeitschriften genannt, in denen immer wieder aktuelle Aufsätze über die kunsttherapeutische Ausbildungssituation erscheinen: »Integrative Therapie« (hrsg. von Hilarion PETZOLD, Grete A. LEUTZ, Hildegund HEINE und Edmund FRÜHMANN); »Kunst und Therapie« (hrsg. von Peter RECH und Sabine SCHÜTZ); »Musik-, Tanz- und Kunsttherapie« (hrsg. von Karl HÖRMANN, Georg HÖRMANN, Uwe Hendrik PETERS und Walther ZIFREUND).

9 Übungen

Vor Übungen zur »Selbstanwendung« muß eine Mahnung zur Vorsicht stehen. Es ist nicht sinnvoll, seelische Prozesse in Gang zu bringen, die dann nicht bearbeitet werden können, oder kurzfristige Einsichten zu erzeugen, die dann nicht auf das Alltagsleben bezogen werden.

So ist die Möglichkeit solcher Übungen von vornherein begrenzt. Sie können eine Psychotherapie bzw. eine Kunsttherapie nicht ersetzen. Sie können etwas von der spezifischen Wirksamkeit der Therapie mit bildnerischen Mitteln vermitteln, ohne aber gezielt eine Symptomatik zu behandeln. Die Möglichkeiten der Übungen sind am besten mit dem Begriff der »Selbsterfahrung« zu beschreiben. Die hier dargestellten Übungen können bildnerische Kreativität freisetzen und lange aufgegebene Hobbys wieder reaktivieren.

Übungen zur Selbstanwendung haben weitere Grenzen: Die Wirksamkeit der Kunsttherapie hängt in nicht geringem Umfang vom Austausch zwischen bildnerischen oder allgemein nonverbalen und verbalen Bedeutungen ab (s. oben). Eine Person allein kann diesen Austausch nur begrenzt leisten. Ein Hilfsmittel ist das Tagebuch. Im Tagebucheintrag kann das Bild distanziert analysiert und der Dialog mit dem Therapeuten durch den »Dialog« mit dem Tagebuch wenigstens zum Teil ersetzt werden (vgl. hierzu WESTPHAL 1984).

Dabei sollte der Tagebuchschreiber soweit wie möglich versuchen, sein Bild nicht selbstkritisch oder unter ästhetischen Gesichtspunkten zu betrachten, sondern vielmehr eine distanzierte Haltung einnehmen. Mit dem zeitlichen Abstand wächst die Distanz zum eigenen Werk, die aber auch durch ein Rollenspiel hergestellt werden kann. Das eigene Bild kann durch die Augen eines guten Freundes, eines Bekannten oder eines Elternteils usf. betrachtet werden.

Was nach dem Malen noch selbstverständlich erscheint, kann am folgenden Tag schon Anlaß zum Nachdenken sein.

Die Übungen können auch von Paaren oder im Freundeskreis durchgeführt werden. Hier kommt es von selbst zu dem geforderten verbalen Austausch und der Diskussion über die metaphorischen Komponenten des Bildes. Allerdings fällt eine »therapeutische« Gesprächsführung unter Ehepartnern oder unter Freunden oft auch dann schwer, wenn sich die Partner gut verstehen. Man ist gewohnt, die eigene Meinung durchzusetzen oder nachzugeben, man erwartet vom anderen bestimmte Probleme oder bestimmte Rollen. So kommt es zu Interpretationen, die an den Intentionen des Partners vorbeigehen.

Gruppen sind gemeinsam in ihren Einfällen zu den Bildern »kreativer« als Paare. Hier liegt ein wichtiger Vorteil der Therapiegruppe. Aber auch in Gruppen, die sich aus Interesse an der Kunsttherapie zusammenfinden und eine der folgenden oder andere Übungen ausführen, würde sich ein Kommunikationstraining, speziell ein Training in therapeutischer Gesprächsführung, empfehlen. Daher findet sich hier zuerst ein Hinweis auf die nichtdirektive Gesprächsführung. Es sei aber für solche Kommunikationstrainings auch auf die ausführlichen Trainingsanleitungen von SCHWÄBISCH und SIEMS (1974) sowie MUCHIELLI (1972) verwiesen.

Das Kommunikationstraining

Versuchen Sie der Bedeutung nach zu wiederholen, was ein Partner zu einem Bild, z. B. zu einem Traumbild, sagt. Dabei leiten Sie Ihre Sätze oft ein mit: »Du meinst also ..., Du hast das Gefühl, Du bist ganz sicher, daß ... wenn ich Dich richtig verstanden habe, glaubst Du ...« usf. Lassen Sie sich jeweils bestätigen, ob Sie richtig wiedergegeben haben, was ihr Partner sagte.

Wenn Sie selber einen Kommentar geben oder eine Meinung äußern wollen, so können Sie dies erst dann, wenn Sie die Aussage des Partners sinngemäß richtig wiedergegeben haben.

Es kommt nicht darauf an, die Äußerung des Partners wörtlich zu wiederholen. Das würde sicherlich störend und unangenehm wirken. Wenn Sie die Äußerungen des Partners aber sinngemäß wiedergegeben haben, zeigen Sie Ihr Verständnis für das, was der Partner meint oder denkt und regen ihn dadurch an, weiter über sich nachzudenken. Eine solche Wiedergabe ist natürlich frei von Kritik oder Wertungen. Es ist günstig, wenn der Partner das Gefühl haben kann, seine Äußerungen werden »wertschätzend« aufgenommen (vgl. oben: nichtdirektive Gesprächsführung). Wechseln Sie die Rollen bei dieser Verbalisierungsübung. Wenn sie die Übung weiterführen wollen, so achten Sie darauf, besonders die Gefühlslage des Partners richtig zu erfassen.

Auf den ersten Blick mag diese Übung leicht erscheinen. Tatsächlich entspricht das Zielverhalten dieser Übung den üblichen Gesprächsmustern nicht. Wenn Sie wissen, daß diese Übung schwer ist, werden Sie nicht vorschnell an Ihrem späteren Erfolg zweifeln.

1. Übung: Soziale Konflikte

Immer wieder einmal hat man »Krach« mit anderen Menschen oder würde zumindest gerne Krach machen, und die Interaktion findet nicht das wünschenswerte Ende. Rufen Sie sich eine solche Situation, in der Sie eventuell starke Gefühle hatten, ins Gedächtnis. Prüfen Sie, ob es in der Vergangenheit andere ähnliche Situationen gegeben hat. Gibt es einen »typischen Verlauf«?

Jetzt wird ein Blatt Papier in Felder aufgeteilt, und wie in einer Comiczeichnung malen Sie den Verlauf in den wichtigsten Etappen. Wie fängt es an, welche wichtigen Zwischenstadien werden durchlaufen, und wie geht es aus?

Hier gilt wie immer bei solchen Übungen: Es kommt nicht darauf an, schön zu malen. Malen Sie Strichmännchen, oder malen Sie unbesorgt so, wie sie als Kind gemalt haben. Malen Sie ohne allzuviel Überlegung, wie es Ihnen im Moment in den Sinn kommt.

Lassen Sie Ihr Bild auf sich wirken. Haben Sie genau das gemalt, was Sie sich vorgenommen haben? Gibt es unerwartete Details? Ist etwas sehr typisch geworden oder besonders gut gelungen? Hier ist die Stelle, an der Sie allein eine Tagebuchnotiz machen (s. oben) oder mit ihren Partnern die metaphorischen Aspekte ihres Bildes besprechen würden (vgl. Kapitel 2.5).

Nun zeichnen Sie auf einem zweiten Blatt die gleiche Konfliktsituation. Jetzt lösen Sie den Konflikt »erfolgreich«. Sie »bewältigen« die Situation. Welche Fähigkeiten stehen Ihnen zur Verfügung, mit deren Hilfe Sie den Konflikt lösen können? Wenden Sie zunächst ihre eigenen Ressourcen an. Möglicherweise brauchen Sie Fähigkeiten oder Hilfe, die Sie in der ersten Zeichnung nicht hatten. Überlegen Sie, welche Fähigkeiten das sein könnten. Setzen Sie diese Fähigkeiten als Teil von sich selbst (als Merkzettel, als helfendes Zweit-Ich) ins Bild. Sie können sich auch an die Stelle eines anderen setzen, der Situationen wie diese vorbildlich meistert, von dem Sie also etwas lernen könnten. Malen Sie nun eine neue Sequenz, wie Sie die Konfliktsituation erfolgreich bewältigen. Hier sollten keine Flammenwerfer oder Wundermittel eingesetzt werden. Die neue Zeichnung soll die Situation so bewältigen, wie sie auch im wirklichen Leben bewältigt werden könnte. Was müssen Sie tun oder können, damit die Situation für Sie, aber auch für die anderen beteiligten Menschen gut ausgehen wird?

Wenn Ihnen die Lösung gelungen vorkommt, können Sie in die Zeichnung eigene Paßfotos einsetzen, um sich leicht wieder zu vergegenwärtigen, daß Sie selbst in dieser gezeichneten Sequenz das Problem bewältigen. Wenn Sie mit der Lösung zufrieden sind aber noch zweifeln, ob Sie die neue Kompetenz auch verwirklichen können, so stellen Sie sich den Verlauf, den Sie gemalt haben, doch bei einigen Gelegenheiten vor, z. B. vor dem Einschlafen oder bevor Sie in eine entsprechende Situation kommen könnten. Es geht darum, den Verlauf bildhaft zu lernen, damit sie ihn in einer kritischen Situation auswendig können. Auch im Normalfall wird das Verhalten durch Phantasien, Erinnerungen oder Tagträume geplant. Oft bemerkt man diese Planung jedoch nicht. Diese Übung entwickelt eine solche Planung, die normalerweise unbewußt entsteht, bewußt und absichtlich.

2. Übung: Metaphern des Selbst

Malen bzw. zeichnen Sie ein Haus als Bild von sich selbst. In weiteren Bildern stellen Sie das Innere des Hauses dar. Diskutieren Sie mit anderen (oder mit Ihrem Tagebuch), welche Räume das Haus hat, wie es im Obergeschoß und wie es im Keller aussieht. Wie hängt das jeweils mit ihrem Leben zusammen? Gibt es unbekannte Räume – wie könnte es darin aussehen usf.? Besprechungsrichtlinien bietet das Kapitel über Metaphern. *Sie sollten die Zeichnung jetzt aller-*

dings erst ausführen, bevor Sie weiterlesen. Auf der nächsten Seite folgen einige spezielle Hinweise für die metaphorische Interpretation des Selbst-Hauses:
Welche Zimmer sind groß/klein, sind Zimmer ausgelassen?
Obergeschoß: das geistige Leben
Keller: das Unbewußte
Fenster: Außenkontakte
Mauern: Stabil oder brüchig
Haus: groß (ein Schloß kann die hohen Erwartungen, die der Zeichner in sich setzt, darstellen, während eine kleine Hütte eher von einem schüchternen, selbstunsicheren Zeichner gestaltet wird) oder klein, zugänglich oder unzugänglich, kostbar oder einfach
Gibt es Leben im Haus, Blumen, Möbel, Personen?
Küche: Genuß, orale Befriedigung
Wohnzimmer: Gemütlichkeit
Schlafzimmer: Sexualität
Altes Spielzeug, Truhen: Erinnerungen an die Kindheit (vgl. LEUNER u. a. 1977).

Nehmen Sie das Selbst-Haus nicht als endgültige Beschreibung von sich als Person. Zu einem anderen Zeitpunkt, unter dem Eindruck anderer Erlebnisse oder Gefühle können Sie ein anderes Haus gestalten, oder Sie können Aspekte Ihres Hauses verändern. Das Selbst-Haus ist ein Zustandsbericht, keine endgültige Wahrheit.

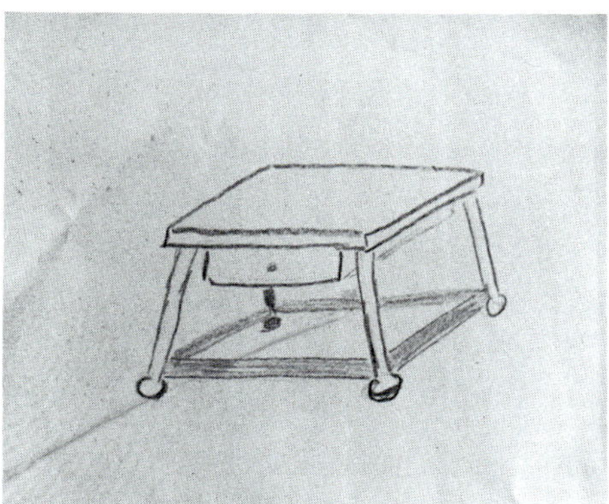

61 Sich selbst als Gegenstand darstellen: ein sperriger Tisch

Eine mögliche Erweiterung der Übung besteht darin, »Entwicklungen« mit dem Hause vorzunehmen. Wie sollte es sein, was sollte an dem Haus geändert werden? Für die Selbstbeschreibung können natürlich auch andere Metaphern gewählt werden (vgl. oben, Selbstbeschreibung durch einen Gegenstand; Abb. 61).

3. Übung: »Unabsichtliches Malen«

Von deutschen Psychiatern wurde schon früh die »Fündigkeit« absichtslosen Malens oder Kritzelns entdeckt (PANETH 1929, HEYER 1929). Hier folgen wir MILNER, die (1957) über ihre Entdeckung berichtet, als sie »ohne Abbildungsabsicht« malte. Es entwickelte sich eine reiche Welt von Figuren und Szenen, die sie dann in einem Buch beschrieb. Innere und äußere Monster, die nach ihrer Interpretation für unakzeptierte Teile das Selbst, zugleich für die haßerfüllte Rebellion gegen die Autorität stehen, formen sich in den Zeichnungen aus, aber auch Objekte, die man liebt und bewahren möchte. Die Bilder lassen eine Brücke zwischen öffentlicher und privater Welt entstehen. Dabei macht sie die Erfahrung, daß die Stimmung durch eine solche Art von Malerei wirkungsvoll beeinflußt werden kann. Die Stimmung von Wut und Unzufriedenheit z. B. war nach dem Malen eines solchen Bildes verflogen.

Marion MILNER machte darüber hinaus die Erfahrung, daß ihr kreatives Potential, aber auch ihre technischen Malfertigkeiten bei dieser Maleinstellung eine dramatische Verbesserung erlebten, daher der Titel ihres Buches: »On not being able to paint«. Die Ausfüllung der Fläche und die Anordnung der Figuren waren phantasiereicher und gewannen gleichzeitig an Expressivität.

MILNER verwendete Ölkreide, Kohlestifte oder auch Aquarellfarben und begann ohne irgendeine bewußte Absicht in einem eher kontemplativen Zustand zu zeichnen. Dabei beobachtete sie, was unter ihren Händen entsteht, sie bildete also Abbildungshypothesen. Manche Einfälle soll der Maler aber wieder aufgeben, wenn die Linien, die weiter entstehen, während der Zeichner »Hand und Auge tun läßt, was sie wollen«, eine andere Idee nahelegen.

Beispiel: Eines Tages in einer Stimmung von Frustration beginnt die Autorin eine freie Zeichnung mit dem Kohlestift (S. 4): ›Ja, die Kohle macht eine gute dicke Linie … nun, das ist nur ein Scribble, wozu soll das gut sein. Es sieht wie eine Schlange aus, nun ist es eine Schlange, die sich um einen Baum windet, wie die Schlange im Garten Eden, aber das will ich nicht zeichnen, oh es wird zu einem Kopf, mein Gott, was für eine schreckliche Kreatur, es ist eine Art von Mrs. Punch oder die Herzogin in Alice, wie hassenswert sie mit ihrem Buckel und ihrer deformierten Hand und all ihren Juwelen ist.« Nachdem die Zeichnung fertig war, war der ursprüngliche Ärger völlig verflogen.

In diesem Fall stehen Zeichnung und Stimmung in einer direkten Korrespondenz. MILNER hebt hervor, daß die »prälogische« innere Welt der Bilder eine Art Eigenleben führt, nicht immer mit der bewußten logischen Einschätzung der Umgebung korrespondiert und durch die Zeichnung eine Art Dialog mit dieser inneren Welt entstehen kann. MILNER vergleicht das Vorgehen mit einer «Psychoanalyse« mit sich selbst. Als Ergebnis ihrer Studien fordert sie, im Leben der Kinder, aber auch im Leben der Erwachsenen mehr Raum für »Abwesenheit«, für Tagträume zu lassen, um den Kontakt mit der inneren Welt nicht abreißen zu lassen.

Die Bildbeispiele (Abbildung 62, 63) belegen, wie sich der sehr »schematische« Stil einer Klientin auflöst, nachdem als Vorlage für ein Bild eine linkshändige Kritzelei erstellt wurde. Das Bild schildert die aktuelle Befürchtung der Klientin, nur fragmentarische Kontakte zu ihrem Partner zu halten. Abbildung 64 ist ein weiteres Beispiel. Drei Schiffe im aufgewühlten Meer signalisieren die stürmischen Ereignisse, mit denen sich der Klient gerade auseinandersetzt.

In dieser Übung wird also eine Zeichnung »ohne Absicht«, eine Kritzelzeichnung angefertigt. Es gehört etwas Übung dazu, die Hand einfach »machen« zu lassen. Dies gelingt oft leichter mit der linken Hand, mit der willkürliche Zeichenbewegungen nicht geübt sind. Das Kritzeln mit der linken Hand könnte auch aus anderen Gründen interessant sein. Die linke Hand ist (beim Rechtshänder) in

62, 63 Der schematische Zeichenstil wird im linkshändigen Zeichnen überwunden. ▷ Die Klientin zeichnet nun ein expressives und auch für sie selbst bedeutungsvolles Bild. Das linkshändige Zeichnen kann auch eingesetzt werden, ▷▷ um die eigene Zeichenfähigkeit zu entwickeln und neue Kreativität freizusetzen

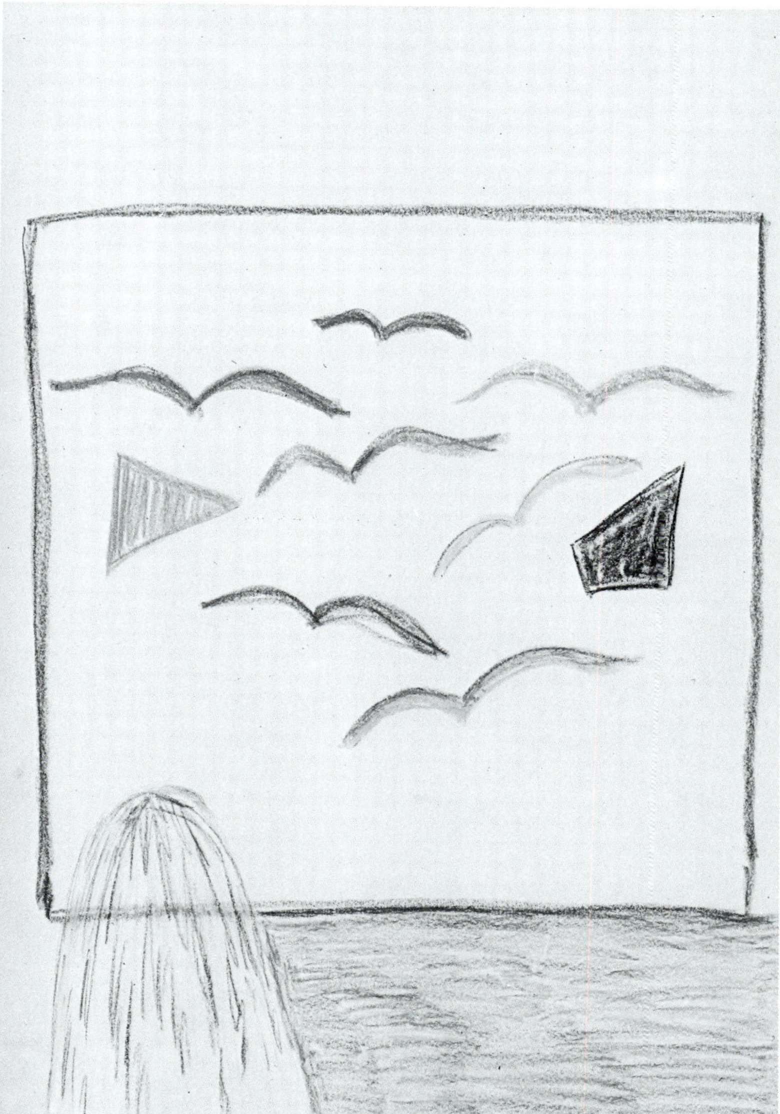

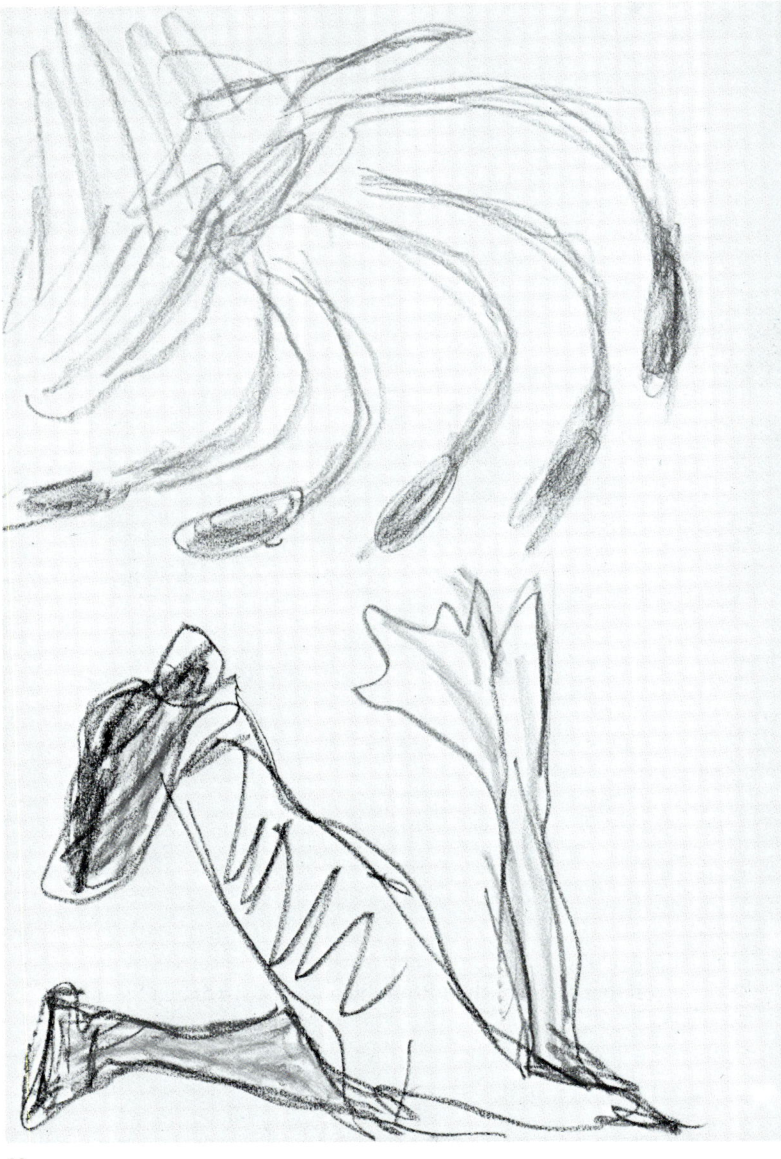

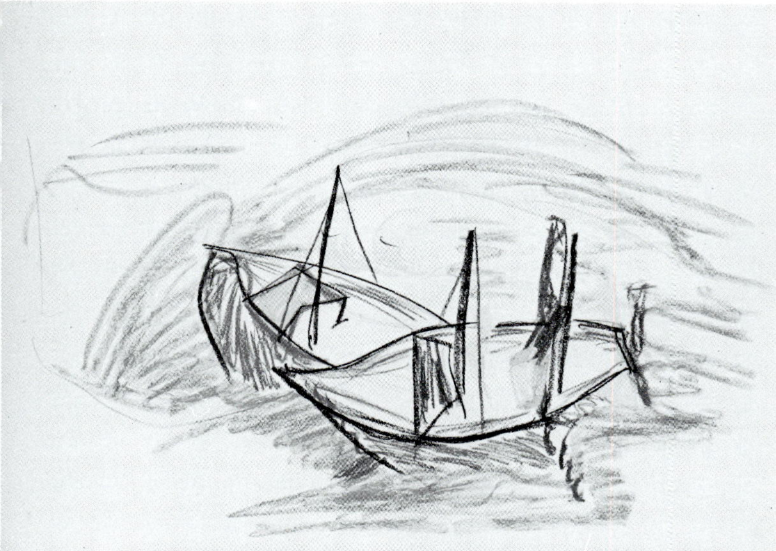

64 Erst nachdem einige Linien gesetzt sind, ergibt sich eine Bedeutung: das Schiff des Lebens im stürmischen Meer

der Regel völlig von der linken Gehirnhälfte, in der die bildhaft-räumlichen Denkprozesse lokalisiert sind, gesteuert. Also könnte sich beim linkshändigen Zeichnen eine Kommunikation mit diesen Prozessen noch direkter einstellen.

Sie sollten auch nicht der Versuchung nachgeben, sich wiederholende Muster zu zeichnen. Nach einiger Zeit, wenn das Blatt mit Linien gefüllt oder doch zumindest von einigen Linien überzogen ist, versuchen Sie eine Abbildungsbedeutung zu finden, die Sie nun mit bewußter Absicht und mit rechtshändigem Malen (wenn Sie Rechtshänder sind) zu Ende führen. Eher im Sinne von JUNGS Auffassung von den bildnerischen Produkten (s. oben) können Sie nun überlegen, was die Nachricht ihrer bildhaften Denkprozesse an die verbalen, bewußten Denkprozesse ist.

Der Dichter Gottfried Keller (1819–1890) beschreibt im dritten Buch des »Grünen Heinrich«, wie der Held des Romans nach einer Zeit des Grübelns gedankenlos kritzelt. Es entsteht ein Labyrinth, in dem der Held sich in seinem Leben verfangen sieht. Andere Maler und Dichter bedienen sich selbst unabsichtlicher Produktionen, um zu seelisch relevantem Material vorzustoßen. Heinrich von Kleist beschreibt das »Drauf-los-reden«, die allmähliche Verfertigung der Gedanken beim Reden. Leonardo da Vinci empfiehlt, auf die zufälligen Strukturen einer Mauer zu blicken, um den Entwurf und die Komposition für ein Bild zu gewinnen. In der Psychologie verwendet man Deutungen von zufälligen Strukturen als Test (Rorschach-Test), weil man weiß, daß bei den Deutungen eigene Strebungen und Motive nach außen in die Zufallsstruktur projiziert werden.

4. Übung: Redensarten malen

Redensarten drücken Grundüberzeugungen aus, die Eltern und Erzieher von der Welt haben und die sie weitergeben wollen. Entsprechend ernst sollte man sie nehmen.

An vielen Stellen der therapeutischen Literatur finden sich Hinweise, daß metaphorische, verbale Mitteilungen darüber hinaus von »primitiven Schichten« des Denkens wörtlich genommen werden (s. oben; z. B. GRINDER u. BANDLER 1984). FREUD berichtet von einer Frau, die, nachdem sie anläßlich eines dramatischen Ereignisses dachte, »so geht es nicht mehr weiter«, psychogen gelähmt war und nicht mehr gehen konnte. Redensarten der Eltern oder auch solche, die man selbst häufig gebraucht, können also auf zwei Ebenen das eigene Verhalten beeinflussen: Sie prägen sich in dem üblichen Sinne als Handlungsmaximen ein, sie können aber auch in ihrer wörtlichen Bedeutung zum Verhaltensprogramm werden.

Sie erforschen die eigene Geschichte, wenn Sie sich solche Redensarten ins Bewußtsein rufen, sie erinnern und ins Bild setzen. Die Frage, die mit einem Tagebuch oder mit einem Partner zu diskutieren wäre, ist: Wie haben diese eingängigen Formulierungen früher auf mich gewirkt, habe ich mich danach gerichtet, habe ich mir ein Bild davon gemacht, das mein Verhalten beeinflußt hat?

Redensarten, wie z. B. »ohne Fleiß kein Preis« oder »Dummheit und Stolz wachsen auf einem Holz«, haben in Kindheit und Jugend sicher einen großen Einfluß auf das Weltbild und Verhalten. Wie solche Programmsätze in das eigene Erleben und Verhalten hineinspielen, sollen Sie mit dieser Übung herausfinden.

5. Übung: Meditation und innere Bilder

Ein Zugang zu inneren bildhaften Denkprozessen war das »unabsichtliche Malen«. Einen anderen Zugang zu bildhaften Vorstellungen, die normalerweise nicht bewußt werden, bieten die Meditation und auch verschiedene Entspannungsübungen. In der Meditation verwendet man ein Mantra, ein Wort, das man im Rhythmus des Atmens häufig wiederholt, z. B. »Omm«.

Bildhafte Erinnerungen, die durch die üblichen »verbalen« Gedanken und Selbstgespräche unterdrückt sind, treten in der Meditation ins Bewußtsein. Abbildung 65 zeigt die Erinnerung an den Lichtschalter, der vom Kinderbett aus zu sehen war und der sich zum »Übergangsobjekt« entwickelte. Abbildung 66 reaktiviert die Vogelperspektive, in der sich die Zeichnerin in Momenten höchster Not wahrnahm.

Es sind einige Anweisungshefte für Entspannungsübungen auf dem Markt, z. B. SCHULTZ (1966), die genau beschreiben, wie man

65 In der Meditation können bildhafte Details aus der Kindheit in aller Klarheit visualisiert werden

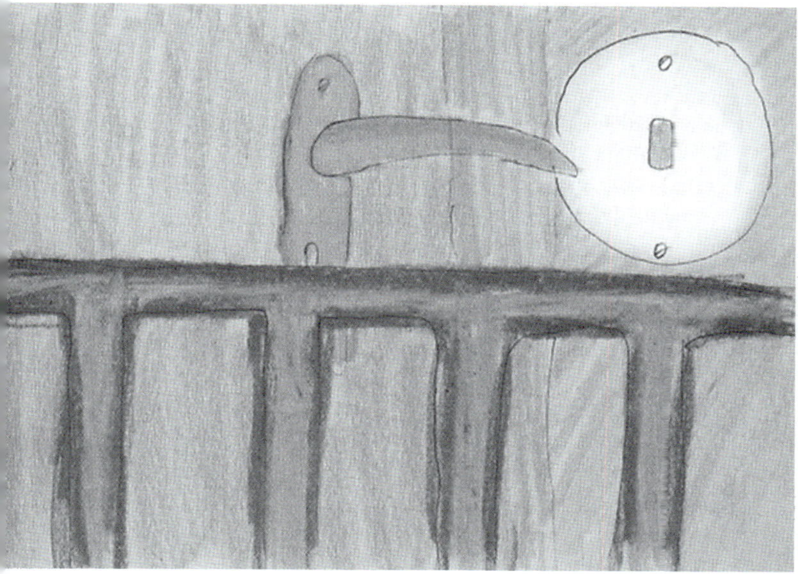

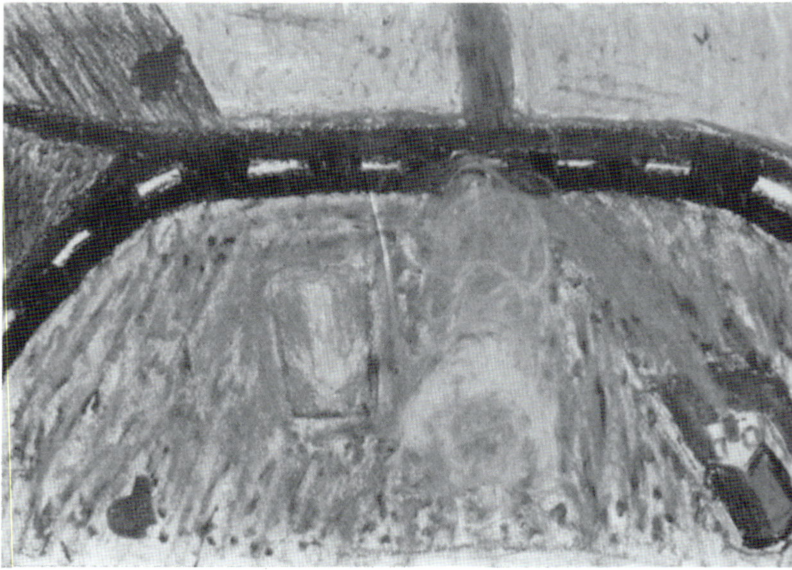

66 Die Meditation gewährt Zugang zu der traumatischen Erinnerung. Die Klientin sah sich während der Bedrohung durch die Familie aus der Vogelperspektive; sie hatte ihr Selbst bereits aufgegeben

hier vorzugehen hat. Für die Einstellung der Entspannung ohne die Verwendung solcher Hilfsmittel eignet sich eine Anweisung von JAFFE (1983), die hier – sinngemäß – wiedergegeben ist:

Nehmen Sie eine bequeme Haltung ein; dies ist im Liegen oder Sitzen möglich. Schließen Sie die Augen, und richten Sie Ihre Aufmerksamkeit auf die innere Welt, auf die Atmung und auf die Spannung der Muskeln. Die äußeren Reize beachten Sie soweit möglich gar nicht.

Lassen Sie den Atem frei und mühelos ein- und austreten. Stellen Sie sich vor, daß beim Einatmen frische lebensspendende Kraft eintritt und beim Ausatmen alle verbrauchten Stoffe den Körper verlassen. Lassen Sie es zu, wenn ihre Gedanken abschweifen, aber kehren Sie dann mit Ihrer Aufmerksamkeit wieder zu Ihrem Atem zurück. Die Gedanken »ziehen vorbei«. Beobachten Sie so einige Minuten ganz ruhig ihre Atmung.

Fühlen Sie nun die einzelnen Teile Ihres Körpers. Gehen Sie dabei vom Kopf bis zu den Füßen. Gibt es in einem Körperteil eine Spannung? Können Sie erreichen, daß die Spannung nachläßt? Wenn Sie bei Ihrem inneren Rundgang fühlen, daß ein Körperteil verspannt ist, so stellen Sie sich vor, sie füllen diesen Körperteil mit Ihrem Atem, der alle Spannungen darin entfernt. Lassen Sie zu, daß Entspannung und Wohlbefinden sich immer weiter im Körper ausbreiten, und genießen Sie die Entspannung. Wenn sie die Entspannung beenden wollen, atmen Sie tief durch und spannen alle Muskeln an, um den Körper wieder umzustellen.

Sie können die Entspannung vertiefen, indem Sie sich innerlich vorsagen: »ich bin ganz ruhig«. Beim Atmen sagen Sie »ich bin«, beim Ausatmen »ganz ruhig«. Dieser Satz ist wie ein Mantra bei der Meditation. Er verhindert, daß die Gedanken zu Themen abschweifen, die Sie aufregen und anspannen würden. Gleichzeitig wird die Entspannung durch diese »Autosuggestion« weiter vertieft.

In der Tiefenentspannung helfen dann verschiedene Instruktionen, z. B. wie eine Wolke über dem eigenen Leben und den Orten, wo es stattfand, in die Vergangenheit zu schweben und entsprechende Bildfolgen herzustellen. Eine Phantasiereise kann das bildhafte Material für die Gestaltung liefern. OAKLANDER (1984) z. B. führt eine Phantasiereise in einen Wald über einen Berg zu einem Haus. In der Selbstanwendung solcher kunsttherapeutischer Instruktionen ohne Steuerung durch einen erfahrenen Therapeuten sollten Sie sich jedoch darauf beschränken, spontan auftretende Bildvorstellungen zu registrieren und bildnerisch zu verwirklichen.

Verschiedene bildhafte Vorstellungen erweisen sich als nützlich, um den Prozeß der weiteren körperlichen Entspannung und Vertiefung und den Kontakt mit den inneren bildhaften Prozessen zu erleichtern.

So kann man sich etwa im Herzen eine Quelle von Licht und Energie vorstellen. Das Licht und die Harmonie breiten sich aus. Die Entspannung und auch eine Empfindung von Wärme breiten sich wellenförmig über den Körper von einem Mittelpunkt her so aus, als hätte man einen Stein ins Wasser geworfen. Die Wellen werden durch nichts aufgehalten und setzen sich gleichmäßig immer weiter fort.

Dann werden in einem zweiten Schritt die Bilder oder Bildsequenzen, die sich in der Entspannung oder während der Meditation einstellten, zu Papier gebracht und verbal, bewußt verarbeitet. Was bedeuten diese Szenen und Folgen für das eigene Leben, welche Richtungshinweise geben sie, auf welche Probleme weisen sie hin? JUNG war z. B. der Meinung, daß solche Phantasien als »Ratgeber« aufzufassen seien. Im Sinne JUNGS könnte man die auftretenden Bilder auch mit den bekannten Mythen und Märchen vergleichen und überlegen, welche Lösungshinweise, Ratschläge in den relevanten Märchen entwickelt werden.

Als Vorlage für solche Gestaltungen dienen auch Traumbilder oder die Bilder, die man manchmal beim Einschlafen im Zustand zwischen Schlaf und Wachen erlebt. Allerdings sind Traumbilder schnell vergessen. Eventuell kann man aber für einen Malversuch gerade solche Träume aussuchen, die auch am Tage noch nachhaltig beeindruckten, die also die Gefühle des Träumers aufwühlten. Will man wirklich behalten, was man geträumt hat, so sollte man den Trauminhalt unmittelbar nach dem Erwachen niederschreiben.

Allerdings kann eine dauernde Selbstbetrachtung und Selbstanalyse die Gedanken zu sehr um das Selbst zentrieren und von der nötigen Umweltbewältigung ablenken. Außerhalb einer regulären Psychotherapie sollte die Erforschung der eigenen bildhaften Denkprozesse auf einzelne Gelegenheiten beschränkt bleiben.

6. Übung: Gefühlszeichnen

Die gegenwärtigen Gefühle zum Gegenstand eines Malversuches zu machen kann helfen, momentane Verstimmungen zu überwinden. Im Idealfall hat man Fingerfarben; es eignen sich aber z. B. auch Ölkreiden oder abwaschbare Tapetenfarben.

Es ist wichtig, sich völlig in das Gefühl hineinzuversetzen, so daß die Bewegung der Hände aus dem Körper heraus gesteuert wird (Abbildung 43, S. 121, zeigt ein Wut-Bild). Wieder kommt es nicht auf die ästhetischen Qualitäten des Bildes an, sondern auf den echten Ausdruck, der einen kathartischen, lösenden Effekt haben kann.

Anschließend kann man einen Dialog mit dem gezeichneten Gefühl niederschreiben. So wird das Erleben weiter bewußt und verbal verarbeitet.

7. *Die Reaktivierung eines kreativen Hobbys*

Im Jugendalter hören die meisten Menschen auf zu malen, weil ihre Bilder der Selbstkritik nicht mehr standhalten. Gerade weil die Zeichnungen der frühen und mittleren Kindheit so ohne jede Anstrengung gelingen, sind die späteren Werke enttäuschend. Kinder und Jugendliche streben die naturalistische Abbildung an; daher werden sie mit ihrer eigenen schematischen Zeichnung immer unzufriedener.

Heute ist die abstrakte Gestaltung ohne Abbildungsbedeutung oder die expressive Gestaltung, bei der die Formen und Proportionen absichtlich von der Realität abweichen, auch ein anerkanntes Ausdrucksmittel der Kunst. Diese Entwicklung der modernen und zeitgenössischen Kunst kann auch den Hobbymaler von den strengen Normen naturalistischen Abbildens befreien. Die hier geschilderten Übungen, z. B. das Gefühlsmalen oder das Malen von Kommunikationssituationen, bieten Möglichkeiten, den Übergang zu abstrakten Formen oder zu einer expressiven, nicht realistischen Darstellungsweise einzuüben. Auch Sie, lieber Leser, können diese Chance, die die Entwicklung der Kunst bietet, nutzen und wieder malen, ohne eine fotografische, wirklichkeitstreue Abbildung von sich zu fordern.

Auch die Fertigkeiten im naturalistischen Zeichnen können weiterentwickelt werden. Die Kenntnis von der Rolle fester Zeichen und Schemata in der normalen Entwicklung der Zeichenfähigkeit und von den Kompetenzen der rechten Hirnhemisphäre (beim Rechtshänder) läßt Übungen entstehen, die die Malfähigkeiten verbessern. EDWARDS (1982) nennt ihr Buch, in dem sie solche Übungen entwickelt hat: »Garantiert zeichnen lernen«.

Beim Zeichnen und Malen kommt das Wissen um die »wahre« Form eines Gegenstandes störend ins Spiel. Beim Malen von Würfeln wollen Kinder z. B. rechte Winkel zeichnen, die ja auch tatsächlich vorhanden sind. In der dreidimensionalen Aufsicht sieht man aber schiefe Winkel und Linien, die nicht parallel verlaufen. Das Wissen behindert das »reine« Wahrnehmen. Wie kann man das Wissen und die begrifflich klassifizierende Tätigkeit der linken Hemisphäre lahmlegen? EDWARDS (1982) schlägt verschiedene Übungen vor:

1. Zeichnen Sie eine komplizierte Zeichnung ab, die auf dem Kopf steht. Das klassifizierende Wissen bzw. die linke Hirnhälfte kann mit den unbekannten Formen nun nichts anfangen, und so kann die »reine« Wahrnehmung der rechten Hemisphäre zum Zuge kommen. Vergleichen Sie einen Versuch, eine auf dem Kopf stehende komplexe Vorlage (möglicherweise einer menschlichen Figur) und die gleiche Vorlage richtig herum abzuzeichnen.
2. Zeichnen Sie nicht das Objekt ab (z. B. einen Stuhl), sondern die Konturen der Leerräume, die den Stuhl umgeben oder die durch den Stuhl eingerahmt werden. Die Konzentration auf die Konturen des leeren Raumes legt das begriffliche Denken wiederum lahm und erlaubt eine »reine« Wahrnehmung ohne störende Einflüsse des Wissens.
3. Blicken Sie auf eine Form, z. B. eine Hand, und zeichnen Sie die Kontur ohne abzusetzen und *ohne hinzusehen* auf die Zeichenfläche. Wieder kann das Wissen keine störenden Korrekturen an der entstehenden Zeichnung fordern.

So kann jeder lernen, Gegenstände zu zeichnen, ohne auf der Stufe der späten Kinderzeichnung stehenbleiben zu müssen. Komposition und Balance lassen sich aus dem Kritzeln oder aus dem linkshändigen Kritzeln gewinnen (vgl. Übung 4).

Das Malhobby selbst hat therapeutischen Wert. Dies gilt nicht allein, weil es Entspannung oder auch Selbstverwirklichung ermöglicht. Bei der bildnerischen Tätigkeit wird der bildhafte Denkmodus eingeschaltet (vgl. unten), der normalerweise der rechten Gehirnhemisphäre zugeordnet ist. So gewährt das Malhobby den Zugang zu den kreativen Ressourcen der Seele und fördert ein ausgewogenes Zusammenspiel der seelischen Kompetenzen.

Die meisten Menschen, die ein künstlerisches Hobby betreiben, wissen von dem therapeutischen Wert solcher Tätigkeit zu berichten. Nach dem Malen oder Klavierspielen, wenn man eine Zeitlang selbstvergessen gearbeitet hat, hat sich die Stimmung verbessert, man fühlt sich erholt und ausgeruht. Hinzu kommt gegebenenfalls der Stolz auf das eigene Produkt und der sichtbare Beweis der eigenen Schaffenskraft. Kreative Hobbys sind oft »Kunsttherapie«, die Menschen für sich selbst entdeckt haben. Die im Hobby aktualisierte Kreativität entfaltet sich auch in Situationen des Alltags.

Literaturverzeichnis

AISSEN-CREWETT, M.: Kunsttherapie. Köln 1986

AKERET, R.: Photo Analysis. New York 1973

ALSTON, E. F.: Bibliotherapy and psychotherapy. Library Trends, 1962, 11, 159–176

ASSAEL, M., u. GABBAY, F.: Spontaneous painting in groups. In: JAKAB, J. (Hrsg.): Transcultural aspects of psychiatric art. 1975, 4, 1–5

AXLINE, V. M.: Kinder-Spieltherapie. Basel 1972

BADER, A., u. NAVRATIL, N.: Zwischen Wahn und Wirklichkeit. Luzern 1976

BACHMANN, H. I.: Malen als Lebensspur. Stuttgart 1985

BAR, A., u. JAKAB, I.: Expressive art of a stutterer. Psychiatry and Art, 1971, 3, 128–137

BENENZON, R. O.: Music therapy in infantile autism. Psychiatry and Art, 1975, 4, 11–17

BERGIN, A. E., u. STRUPP, H. H.: Changing frontiers in the science of psychotherapy. Chicago 1972

BERGLAND, CH.: The life review process in geriatric art therapy: A pilot study. Arts in Psychotherapy, 1982, 9, 121–130

BETENSKY, M.: Patterns of visual expression in art psychotherapy. Art Psychotherapy, 1973, 1, 121–129

BETTELHEIM, B.: Kinder brauchen Märchen. Stuttgart 1977

BILLIG, O., u. BURTON-BRADLEY, B. G.: The painted message Cambridge/Mass. 1978

BINIEK, E. M.: Psychotherapie mit gestalterischen Mitteln. Darmstadt 1982

BOESCH, E. E.: Das Magische und das Schöne. Stuttgart 1983

BRADWAY, K.: Sandplay in Psychotherapy. Art Psychotherapy, 1979, 6, 85–93

BREM-GRÄSER, L.: Familie in Tieren. München 1970

BREMER, I., u. KRANZHOFF, E. U.: Grundzüge der teilstationären tagesklinischen Behandlung. Vortrag 1984

BRENNER, CH.: Grundzüge der Psychoanalyse. Frankfurt a. M. 1967
BRÖG, H., u. SCHUSTER, M.: Ein Grundlagenfragment zur Kunst-Designpädagogik. Zeitschrift für Kunstpädagogik, 1977, 11, 7–12
BROOKS, CH. V. W.: Erleben durch die Sinne. Paderborn 1984
BROWN, R., u. KULIK, J.: Flashbulb memories. Cognition, 1977, 5, 73–79
BRUMBACK, R. A.: Characteristics of the inside of the body test drawings performed by normal school children. Perceptual and Motor Skills, 1977, 44, 703–708
BÜHLER, CH., u. MANSON, M. P.: The picture world. Western Psychological Services, West Los Angeles/Calif. 1956
BÜHLER, CH., u. ALLEN, M.: Einführung in die humanistische Psychologie. Stuttgart 1974
BÜHLER, K.: Tatsachen und Probleme zu einer Psychologie der Denkvorgänge: 1. Über Gedanken. Archiv für die gesamte Psychologie, 1907, 12, 1–23
BURKHARD, P., u. GERL, W.: Hypnotherapie in der psychologischen Krebsbehandlung. Hypnose und Kognition, 1984, 1, 56–58
CANE, F.: The artist in each of us. Art Therapy publications 1983
CROSSON, C.: Art therapy with geriatric patients: Problems of spontaneity. American Journal of Art Therapy, 1976, 15, 51–56
CROWL, M.: Case study: the basic process of art therapy demonstrated by efforts to allay a childs fear of surgery. American Journal of Art Therapy, 1980, 19, 49–51
CSIKSZENTMIHALYI, R.: Das Flow-Erlebnis. Stuttgart 1985
DERGALIS, M.: Art psychotherapy and dream analysis in the treatment of a young girl. Transcultural Aspects of psychiatric Art, 1975, 4, 48–56
DETTELBACH, B.-W.: Bildhauerwerkstatt im Strafvollzug. Kunst und Therapie, 1983, 3, 111–119
DEWDNEY, S., u. DEWDNEY, I. M.: Graphic perspectives on the mother-child relationship. American Journal of Art Therapy, 1970, 10, 3–29
DOWRICK, P., u. GERMAINE, K. A.: Self-esteem and self-modeling. The impact of (and upon) self-concept during structured video replay training. Vortrag auf dem Internationalen Kongreß für Verhaltenstherapie, München 1985

DREIFUSS, E.: Die psychotherapeutische Bedeutung der Kunsttherapie in der Behandlung von Krebspatienten. Schweizerische Rundschau für Medizin, 1981, 70, 1095–1102

DREIFUSS, E., u. MEERWEIN, F.: Das Doppelgängermotiv als Beziehungsproblem des Leukämie- bzw. des terminalen Karzinom-Kranken und seine Erscheinung in der kunsttherapeutischen Situation. Zeitschrift für Psychosomatische Medizin und Psychoanalyse 1984, 30, 282–291

DREIFUSS, G.: Artists in the creative process of Jungian Analysis. Confinia Psychiatrica, 1978, 21, 45–50

DREIKURS, S. E.: Art therapy: An Adlerian group approach. Journal of Individual Psychology, 1976, 32, 69–80

EDWARDS, B.: Garantiert zeichnen lernen. Reinbek b. Hamburg, 1982

EPSTEIN, G.: Wachtraumtherapie. Stuttgart 1985

ERDELY, M. W., u. BECKER, J.: Hypermnesia for pictures. Cognitive Psychology, 1974, 6, 159–171

FIKENTSCHER, E., u. FIKENTSCHER, R.: Schmeckvermögen und Psychotherapie. Psychiatrie, Neurol. u. Med. Psychologie 1980, 32

FINE, ST.: Floorplans and cartoon strips – Diagnostic techniques in working with children. Child Psychiatry and Human Development, 1978, 9, 33–39

FINKELSTEIN, S., u. GREENLEAF, H.: Krebsverhütung – eine drei-Jahres-Pilotstudie. Hypnose und Kognition, 1984, 1, 43–55

FISHER, T., u. FISHER, R.: Nonverbal dialogue with brain-damaged elderly. Confinia Psychiatrica, 1977, 20, 61–78

FLORU, L.: Transkulturelle Aspekte der klinisch-psychiatrischen Bilder ausländischer Arbeitnehmer (Gastarbeiter) und deren Bedeutung ... Confinia Psychiatrica, 1975, 18, 193–206

FORREST, G.: The problems of dependency and the value of art therapy as a means of treating alcoholism. Art Psychotherapy, 1975, 2, 15–43

FRANK, J. D.: Die Heiler. München 1985

FRANKL, V. E.: Der Wille zum Sinn. Bern 1972

FRANZKE, E.: Der Mensch und sein Gestaltungserleben. Bern 1983

FREUD, A.: Das Ich und die Abwehrmechanismen. Stuttgart o. J.

FREUD, S.: Die Traumdeutung. 1900. Studienausgabe, Bd. II. Frankfurt a. M. 1972

FREUD, S.: Über Psychotherapie. 1905. Studienausgabe, Ergänzungsband, Frankfurt a.M. 1975
FREUD, S.: Über Triebumsetzungen, insbesondere der Analerotik. 1917. Studienausgabe, Bd. VII. Frankfurt a. M. 1973
GANTT, L.: A reply to Erikson's »The arts and healing«. American Journal of Art Therapy, 1979, 19, 63–68
GARAI, J. E.: The use of painting to resolve an artist's identity conflicts. American Journal of Art Therapy, 1974, 13, 151–164
GARAI, J. E.: New vistas in the exploration of inner and outer space through art therapy. Art Psychotherapy, 1976, 3, 157–167
GARCIA, V. L.: Case study: Family art evaluation in a brazilian guidance clinic. American Journal of Art Therapy, 1975, 14, 132–139
GARFIELD, S. L.: Psychotherapie. Weinheim 1982
GENDLIN, E. T.: Client-centered and experential psychotherapy. In: WEXLER, D. A., RICE, L. N. (Eds.): Innovations in client centered therapy. New York 1974
GENDLIN, E. T.: Focusing-Technik der Selbsthilfe bei der Lösung persönlicher Probleme. Salzburg 1984
GOMBRICH, E. H.: Visual metaphors of value in art. In: GOMBRICH, E. H.: Meditations on a hobby horse. London 1978
GOODENOUGH, F. L.: Measurement of intelligence by drawings. New York 1926
GORSEN, P.: Kunstpsychotherapie – Zur Ideologisierung des psychotherapeutischen Prozesses. In: HARTWIG, H., u. MENZEN, K. H. (Hrsg.): Kunst-Therapie. Berlin 1984
GOWAN, J. C.: Incubation imagery and creativity. Journal of Creative Behavior, 1978, 2, 23–32
GRÄTZ, E.: Zeichnen aus dem Unbewußten als anamnestische, diagnostische, therapeutische und pädagogische Methode. Stuttgart 1978
GRINDER, J., u. BANDLER, R.: Therapie in Trance. Stuttgart 1984
GRODNER, S., BRAFF, D., JANOWSKY, D., u. CLOPTON, P.: Efficacy of art/movement therapy in elevating mood. Arts in Psychotherapy, 1982, 9, 217–225
GROF, ST.: Topographie des Unbewußten. Stuttgart 1978
GROF, ST.: Geburt, Tod und Transzendenz. München 1985
HAASE, A.: Gespräche mit Künstlern. Köln 1982

HALBREICH, U., ASSAEL, M., u. DREIFUS, D.: Premonition of death in painting. Confinia Psychiatrica, 1980, 23, 74–81

HARTWIG, H.: Kultur als Therapie – Therapie als Kultur. In: HARTWIG, H., u. MENZEN, K. H. (Hrsg.): Kunst-Therapie. Berlin 1984

HAYS, R. E., u. LYONS, S. J.: The bridge drawing: a projective technique for assessment in art therapy. The Arts in Psychotherapy, 1981, 8, 207–217

HEILVEIL, I.: Video in der Psychotherapie. München 1984

HENNINGSEN, F., u. ULLNER, R.: Psychotherapeutische Begleitung lebensbedrohlich erkrankter Kinder. Münchner Medizinische Wochenschrift, 1981, 7, 251–254

HEYER, G. R.: Bildnereien aus dem Unbewußten. In: Lindauer Psychotherapiewoche 1950, hrsg. v. SPEER, E., Stuttgart 1951

HEYDE, W., u. LANGSDORFF, P. V.: Rehabilitation Krebskranker unter Einschluß schöpferischer Therapien. Rehabilitation, 1983, 22, 25–27

HÖRMANN, H.: Meinen und Verstehen. Grundzüge einer psychologischen Semantik. Frankfurt a. M. 1976

HÖRMANN, K.: Die heilende Kraft der Klänge. Psychologie Heute, 1985, 12, 42–47

HODNETT, M. L.: A broader view of art therapy. Art Psychotherapy, 1973, 1, 75–79

HONIG, S.: Ideation in the art work of suicidal patients. Art Psychotherapy, 1975, 2, 77–85

HOROWITZ, M. J.: The use of graphic images in psychotherapy. American Journal of Art Therapy, 1971, 1, 153–162

JACKSON, H.: Selected writings. London 1932

JACOBI, J.: Vom Bilderreich der Seele. Freiburg 1969

JADI, F., u. TRIXLER, M.: The use of focal conflict model in art therapy. Confinia Psychiatrica, 1980, 23, 93–102

JAFFE, D. T.: Kräfte der Selbstheilung. Stuttgart 1983

JAKAB, I.: Psychopathology of expression and psychoanalysis. Confinia Psychiatrica, 1980, 23, 209–222

JAKAB, I., u. HOWARD, M.: Art therapy with a 12 year old girl who witnessed suicide and developed school phobia. Psychotherapy and Psychosomatics, 1969, 17, 309–324

JONES, E.: Die Theorie der Symbolik. Psyche, 1972, 26, 581–622

JUNG, C. G.: Die transzendente Funktion. 1916. GW 8, Olten 1967
JUNG, C. G.: Zur Empirie des Individuationsprozesses. 1934. GW 9, Olten 1976
JUNG, C. G.: Picasso. 1932. GW 15, Olten 1979
KANFER, F. H., u. PHILLIPS, J. S.: Learning foundations of behavior therapy. New York 1970
KAPLAN, F. F.: Drawing together: Therapeutic use of the wish to merge. American Journal of Art Therapy, 1983, 22, 79–85
KELLOGG, J., MAC RAE, M., BONNY, H. L., u. DI LEO, F.: The use of the mandala in psychological evaluation and treatment. American Journal of Art Therapy, 1977, 16, 123–134
KERN-PILCH, K. A.: An illustrated case of art therapy with a terminally ill patient. American Journal of Art Therapy, 1980, 20, 3–11
KIVNICK, H. Q., u. ERIKSON, J. M.: The arts as healing. American Journal of Orthopsychiatry, 1983, 53, 602–618
KLÄGER, M.: Jane C. Symbolisches Denken in Bildern und Sprache, München 1977
KLEIN, P.: Tanztherapie. Suderberg 1983
KOCH-HILLEBRECHT, M.: Die moderne Kunst. Köln 1983
KOCH, K.: Der Baumtest. Stuttgart 1957
KOLB, B., TAYLOR, L., u. MILNER, B.: Affective behaviour in patients with localized cortical excisions. Unveröff., zit. nach ROGERS 1983
KOPTAGEL, G.: The pictorial expressions serving as a means of self-satisfaction for a young man with homosexual and transvestite tendencies. Confinia Psychiatrica, 1972, 15, 71–76
KRAFT, H.: Objektverlust und Kreativität. Zeitschrift für psychosomatische Medizin, 1981, 27, 390–400
KRAFT, H.: Das geeignete Krankenzimmerbild. Deutsches Ärzteblatt, 1981, 45, 1–5
KRAFT, H: Kunst als Möglichkeit, Isolierungen zu überwinden. Kunst und Therapie, 1983, 4, 20–26
KRAFT, H. (Hrsg.): Psychoanalyse, Kunst und Kreativität heute. Köln 1984
KRAFT, H.: Das Autogene Training. Stuttgart 1985
KRAFT, H.: Grenzgänger zwischen Kunst und Psychiatrie. Köln 1986
KRAMER, E.: Kunst als Therapie mit Kindern. München 1975

KREINHEDER, A.: Art in Jungian Analysis. Psychological Perspectives, 1973, 4, 69–79

KREMBERG, M. R.: The doctor as toy-fixer: A combination of art and play therapy. American Journal of Art Therapy, 1982, 21, 87–93

KRIS, E.: Die ästhetische Illusion. Phänomene der Kunst in der Sicht der Psychoanalyse. Frankfurt a. M. 1977

LACHMANN, M., STUNTZ, E. C., u. JONES, N.: Art therapy in the psychotherapy of a mother and her son. American Journal of Art Therapy, 1975, 14, 105–116

LACHMANN-CHAPIN, M.: Kohut's theories on narcissism: Implications for art therapy. American Journal of Art Therapy, 1979, 19, 3–9

LADER, M. H., u. WING, L.: Psychological measures, sedative drugs and morbid anxiety. Oxford University Press 1966

LAMB, C. S.: Negative hypnotic imagery/fantasy: Application to two cases of »Unfinished Business«. American Journal of Clinical Hypnosis, 1982, 24, 266–271

LANDFIELD, A. W.: The person as perspectivist, literalist and chaotic fragmentalist. In: LANDFIELD, A. W., LEITNER, C. M. (Eds.): Personal construct psychology. New York 1980

LEEDY, J. L., u. RAPP, E.: Poetry therapy and some links to art therapy. Art Psychotherapy, 1973, 1, 145–151

LEUNER, H.: Lehrbuch des Katathymen Bilderlebens. Bern 1985

LEUNER, H., HORN, G., u. KLESSMANN, E.: Katathymes Bilderleben mit Kindern und Jugendlichen. Basel 1977

LEVINSON, B. M.: Paper folding as therapeutic device. Perceptual and Motor Skills, 1976, 43, 494

LÉVI-STRAUSS, C.: Strukturale Anthropologie. Frankfurt a. M. 1967

LEROY, J. B., u. DERDYN, A.: Drawings as a therapeutic medium. Child Psychiatry and Human Development, 1976, 6, 155–169

LIMBERG, R.: Kreativität bei Lernbehinderten. München 1978

LINDER, A.: The circle field method: A projective method. Aris, 1975, 31–44

LOFGREN, D. E.: Art therapy and cultural difference. American Journal of Art Therapy, 1981, 21, 25–32

LOWENFELD, V.: Der Welt-Test. New York 1957

LUBORSKY, L., SINGER, B., u. LUBORSKY, L.: Comparative studies of psychotherapies. Archives of General Psychiatry, 1975, 32, 995–1008

LYMAN, B., BERNARDIN, S., u. THOMAS, S.: Frequency of imagery in emotional experience. Perceptual and Motor Skills, 1980, 50, 1159–1162

MANZELLA, D. B.: Nude in the classroom. American Journal of Art Therapy, 1973, 12, 165–182

MCNIFF, S.: From shamanism to art therapy. Art Psychotherapy, 1979, 6, 155–161

MCNIFF, S.: The arts and psychotherapy. Springfield/Ill. 1981

MCNIFF, S.: Working with everything we have. American Journal of Art Therapy, 1982, 21, 122–123

MCWHINNIE, H. J.: Review of recent literature on figure drawing tests as related to research problems in art education. Review of Educational Research, 1971, 41, 131–142

METKEN, G.: Spurensicherung. Köln 1977

MEYERHOFF, H.: Art as therapy in a group setting: The stories of Batja and Rina. American Journal of Art Therapy, 1977, 16, 135–144

MILNER, M.: On not being able to paint. London 1957

MOORE, R. W.: Art therapy with substance abusers: A review of the literature. The Arts in Psychotherapy, 1982

MORENO, J. C.: Stegreiftheater. Berlin 1923

MORGENSTERN, S.: La psychoanalyse infantile. Hygiene Mentale, 1928, 4, 158–169

MUCHIELLI, R.: Das nicht-direktive Beratungsgespräch. Salzburg 1972

MULLER, E. F.: Case study: An autistic child and his drawings. Psychiatry and Art, 1968, 2, 145–153

MURRAY, H. A.: Thematic Apperception Test. Deutsch: Der Thematische Apperzeptionstest (TAT). Bern 1958

MYSCHKER, N.: Schulleistungsentlastende und leistungsmotivierende Methoden in Erziehung und Unterricht verhaltensgestörter Kinder – zum Beispiel Musikmalen. In: RICHTER, H. G. (Hrsg.), Therapeutischer Kunstunterricht, 1977,112–126

NAITOVE, C. E.: Symbolic pattern in drawings by habitual users of street drug. Confinia Psychiatrica, 1978, 21, 112–118

NAUMBURG, M.: Dynamically oriented art therapy: Its principles and practice. New York 1966
NEUMANN, E.: Herrschafts- und Sexualsymbolik. Stuttgart 1980
NIEDERLAND, W. G.: Die Narbe – ein Fall von angeborener Gesichtsentstellung. Psyche, 1977, 31, 263–271
NIEDERLAND, W. G.: Psychoanalytische Überlegungen zur Struktur menschlicher Beziehungen. Psyche, 1978, 32, 329
NOAH-COOPER, CH. L., u. RICHARDS, R. G.: Art therapy for an angry child: A case study. Academic Therapy, 1983, 18, 575–581
OAKLANDER, V.: Gestalttherapie mit Kindern und Jugendlichen. Stuttgart 1984
ORFF, G.: Schlüsselbegriffe der Orff-Musiktherapie. Weinheim 1984
PANETH, L.: Über eine neue analytisch-synthetische Methode der Psychotherapie. Bericht über den 3. Allgemeinen ärztlichen Kongreß für Psychotherapie. Baden-Baden 1928
PELLER, M., u. FELIX, M.: From denial to self esteem: Art therapy with the mentally retarded. The Arts in Psychotherapy 1980, 7, 201–205
PERLS, F. S.: Gestalt therapy verbatim. Moab/Utah 1969
PETZOLD, H.: Psychodrama und Theater. In: PETZOLD, H.: Angewandtes Psychodrama. Paderborn 1978
PICKFORD, R. W.: The frequency of color vision defective students in a school of art and the influence of their defects. Journal of biosocial Sciences, 1969, 1, 3–13
RATCLIFFE, E. R.: The old masters art collage: An art therapy technique for heuristic self-discovery. Art Psychotherapy, 1977, 4
RECH, P.: L'art pour l'autre. Methodik der psychoanalytischen Kunsttherapie. Köln 1990
RECH, P.: Kunsttherapie (als grenzüberschreitend ›sinnlose‹ Einzelfalltherapie). In: 10 Jahre Abteilung für Kunsterzieher Münster der Staatlichen Kunstakademie Düsseldorf, Münster 1982
REITER, A.: Ernst Ludwig Kirchner: Psychoanalytische Perspektiven der Psychoökonomie seines künstlerischen Schaffens. Confinia Psychiatrica, 1980, 23, 118–128
REITER, A.: Vampirmotive als Aggressionsausdruck beim Depressiven. In: HARTWIG, H., u. MENZEN, K. H. (Hrsg.): Kunst-Therapie. Berlin 1984

RESTAK, H. W.: Geist, Gehirn und Psyche. Frankfurt 1979
RICHTER, H. G. (Hrsg.): Therapeutischer Kunstunterricht. Düsseldorf 1977
RICHTER, H. G.: Pädagogische Kunsttherapie. Düsseldorf 1984
ROGERS, C. R.: Entwicklung der Persönlichkeit. Stuttgart 1983
ROGERS, D. W.: Visual expression: A creative advantage of the disadvantaged. Gifted Child Quarterly, 1968, 12, 110–114
ROGERS, T. B.: Emotion, imagery and verbal codes: A closer look at an increasingly complex interaction. In: YUILLE, J. C. (Hrsg.): Imagery, memory and cognition. Hillsdale 1983
ROSEN, S.: Hypnose als begleitende Maßnahme bei der chemotherapeutischen Behandlung von Krebs. Hypnose und Krebs, 1984, 1
ROY-KREMBERG, M.: The doctor as toy fixer: A combination of art and play, American Journal of Art Therapy 1982, 21, 87–93
RUBIN, J. A.: Through art affect: Blind children express their feelings. New Outlooks for the Blind, 1975, 69, 385–391
RUBIN, J. A., SCHACHTER, J., u. RAGINS, N.: Intraindividual variability in human figure drawings: A developmental study. American Journal of Orthopsychiatry, 1983, 53, 654–667
SALBER, W.: Kunst-Psychologie-Behandlungen. Bonn 1977
SCHADEWALDT, H.: Heilungswirkung der Kunst. In: SMERLING, W., u. WEISS, E. (Hrsg.): Der Andere Blick. Köln 1986
SCHMIDT, R.: Träume und Tagträume. Eine individualpsychologische Analyse. Stuttgart 1980
SCHMIDT-WULFFEN, ST.: Kunst im Krankenhaus, Ortsbesichtigung. In: SMERLING, W., u. WEISS, E. (Hrsg.): Der Andere Blick. Köln 1986
SCHNEIDER, P.: Die Waldorf-Pädagogik. Stuttgart 1983
SCHOELLER, G.: Heilung aus dem Ursprung. München 1983
SCHOOP, T.: Dance and Delusions. In: PAC, 1973, 7, Kensington/Maryland
SCHOTTENLOHER, G.: Kunst und Gestaltungstherapie in der pädagogischen Praxis. München 1983
SCHUBERT, G.: Die Motive des Katathymen Bilderlebens malend gestaltet durch Neurose- und Psychosekranke. Praxis der Psychotherapie, 1978, 23, 273–278
SCHULTZ, J. H.: Das autogene Training. Stuttgart 1973

SCHUSTER, M., u. BEISL, H.: Kunstpsychologie. Köln 1978
SCHUSTER, M.: Bildhafte und verbale Bedeutungsverarbeitung. Kunst und Therapie, 1982, 1, 52–62
SCHUSTER, M.: Examining individual determinants of preferences: A new method. Vortrag. Cardiff 1983
SCHUSTER, M.: Das ästhetische Motiv. Frankfurt a. M. 1985
SCHUSTER, M.: Die Psychologie der Kinderzeichnung. Berlin/Heidelberg 1990
SCHUSTER, M., u. KRAEMER, E.: Wandschmuck-Forschung In: HAHN, M., u. SCHUSTER, M.: (Hrsg.): Fortschritte der Kunstpsychologie. Basel 1980
SCHUSTER, M., u. WOSCHEK, B. P.: Kreativität in Kunst, Wissenschaft und Alltag. Liberal, 1985, 27, 3–12
SCHWABE, CH.: Aktive Gruppenmusiktherapie. Stuttgart 1983
SCHWÄBISCH, L., u. SIEMS, M.: Anleitung zum sozialen Lernen für Paare, Gruppen und Erzieher. Reinbek bei Hamburg 1974
SCHWÄBISCH, L., u. SIEMS, M.: Selbstentfaltung durch Meditation. Reinbek bei Hamburg 1976
SECHEHAYE, M. A.: Symbolic realization: A new method of psychotherapy. New York 1951
SEGAL, P.: Limits in the therapeutic effect of the act of creation. Confinia Psychiatrica, 1978, 21, 183–186
SILVERMAN, L. H.: The unconscious symbiotic fantasy: An ubiquitous therapeutic agent. International Journal of Psychoanalytic Psychotherapy, 1978, 7, 562–585
SIMMETT, H.: Wechselwirkungen von Katathymem Bilderleben und kreativem Prozeß bei einem Fall von Enteritis regionalis (Morbus Crohn). In: LEUNER, H.: Ergebnisse des Katathymen Bilderlebens I. München 1983
SHMUELI, A.: The tower of babel: identity and sanity. Atlantic Highlands 1978
SMERLING, W., u. WEISS, E. (Hrsg.): Der Andere Blick. Köln 1986
SPITZING, G.: Fotopsychologie. Weinheim 1985
SPRINKART, K. P.: Kreativität im Alter. Mittenwald 1979
SRIPRAPHAI, K. u. S.: Puu Taa: A description of a guardian spirit cult in Thailand and its implication for rural-city migration. Working Paper for: Thai-European Seminar on Social Change in Contem-

porary Thailand. Amsterdam: University of Amsterdam, Anthropological-Sociological Centre, 1980
STAABS, G. V.: Der Sceno-Test. Bern 1964
STOLLER, F. H.: Group psychotherapy on television. In: BERGER, M. M. (Hrsg.): Videotape techniques in psychiatric training and treatment. New York 1978
STONE, B.: Sequential graphic gestalt. In: JAKAB, J. (Hrsg.): Transcultural aspects of psychiatric art. 1975, 4, 216–229
STRAUB, H.: Theoretische Anmerkungen zur psychodramatischen Behandlung von Phobien, Zwangsneurosen und anderen psychischen Störungen. In: PETZOLD, H.: Angewandtes Psychodrama. Paderborn 1978
STÜCK, H.: Die individuelle Gestaltung des privaten Lebensraumes im Strafvollzug. Diplomarbeit am Psychologischen Institut der Universität Bonn, 1982
STÜCK, H.: Kunsttherapie mit Strafgefangenen. Kunst und Therapie, 1986 (im Druck)
TAUSCH, R.: Gesprächspsychotherapie. Göttingen 1970
TAYLOR, B.: Picasso and the pathology of cubism. Arts in Psychotherapy, 1981, 8, 165–173
TELLER, M.: Kunsttherapie bei Kindern mit Verstopfungen. Kunst und Therapie, 1986 (im Druck)
TEUNISSEN, J. J., u. HINZ, E. J.: The attack on the ›Pieta‹: an archetypical analysis. Journal of Aesthetics and Art Criticism, 1974, 33, 43–50
UDE-PRESTEL, A. B.: History and art of a child in therapy. Palo Alto 1977
ULMAN, E., u. LEVY, B. I.: An experimental approach to the judgement of psychopathology from paintings. American Journal of Art Therapy, 1984, 2, 47–52
ULMAN, E., u. DACHINGER, P. (Hrsg.): Art therapy: In theory and practice. New York 1975
ULMAN, E., KRAMER, E., u. KWIATKOWSKA, H. Y.: Art therapy in the United States. Art Therapy Publications, Vermont 1977
VACCARO, M. V.: Specific aspects of the psychology of art therapy. Art Psychotherapy, 1973, 1, 81–89
VALINS, S., u. RAY, A. A.: Effects of cognitive desensitization of

avoidance behavior. Journal of Personality and Social Psychology, 1967, 7, 345–350

VARDELL, M., MCCLELLAN, L., u. FRYREAR, J. L.: A structured group photography program and its use with adjudicated adolescent girls. Phototherapy, 1982, III, 8–11

VOGT, R., u. BUDJUHN, A.: Gestaltungstherapie in einer psychosomatischen Klinik. Hrsg. v. der pharmazeutisch-wissenschaftlichen Abteilung Bayer (Leverkusen), o. J., Folge 14

VOGT, M., u. VOGT, G. M.: Group art therapy: An eclectic approach. American Journal of Art Therapy, 1983, 22, 129–135

WADESON, H.: Art psychotherapy. New York 1980

WADESON, H., u. CARPENTER, W. ST.: A comparative study of art expression of schizophrenic, unipolar depressive, and bipolar manic-depressive patients. Journal of Nervous and Mental Disease, 1976, 162, 334–344

WADLINGTON, W. L., u. MCWHINNIE, H. J.: The development of a rating scale for the study of formal aesthetic qualities in the paintings of mental patients. Art Psychotherapy, 1973, 1, 201–220

WATZLAWICK, P.: Wie wirklich ist die Wirklichkeit? München 1978

WEITBRECHT, H. J.: Psychiatrie im Grundriß. Heidelberg 1968

WELLENDORF, E.: Gestaltungstherapie in der Psychiatrie. Psychiatrische Praxis, 1980, 7, 26–33

WELLENDORF, E.: Ästhetische Produktivität und Therapie. In: HARTWIG, H., u. MENZEN, K. H. (Hrsg.): Kunst-Therapie. Berlin 1984

WERTHEIMER, M.: Productive thinking. New York/London 1945

WESTPHAL, R.: Kreativitätsfördernde Methoden in der Beratungsarbeit. Köln 1984

WINKLER, W.: Psychologie der modernen Kunst. Tübingen 1949

WINNICOTT, D. W.: Vom Spiel zur Kreativität. Stuttgart 1971

WITTELS, B.: The treatment of the obsessional artist in psychoanalysis and in art therapy. Art Psychotherapy, 1976, 3, 103–109

WITTGENSTEIN, O. GRAF: Die ›Elementen-Bild-Serie‹ in der psychiatrischen und psychotherapeutischen Praxis. Psychopathologie und bildnerischer Ausdruck, 9. Serie, hrsg. v. Sandoz 1965

WOLF, S.: Klinische Maltherapie. Heidelberg 1986

WOLPE, J.: Praxis der Verhaltenstherapie. Bern 1972

ZEIGER, B. L.: Life review in art therapy with the aged. American Journal of Art Therapy, 1976, 15, 47–50
ZILER, H.: Der Mann-Zeichentest. Münster 1970

Bildnachweis

Bern, Adolf-Wölfli-Stiftung 28 (Die Göttliche Allmacht und Weisheit im Zenitt, 1904. Bleistift auf Zeitungspapier, 74 × 100 cm)

Billig, O., u. Burton-Bradley, B. G.: The painted message. Schenkman Publishing, Cambridge/Mass. 1978 16–18

Bonn, Universitätsklinik (Dr. Schneider) 32

Franzke, E.: Der Mensch und sein Gestaltungserleben. Huber, Bern 1972 1, 11

Grätz, E.: Zeichnen aus dem Unbewußten als anamnestische, diagnostische, therapeutische und pädagogische Methode. Hippokrates, Stuttgart 1978 44

Grof, St.: Topographie des Unbewußten. Klett-Cotta, Stuttgart 1978 60

Hays, R. E., u. Lyons, S. J.: The bridge drawing: a projective technique for assessment in art therapy. The Arts in Psychotherapy, 1981, 8, 207–217 19

Jung, C. G.: Die Archetypen und das kollektive Unbewußte. Gesammelte Werke Bd. 9, Walter, Olten 1978 3, 4

Kläger, M.: Jane C. Symbolisches Denken in Bildern und Sprache. Reinhardt, München 1977 52a, 53

Kölner Schule für Kunsttheraphie 7–9, 54–59

Leipzig, Museum der Bildenden Künste 2

Leuner, H.: Lehrbuch des Katathymen Bilderlebens. Huber, Bern 1985 10 (Nachzeichung: L. Ponitka)

Naumburg, M.: Dynamically oriented art therapy: its principles und practise. Grune & Stratton, New York 1966 33–36

Praxis P. Rech 48–50

Reiter, A.: Vampirmotive als Aggressionsausdruck beim Depressiven. In: Hartwig, H., u. Menzen, K. H. (Hrsg.): Kunst-Therapie. Ästhetik und Kommunikation, Berlin 1984 15

Windsor Castle, The Royal Library 52b (Leonardo da Vinci)

Rübsaamen, D., Bonn 47

Praxis M. Schuster 5, 6, 12–14, 20, 26, 27, 37–43, 45, 46, 61–66

Praxis H. Stuck 29–31

Stück, H.: Die individuelle Gestaltung des privaten Lebensraumes im Strafvollzug. Diplomarbeit am Psychologischen Institut der Universität Bonn, 1982 51

Praxis M. Teller 23–25

Ulman, E., Kramer, E., u. Kwiatkowska, H. Y.: Art therapy in the United States. Art Therapy Publications, Vermont 1977 21 (Nachzeichnung: L. Ponitka)

Wilhelm, G.: Richtlinien ernstgenommen. Zeitschrift für Kunstpädagogik, 1980, 4 22

Verlag und Autor danken all denen, die Bildvorlagen für dieses Buch bereitgestellt und ihr Einverständnis zur Reproduktion gegeben haben.

Namenregister

Sachregister